알기쉬운

보건행정

이 평 원

청목출판사

머리말

보건행정은 국민의 공동목표인 건강증진 및 삶의 질 향상에 다가가기 위하여 목표로 삼는 "건강수명의 연장과 건강형평성의 제고"를 슬로건으로 정부, 지방자치단체, 민간기관 등을 통해 이루어지는 일련의 행정활동이라고 할 수 있다. 최근 IT기술의 눈부신 발전에 힘입어 정보화사회로의 급속한 진전은 보건관련 조직에도 예외없이 적용되어 보건행정 기능의 다양화와 업무운영의 확대로 사무능률향상과 양질의 보건의료서비스를 제공하기 위하여 보건행정의 중요성이 강조되고 있으며 이에 부응하기 위한 추세로 관련학과의 증설과 각종 국가고시나 자격시험에서 주요 수험과목으로 확대되는 현실이다.

이에 본 서는 보건학 관련분야 전공자들이 각종 시험 및 공무원시험을 준비하는 과정에서 요구되는 보건행정 전 분야의 내용을 가장 핵심적인 내용과 이론들을 중심으로 향후 기출문제 정리 및 객관식 문제집을 활용하기 위한 보건행정 핵심이론서로 집필하였다.

따라서 본서에서 다루는 보건행정의 범위는 행정의 기초이론, 보건경제학적 접근을 통한 보건의료와 국가관여, 보건의료자원의 내용을 도입부에서 다루었고, 중앙과 지방으로 대별되는 보건의료 조직, 병원행정 조직, 사회보장과 의료보장을 학습한 후, 일반행정 분야에서 보편적으로 다루어지는 분야인 조직이론과 조직관리, 보건기획과 정책, 보건 인사행정, 보건 재무행정 분야의 내용을 원용하였고, 각국의 보건의료제도와 현대 보건의료의 향후 과제로 내용을 마무리하였다.

막상 출판을 결정하고 보니 미흡한 점이 적지 않아 부끄러운 마음이 앞서지만 처음 보건행정학을 접하는 학생들과 일반 독자들을 위해 되도록 쉬운 용어와 내용으로 접근하려고 노력하였음에도 집필 과정에서 필수적인 전문용어를 피할 수 없는 부분으로 어려움에 직면하였으며 내용의 구성면에서도 매끄럽지 못한 부분이 발견되어 다음 개정 시에는 다방면의 의견수렴과 보다 충실한 내용으로 완성도를 높일 수 있도록 수정·보완해 나갈 것을 약속드린다.

끝으로 본서가 출간되기까지 최근 의료현장의 자료를 지원해 주신 신강욱 박사님의 노고에 감사드리며, 본서의 출간에 흔쾌히 도움을 주신 청목출판사 유성열 사장님과 원고정리를 위해 마지막까지 애쓰신 편집부원들에게 고마운 마음을 전합니다.

2024년 8월
仁王山 弼雲臺 硏究室에서
저자 씀

차 례

Chapter 1

행정의 기초이론

1
Chapter

행정의 기초이론

개요

이 장에서는 보건행정학을 학습하기 위한 일반행정의 기초이론을 소개하는 단원으로서 행정의 개념으로부터 행정이념, 행정의 기능과 과정을 살펴보고 현대행정의 특징, 공행정과 사행정의 유사점과 차이점에 대하여 학습한다.

학습목표

1. 현대 행정의 정의, 이념, 개념을 이해한다.
2. 현대 행정의 기능과 과정을 설명할 수 있다.
3. 현대 행정의 특징을 설명할 수 있다.
4. 공행정과 사행정의 유사점과 차이점을 이해한다.

1.1 행정의 기초이론

1 행정의 개념

행정(Administration)은 사회현상으로서 시 · 공간적 구속성을 띠고 있고,[1] 행정의 영역이나 범위 및 한계가 불분명할 뿐만 아니라, 그 내용이 계속해서 확대되고 기능 또한 양적 · 질적으로 급변하기 때문에 체계적이고 일률적인 개념정의에 어려움이 있다.[2]

행정을 연구대상으로 하는 학문으로는 크게 행정법학과 행정학을 들 수 있는데, 행정의 개념 정의에 있어서도 아래와 같이 각각 다르게 정의하고 있다.

2 행정법학적 행정개념(규범적 측면의 중시)

가. 소극설(3권분립적 공제설) : 입법과 사법을 제외한 나머지 모든 국가작용을 행정이라고 보는 견해이다.

나. 적극설 : 법질서 아래에서 국가목적이나 공익을 적극적으로 실현하려는 작용으로 보는 국가목적실현설과 국가목적을 적극적으로 실현하려는 능동적 · 형성적 작용으로 보는 양태설 또는 결과실현설(오늘날의 통설)의 견해가 있다.

3 행정학적 행정개념(사실적 · 경험적 측면의 중시)

가. 행정관리설(1880~1930년 이전)

① 행정이란 공공사무를 관리하는 것으로, 정치가 결정한 법률 내지 정책을 구체화 · 합리화 시켜 집행하는 것으로 파악하는 견해이다.

② 정치 · 행정이원론, 공 · 사행정일원론, 기술적(능률적) 행정학

③ 대표적 학자 : W.Wilson, F. Goodnow, L. D. White, L. H. Gulick, 등

나. 통치기능설(1930년대)

① 경제대공황의 극복을 위해 행정은 가치배분적인 정치기능까지 확장하여 실질적으로 통치기능을 담당하게 되었다고 보는 입장으로, 행정이란 이미 수립된 정책

---

1) 민진, 「행정학개설」(서울 : 고시연구사, 1995), p.19 : 행정의 내용은 특정시대, 특정사회, 특정국가, 정치체제, 이념, 문화 등에 따라 상이하게 나타나는 다의적 개념이다.

2) F. A. Nigro and L. G. Nigro, *Modern Public Administration*(New York : Harper & Row, 1984), p.3

의 구체화뿐만 아니라 적극적으로 정책을 수립하고 형성한다고 주장한다.

② 정치 · 행정이원론, 공 · 사행정일원론, 기능적 행정학

③ 대표적 학자 : M. E, Dimock, P. H. Appleby, D. Waldo, P. Selznick 등

다. 행정행태설(1940년대)

① 행정을 인간의 협동적 집단행동을 통한 의사결정과정이라고 주장하면서 인간의 행동과 태도에 초점을 두는 입장으로, 행정관리설과 유사하나 개체적이 아닌 집단적 인간행동에 중점을 두며, 인간의 행태와 행정연구의 과학화를 강조하였다는 점에서 구분된다.

② 새 정치 · 행정이원론, 새 공 · 사행정일원론

③ 대표적 학자 : H. A. Simon, C. I. Bamard, F. Nigro 등

라. 발전기능설(1960년대)

① 행정을 국가의 발전목표 설정에 적극 참여하고 그 목표에 따라 발전정책과 발전계획을 수립 · 집행하는 제 과정으로 파악하는 입장으로, 통치기능설과 기본적으로 유사하나 행정의 주도적 역할과 변동대응능력을 강조하는 점에서 구분된다.

② 새 정치 · 행정이원론, 새 공 · 사행정일원론

③ 대표적 학자 : M. J. Esmam, E. W. Weidner, Blaise 등

마. 정책화기능설(1970년대)

① 행정은 공공정책의 형성에 있어서 중요한 역할을 하는 정치과정의 일부로서 행정의 정책형성기능을 강조하는 입장이다.

② 정책화기능설은 발전기능설과 유사하나 행정의 정책형성기능을 강조하고, 정책결정과정상의 갈등완화와 순기능적 조성을 특히 중시한다는 점에서 상이하다.

③ 새 정치 · 행정일원론, 새 공 · 사행정이원론

④ 대표적 학자 : I. Sharkansky, J.Davis, H. D. Lasswell 등

바. 국가경영설(1980년대 국정관리모형, 신자유주의, 신공공관리설)

① 1970년대 석유파동으로 노출된 정부비효율성과 정부실패를 치유하기 위해 등장한 것으로 정부조직에 민간경영기법과 전략, 문화, 마인드를 도입하여 행정의 효율화를 강조하는 입장이다.

② 새 정치 · 행정이원론, 새 공 · 사행정일원론(행정의 경영화 강조)

③ 대표적 학자 : C. Hoods, Osborn&Gaebler, O. Hughes 등

사. 신국정관리설(New Governance)

① 시민사회, 정부, 시장이 연계망(Network)을 구축하여 협조적·상호의존적으로 공동체가 처해 있는 전체문제에 대하여 신뢰를 구축하여 해결하는 활동을 행정이라고 보는 입장이다. 신국정관리설은 연계망에 참여한 다원적 공급자들간의 신뢰와 조정·타협을 강조한다.

② 새 정치·행정일원론, 새 공·사행정일원론

③ 대표적 학자 : B. G. Peters, Rhodes, Kooiman 등

4 현대적 의미의 행정개념

① 광의 : 조직일반에 작용할 수 있는 인간 협동의 측면에 초점을 맞추는 개념으로 공공단체, 사기업체, 민간단체, 군사단체 등의 제반 활동을 모두 포함한다.

② 협의 : 정부의 관료제를 중심으로 이루어지는 활동만이 행정이다.

③ 최근의 행정 : 공공문제의 해결을 위해 정부와 공사조직들의 연계망을 통한 제반 활동을 행정으로 정의한다.

④ 현대적 의미의 행정

㉠ 정치권력을 배경으로 하고,

㉡ 국가발전의 목표설정과 정책결정 및 정책의 구체화를 도모하는 기술적 체제이며,

㉢ 집단적·협동적 행위이자 의사결정과정이라고 정의할 수 있다.

5 현대행정의 특징(성격)

① 공공성과 공익성 : 국민 대다수의 관심사가 되는 문제를 다루는 공공성과 국민 전체의 이익을 추구하는 공익성을 추구한다.

② 정치성 : 행정은 광의의 정치기능 중 산출기능으로 정치적 환경 속에서 수행된다.

③ 권력성 : 행정은 공권력을 통해 사회체제를 유지하고 통제·규제기능의 실효성을 확보할 수 있다.

④ 합리성과 기술성 : 목적달성을 위한 수단의 적합화를 추구하는 합리성을 가지며 공공사무의 관리와 집행에 있어서는 기술성을 띤다.

⑤ 안정성과 계속성 : 정치적 변동과 관계없이 행정서비스의 안정성·계속적 제공이 요구된다.

⑥ 변동대응성 : 환경의 변동에 대응하며 국민의 요구에 따른 서비스를 제공해야 한다.

⑦ 협동적·집단행위성 : 행정은 특정한 목적이나 목표를 달성하기 위하여 두 사람 이상이 집단을 이루어 노력하고 행동하는 특성을 띤다.

보충학습

공공재의 특징

① **등량소비성** : 다수가 동일한 재화를 동시에 소비하여 동일한 이익을 얻을 수 있음
② **비배제성** : 불특정 다수인에게 공급되므로 특정인이 이를 이용하는 데 배제당하지 않음
③ **무임승차자(Free Rider)** : 비용부담을 하지 않은 국민도 서비스 제공을 받는 데 있어 불이익을 받지 않음
④ **비분할성** : 특정인에게만 분할하여 배타적으로 공급될 수 없음
⑤ **비시장성** : 시장에서 공급되지도 않고, 이윤을 추구하지도 않으며, 성과를 화폐로 표현하기 곤란함
⑥ **무형성** : 활동의 성과가 가시적이지 않고 계량화하기가 곤란함
⑦ **비경쟁성** : 정부 단독으로 공공재를 공급하는 독점체제임
⑧ **비경합성** : 타인의 소비로 자신의 소비가 영향을 받지 않음
⑨ **비축적성** : 생산과 소비가 동시에 이루어지므로 서비스가 축적되지 않음

재화의 비교

순수공공재	유료재(요금재)	공유재(공유자원)	순수민간재(사적재)
•비배제성, 비경합성 •국방, 외교, 경찰, 사법	•배제성, 비경합성 •전기, 가스, 수도, 교통, 통신, 터널	•비재제성, 경합성 •물고기, 수산자원, 광산자원 •공유지의 비극경고: 1968년 G. Hardin	•배제성, 경합성 •순수민간제, 택시요금, 자동차

1.2 행정이념

행정이념이란 행정이 추구하는 기본방향 또는 궁극적 가치로서 공무원에게 요구되는 표준적 행동규범이 된다. 말하자면 행정이 나아가야 할 방향과 가치를 결정해 주는 '나침반'이다. 정부는 스스로 이념을 세우기도 하지만, 민주주의 국가에서는 국민이 정부에 대해 요구하는 가치를 받아들여 결정하게 된다.
행정이념은 시간과 공간에 따라 변하기 마련이므로 참으로 다양하다. 흔히 제시되는 행정이념으로는 공익성, 민주성, 합법성, 효율성, 효과성, 사회적 형평성 등이 있다.

가. 공익성

공익성은 공공성을 가진 이익을 말한다. 공익성은 정부를 책임지고 있는 공직자들이 갖추어야 할 가장 기초적인 규범이기 때문에 모든 정부활동은 개인의 사익보다는 일반 국민의 이익인 공익성을 실현해야 한다는 것이다.

나. 민주성

민주주의 실천을 행정의 최우선 과제로 삼아야 한다는 이념이다. 국민은 국가의 주인이므로 주인을 섬기는 마음가짐을 가져야 한다는 것이다. 국민의 의사를 제대로 수용하고, 국민의 통제를 받으며, 국민에게 책임지는 것을 정부의 국민에 대한 대외적 민주성이라고 한다. 이에 비해 공무원 스스로 민주가치를 가지고 행정과정이 민주적이어야 한다는 것을 대내적 민주성이라고 한다. 군주정부에서 민주정부로 이전되는 시대에 강조되었던 이념이다.

다. 합법성

합법성은 법률에 따라서 행정이 이루어져야 한다는 것이다. 불법, 탈법, 위법이 있으면 안 된다는 이념이다. 모든 행정절차와 과정이 반드시 법에 근거해야 한다는 것이다. 합법성은 행정의 자의적인 해석이나 활동을 방지한다는 차원에서 도입된 개념으로서 행정절차의 정당성을 확보하고 개인권리를 보장하려는 행정이념이다. 민주정부 성립 초기에 법률지상주의를 통한 국가질서 유지를 위해 강조되었다.

라. 효율성

효율성이란 투입에 대한 산출의 비율이다. 즉, 최소의 비용으로 최대의 산출을 얻어야 좋은 행정이라는 개념이다. 기업경영에서는 효율성이 지상과제이다. 적은 자본으로 많은 이익을 내는 이윤극대화가 바로 효율성이 높음을 의미하는 것이다. 정부도 예산지출에 대한 편익을 최대한 가져오게 하는 것이 가장 바람직한 행정이라는 이념이다. 효율성은 학자에 따라 다르게 표현하는데, 능률성, 생산성 등도 같은 뜻이다.

마. 효과성

효과성은 행정목표의 달성도를 의미한다. 효과성은 수단적·과정적 측면에 관심을 두고 있는 효율성에 비해 전체적·목적적·기능적 개념이라고 볼 수 있다. 효과성이란 "모로 가도 서울만 가면 된다"라는 속담에 걸맞은 이념이다. 따라서 예산이 얼마가 들어가든, 사람이 얼마나 필요하든 무조건 일을 이루고야 만다는 행정현상의 기본이념이다. 그래서 발전목표의 설정과 달성을 통한 국가발전을 추진하던 1960년대의 발전행정론이 주류를 이루는 시기에 중시되었던 행정이념이다.

바. 사회적 형평성

사회적 형평성은 누구나 평등한 정부의 혜택을 받아야 한다는 기회균등 사상에 근간을 둔 이념이다. 사회적 가치배분의 공정성을 추구하여 성별, 직업, 계층, 지역 간에 상대적 불평등을 초래해서는 안 된다는 원칙이라고 할 수 있다. 사회·경제적 약자와 불우계층을 보호하는 것은 정부의 책임이라는 논리에서 나온 것이다. 예를 들면, 장애인과 여성은 사회적 약자이므로 정부는 이들에게 할당제를 통해서 공무원 우선채용을 해야 한다는 것을 들 수 있다.

사회적 형평성은 국민을 대상으로 하는 정부활동에서의 평등성과 국민에 대한 적절한 대응성·공평성·책임성까지 포함하는 개념이다.

1.3 행정의 기능

행정은 각종 정책을 결정하고 집행되는 과정을 통하여 광범위한 기능을 수행한다. 역사적으로 최소한의 행정권의 관여가 요청되었던 19세기 입법국가시대에는 행정은 소극적으로 입행기능에 한정되었지만, 현대에는 행정에 대한 사회적 요구가 증가하여 행정의 범위가 화대 및 강화되었다. 오늘날 행정은 질서유지기능, 급부기능, 유도기능, 공과기능, 조달기능을 수행하고 있다.

가. 질서유지기능

질서유지기능은 각종 위험으로부터 국민을 보호하여 공공생활의 안녕과 질서를 유지하는 것이다. 질서유지는 행정의 가장 기본적인 기능이라고 할 수 있다. 행정은 외적의 침입으로부터 국민을 보호하기 위한 국방기능과 각종 범죄나 질병으로부터 국민을 보호하기 위한 치안질서 유지기능 및 보건위생 기능을 수행한다. 또한 각종 재난 위험으로부터 국민의 생명과 안전을 지키기 위해 재난방재 기능도 수행하고 있다.

나. 급부기능

급부기능은 행정주체가 공공재화나 공공서비스를 제공해 주는 것이다. 오늘날 복지국가의 행정은 공공시설을 설치하거나 관리하고 수도, 가스, 철도, 우편사업 등의 공기업을 운영하기도 하며, 학교, 도서관, 병원, 문화시설 등을 운영하기도 한다. 또한 노인, 장애인 등 취약계층을 보호하거나 경제적으로 지원하기도 한다.

다. 유도기능

행정은 각종 계획된 활동을 통해 국민의 생활을 일정한 방향으로 유도하고 관련된 활동을 지원한다. 정부가 주도하는 각종 경제계획, 지역개발계획, 도시계획, 국토정비계획, 출산장려정책 등에서 지원하는 보조금 지급과 같은 활동이 유도행정이다.

라. 조달기능

행정은 행정활동에 필요한 인적, 물적 수단을 확보하고 관리하는 기능을 수행한다. 신규인력 채용, 시설 부지 확보, 물품 구매 등이 조달행정에 해당된다.

◈ **행정의 주요 기능**

구분	의미
질서유지기능	각종 위험으로부터 보호하여 공공생활의 안녕과 질서유지
급부기능	행정주체가 공공재화나 공공서비스 제공
유도기능	계획적으로 국민을 일정한 방향으로 유도하고 관련된 활동 지원
공과기능	정부가 업무를 수행하는데 필요한 재원 마련
조달기능	행정활동에 필요한 인적, 물적 수단을 확보하고 관리

1.4 행정과정

1 행정과정의 본질

① 의의 : 행정과정이란 행정이 사회적 요구(Social Needs)를 충족시키는 일련의 연쇄적 과정을 의미한다.

② 모든 행정활동 · 기능은 서로 관련된다고 본다.

③ 행정과정의 각 단계는 다른 모든 단계와 서로 연관관계를 맺는 순환과정으로서 상호영향을 미칠 뿐 아니라 각 단계가 엄격히 구분되는 것도 아니다.

2 전통적 행정과정

가. 전통적 행정과정의 특징

① 19세기 입법국가하의 행정과정으로, 행정관리설 및 정치 · 행정이원론의 입장에 있다.

② 행정과정은 입법부가 결정한 법률 · 정책을 능률적으로 구체화하는 과정으로 인식하여 행정을 수단적 · 기술적 차원으로 파악하였다.

③ 목표설정 · 정책결정 등 가치배분적 활동은 행정에서 고려되지 않았다.

④ 행정조직을 폐쇄체제로 파악하기 때문에, 환경이 고려되지 않은 정태적 과정이고 환류(Feed-Back)도 고려되지 않았다.

⑤ 강제적인 지시 · 명령 · 통제를 중시한다.

⑥ 규릭(Gulick)의 POSDCoRB이론은 전통적 행정과정을 대표한다.

㉠ 규릭이 기획(Planning), 조직화(Organizing), 인사(Staffing), 지시(Directing), 조정(Coordinating), 보고(Reporting), 예산(Budgeting)의 머리글자를 따서 만든 합성어이다.

㉡ 최고관리자의 기능이자 막료(참모)의 기능으로 행성수반인 대통령은 행정부 사업을 효과적으로 집행하기 위해 각 분야의 전문가 활용이 필요하다고 보았다.

㉢ Gulick의 건의에 따라 미국은 대통령참모제를 신설하였고, 그 결과 대통령은 자연인적 성격에서 조직적인 성격으로 변모되었으며 이를 '대통령직의 제도화'라고 한다.

㉣ Gulick의 POSDCoRB이론은 전통적 행정과정을 나타내며 또한 하향적 분업을 나타낸다.

㉤ 비판 : 부하들의 능력 · 적성 · 동기부여 등을 고려하지 않은 하향적 조직관리 방식이 최대의 문제점으로 지적된다.

나. 전통적 행정과정의 제 단계

① 기획(Planning) : 정책결정에 따른 하위 행정계획을 수립하는 최상위 단계

② 조직화(Organizing) : 행정계획의 집행을 위한 행정구조 · 인사 · 업무의 배경 · 권한위임 · 예산배정 등을 행하는 단계

③ 실시(Activating) : 업무를 실제적으로 집행하는 단계

④ 통제(Controlling) : 업무의 올바른 수행여부를 검토하고, 시정책을 강구하는 단계

3 현대적 행정과정(발전행정적 행정과정)

가. 현대적 행정과정의 특징

① 행정국가하의 행정과정은 정치 · 행정일원론의 입장에 있으며, 국가발전을 위한 발전목표의 설정과 발전정책의 결정 및 집행을 위해 행정의 주도적 · 선도적 역할을 중시한다.

② 행정체제를 개방체제로 인식하여 환경과의 동태적 상화작용의 파악이 가능하다.

③ 환류(Feed-Back)를 중시함으로서 행정과정을 연속적 과정으로 파악하여 행정의 질적 향상 · 개선을 가능하게 하였다.

④ 행정기능을 수단과 목표의 연쇄과정으로 파악함으로서 행정의 체계적인 연구가 가능하고 동기부여를 중시한 과정이다.

나. 현대적 행정과정의 제 단계

① 목표설정 : 목표설정이란 행정이 달성하고자 하는 이상적인 미래상태를 설정하는 것으로, 이 과정은 인간의 가치가 개입된다.

② 정책결정 : 정부의 장래활동지침을 결정하는 것으로, 현대행정에서 정책결정기능은 행정부의 주요기능으로서 사회변화기능과 정책형성기능에 연계된다.

③ 기획 : 기획은 계획입안의 과정을, 계획은 그 결과로서의 계획서를 의미하는데, 목표를 구체화하고 목표달성을 위한 합리적인 수단을 선택하는 과정이다.

④ 조직화 : 행정목표에 따라 정책이 수립되고 계획이 이루어지면 이를 구체화하는 수단으로서 조직화과정이 필요한데, 예산 · 인사 · 구조의 문제를 해결하고 인적 · 물적 자원을 동원하며 배분하는 과정이다.

⑤ 동작화 : 과거에는 동작화를 지시 · 명령이라고 했는데, 이는 조직화가 이루어지고 난 후 그 조직이 목표를 향해 계획에 의거하여 운영되는 동기부여과정을 의미한다. 리더십, 의사소통, 참여, 인간관계 등이 이에 해당한다.

⑥ 통제 : 동작화가 되었다고 해서 조직이나 개인이 항상 의도된 방향으로 움직이는 것은 아니므로 설정기준에 의거하여 행위를 평가하도록 하는 것이 필요하다.

⑦ 환류(시정조치) : 환류란 산출에 대한 환경의 평가로, 잘된 것은 반영하고 잘못 · 강구하여 다음의 행정과정에서 실수를 최소화는 것이다.

◈ 현대적 행정과정

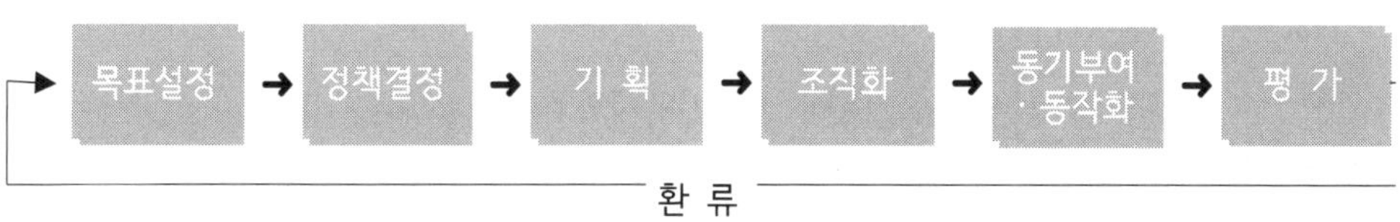

1.5 현대행정의 특징

1 현대행정과 행정국가의 의의

① 현대행정은 20세기 행정국가하의 행정을 의미하는데,[3] 행정국가란 입법 · 사법 · 행정 등의 국가권력 및 국가의 통치기능 중에서 행정권과 행정기능이 상대적으로 우월한 지위에 있는 국가를 의미한다.

3) 일반적으로는 행정국가의 행정을 현대행정으로 해석하나, 일부에서는 1980년대 이후 오늘날까지의 최근 행정 즉 신행정국가의 행정으로 해석하는 경우도 있으므로 객관식 시험에서 이러한 문제가 출제되면 지문 중에서 상대적 의미를 찾아야 한다.

② 19세기 영 · 미 등의 정치사에서 볼 수 있는 입법부 우월적인 국가, 즉 입법국가에 대칭되는 기능적 개념이다.
③ 행정국가란 행정기능의 확대 · 강화에 따라 정책을 집행하거나 관리하는 것 외에도 정책결정기능까지 담당하게 된 국가로서 직능국가 · 복지국가 · 적극국가 · 급부국가라고도 한다.

행정의 개념은 근대국가에서 권력분립을 전제로 입법, 사법과 함께 형성되었다. 시대에 따른 국가성격의 특징을 정리하면 아래 표와 같다.

◈ 시대별 국가성격이 변천

시기	성격	특 징
근세국가 (18C)	절대국가	절대군주국가에서는 군주가 절대적 권력을 가지고 있기에 군주의 권력행사에 견제가 이루어지지 않는다.
	통치국가	군주가 통치권력을 장악하고 있는 국가이다. 통치란 정치와 행정의 미분화 개념이다.
	경찰국가	경찰, 헌병, 군대, 공무원으로 국민을 지배 · 억압하는 국가이다.
	자유국가	자유민주국가로서 국민의 자유와 권리를 존중하는 국가이다.
근대국가 (19C)	입법국가	입법부의 기능이 행정부나 사법부의 기능보다 우위에 있는 국가이다.
	야경국가	국가는 야경, 즉 치안유지나 국방에만 전념하는 국가이다.
	직능국가	service state의 번역으로, 서비스국가 · 급여국가 · 봉사국가라고도 한다.
	행정국가	정부의 기능이 입법부나 사법부의 기능보다 우위에 있는 국가이다.
현대국가 (20C)	복지국가	국가가 국민의 최저생활을 보장하고 국민 생활의 질적 향상을 위해 노력하는 국가이다.

2 행정국가의 대두배경과 문제점

가. 행정국가의 대두배경

① 행정국가화를 촉진시키는 일반적 요인
㉠ 인구의 급증
㉠ 자본주의 발달
㉡ 과학 · 기술의 발달
㉢ 도시의 비대화
㉣ 위기의 일반화
㉤ 국가관계의 긴밀화 등

② 영 · 미 등 선진국

자본주의의 발전에 따른 폐해의 시정, 대중민주주의의 출현에 따른 의회의 포기를 극복하기 위해 행정부에 광범위한 재량권 부여, 위임입법에 의존하게 됨, 전통적인 소극적 국가관에서 적극적 국가관으로의 변화 등이 행정국가의 등장을 가져왔다.

③ 발전도상국

㉠ 식민지배에서 독립

㉡ 경제발전, 국민통합, 사회간접자본의 확충, 인구 억제, 노사분규의 억제 등 국가발전을 위한 정책의 실현을 도모하는 차원에서 행정부의 역할증대가 요구되면서 행정국가가 대두되었다.

나. 행정국가의 문제점

20세기 초부터 1970년대 말까지 지속적으로 커져만 갔던 행정국가현상은 1970년대 말 석유파동과 자원난시대의 도래, 정부실패로 한계에 직면하게 되었다. 행정국가의 문제점을 살펴보면 다음과 같이 정리된다.

① 국민의 피동화와 정부에의 의존성 심화

② 행정의 특수이익화와 공익의 망각

③ 행정권의 집중화와 시민적 자유의 제약으로 민주성 저하

④ 신중앙집권화 및 광역행정 등에 의한 지방자치의 위기

⑤ 감축관리와 행정개혁의 추진 곤란

⑥ 행정권의 확대 · 강화로 권력분립이념의 약화와 외부통제의 취약성 및 행정의 비효율화

⑦ 복지만능주의로 재정압박 심화와 정부실패 등

3 현대행정의 특징

가. 현대행정의 양적 특징

① 행정기능의 확대와 업무량의 증가 : 시장실패를 치유하기 위해 정부규제, 사회복지기능이 확충되었으며 행정이 수행해야 할 업무량이 대폭 증가하였다.

② 행정기능의 확대와 업무량의 증가에 따른 행정기구의 증가 : 정부부처의 수와 산하기관의 수가 크게 증가하였다.

③ 공무원 수의 증가(파킨슨법칙) : 기능과 업무량, 기구의 증가로 공무원 수가 크게 증가하였다.

④ 공공성과 기업성의 조화를 목적으로 한 공기업의 증가 : 정부가 출자하여 운영되는 국가공기업, 지방공기업의 수도 크게 증가하였다.

⑤ 예산규모의 계속적인 증가 : 행정기구, 업무량, 기능, 공무원 수의 증가는 많은 예산을 필요로 하면서 재정규모의 증가를 가져왔다.

나. 현대행정의 질적 특징

① 사회문제의 복잡화에 따른 행정의 전문화 · 기술화
② 행정부 주도에 의한 사회모순 제거를 위한 발전정책 · 발전기획의 중시
③ 합리적인 정책결정 · 기획을 위한 행정조사 · 행정통계의 중시
④ 교통 · 통신의 발달, 도시권의 확대 등에 따른 광역행정의 등장
⑤ 발전도상국의 중앙집권화와 선진국의 신중앙집권화 현상으로 자치이념의 약화
⑥ 행정의 부패와 권력남용의 견제를 위한 행정책임 · 행정통제의 중시
⑦ 급변하는 행정환경에의 적응과 문제해결을 위한 조직의 동태화
⑧ 한정된 자원의 최적배분을 위한 합리적 · 종합적 예산(PPBS, ZBB)의 추구
⑨ 그 밖에 행정의 정보화로 의사결정의 효율화 등

1.6 공행정과 사행정(행정과 경영)

1 공행정과 사행정의 의의

① 공행정이란 국가 또는 공공기관이 공익이나 특정 목표를 달성하기 위하여 정치권력을 배경으로 하여 행하는 활동을 말하며, 행정이라 통칭한다.
② 사행정이란 사기업이나 민간단체가 조직목표를 달성하기 위하여 행하는 활동을 말하며, 경영 혹은 관리라 통칭한다.
③ 행정의 본질을 명확히 이해하기 위해서는 공 · 사행정의 유사점과 차이점을 이해할 필요가 있다. 공 · 사행정의 성격에 관해서는 양자의 유사성을 더 강조하는 입장(정치 · 행정이원론)과 양자의 차이점을 더 강조하는 입장(정치 · 행정일원론)으로 대별할 수 있겠다.

2 공행정과 사행정의 유사점(공 · 사행정일원론, 정치 · 행정이원론)

① 협동행위 : 공익실현을 위한 행정과 사익실현을 위한 경영은 목적실현을 위한 수많은 인간의 협동행위라는 점
② 관리기술 : 행정과 경영은 기획, 조직, 인사, 지시, 조정, 보고, 예산, 통제 등과 관련되는 관리기술 면에 있어서 유사함

③ 목적달성을 위한 수단성 : 행정과 경영은 목적은 다르지만 목적실현을 위한 수단이라는 점

④ 의사결정 : 행정이나 경영은 문제해결을 위한 2개 이상의 대안 중에서 하나를 선택하는 의사결정을 한다는 점

⑤ 관료제적 성격 : 행정이나 경영은 전문화 · 계층제와 비정의성 등을 특징으로 하는 대규모 조직으로서의 속성을 가진다는 점

⑥ 봉사성 : 공익실현에 직접 봉사하는 행정과 간접 봉사하는 경영은 결국 공익에 봉사한다는 점

⑦ 개방성 : 행정과 경영은 목표의 효율적 달성을 위해 외부환경요인을 고려 · 중시한다는 점

3 공행정과 사행정의 유사점(공 · 사행정이원론, 정치 · 행정일원론)

P. Appleby는 양자의 근원적 차이를 정치성과 권력성에서 찾았다.

① 주체 : 행정은 국가 · 지방자치단체 등 공적 주체가 수행하나, 경영은 개인 · 기업 등 사적 주체가 수행

② 목적 : 행정은 공익을 추구하며 질서유지 · 공공봉사 등 다원적 목적으로 나타나나, 경영은 사익을 추구하기에 이윤이라는 일원적 목적으로 나타남

③ 법적 규제 : 행정은 법적 규제가 엄격하며 경영에 비해 기속행위가 많으나, 경영은 법적 규제가 엄격하지 않으며 행정에 비해 재량적임

④ 정치적 성격 : 행정은 정치적 성격이 강하며 정치로부터 분리될 수 없는 정치성을 내포하고 있으나, 경영은 정치적 성격이 약하여 정치로부터 분리될 수 있고 분리되는 것이 바람직함

⑤ 권력의 성격 : 행정은 강제적 · 일방적 권력을 지니지만, 경영은 공리적 · 쌍방적 권력을 지님

⑥ 평등성 : 행정은 엄격한 평등의 원칙이 적용되며 공무원은 친절 · 공정의 의무를 지니지만, 경영은 거래자와의 관계에 따라 차등이 인정됨

⑦ 자율성 : 행정은 계층제를 통한 엄격한 지배 · 복종이 요구되므로 자율성이 약하나, 경영은 행정에 비해 고도의 자율성과 행동의 자유를 지님

⑧ 획일성 : 행정은 법 앞에 평등이라는 입장에서 획일성이 강하나, 경영은 거래자와의 관계에 따라 차등을 인정할 수 있으므로 획일성이 약함

⑨ 영향력 : 행정은 전 국민 · 국토에 영향을 미치므로 영향력이 광범위하지만, 경영은 거래자에 국한하므로 행정에 비해 영향력이 협소

⑩ 긴급성 : 행정은 국방 · 경찰 · 소방 등 국민전체의 이익을 보호하기 위해 긴급성

을 띤 업무가 많으나, 경영은 행정에 비해 긴급성이 약한 측면이 있음(기술의 변화에는 경영이 민감)

⑪ 공개성 : 행정은 공개행정에 입각하여 국민에게 알릴 의무를 지니지만, 경영은 비공개경영이 많으며 경영기법 자체가 하나의 노하우(knowhow)에 해당

⑫ 독점성 : 행정은 전기·철도·우편 등 독점성을 띤 사업이 많으나, 경영은 시장원리에 의한 경쟁성을 가짐

⑬ 책임성, 윤리성, 공공성 : 행정이 경영에 비해 높음

⑭ 그 밖에도 구성원의 신분보장과 노동권의 제약, 능률의 척도, 계속성 여부 등의 차이가 있다.

◈ **공행정과 사행정의 차이점**

구분	공행정	사행정
주체	국가, 지방단치단체 등 공적인 주체	기업, 단체 등 사적인 주체
목적	공익추구(공익실현)	사익추구(이윤 극대화)
법적 규제	법적 규제가 많다.	법적 규제가 적다.
정치적 성격	정치적 영향력을 많이 받는다.	정치적 영향력을 적게 받는다.
권력성	일방적 권력이 행사된다.	쌍방적 권력이 행사된다.
평등성	엄격한 평등의 원칙이 적용된다.	차등성이 인정된다.
영향력	전 국민에게 영향을 미친다.	특정 이해관계자에 국한된다.
공개성	공개행정이 요구된다.	비공개 경영이 많다.
독점성	독점성이 강하다.	경쟁성이 강하다.
평가기준	합법성, 능률성, 민주성, 효과성, 형평성 등이 중요시된다.	능률성, 생산성이 중요시된다.

4 공·사행정의 최근 경향

① 기업형 정부, 대규모 기업체의 출현(다국적 기업), 민간기업의 정치성, 기업의 사회적 책임의 강조(기업이윤의 사회환원), 제3분야(시민단체, 준정부기관, 공기업), 공(동)생산, 행정의 경영화, 신공공관리론의 등장, 탈관료제 조직 등으로 인해 행정과 경영간의 구별이 모호해지고 있다.

: 양적·상대적 차이에 불과

② 행정과 경영의 상호접근으로 양자의 차이점은 상대적인 것에 불과하다고 주장한 학자는 H. A. Simon과 G. Caiden, Burnham, Bozeman 등이다.

㉠ Simon : 공 · 사행정의 차이는 양적 · 상대적 차이에 불과하다.
㉡ Burnham : 정치인이 아닌 관료나 기업인들이 정치나 정책과정에 많이 참여하면서 정치 · 행정 · 경영의 상호접근이 현저하다.
㉢ Caiden : 공 · 사행정의 구분이 모호해지고 상호협력이 증가하고 있다.

◈ 참고자료 _ [사회적 거리두기]

2022년 코로나 19가 전세계적으로 퍼지는 팬데믹이 발생하자 우리 정부는 **15일간**(2022. 3. 22.~ 2022. 4. 5.)의 **집중적인 사회적 거리 두기를 실시**하였다. 이를 통해 코로나 19 확산을 억제해 일상생활과 방역조치가 조화 될 수 있는 **'생활방역'으로 전환**을 꾀하였다.

【 '생활 방역'으로 전환하기 위한 15일간 강도 높은 사회적 거리 두기 범정부 지원 계획 】

1 **[왜, 지금, 15일 간 강력한 사회적 거리 두기인가]**

○ 단기간에 강화된 사회적 거리 두기를 실시하여 코로나19 **확산을 최대한 막고**, 우리 보건의료체계가 감당 가능한 수준으로 **확진자 발생을 억제**할 필요

○ 앞으로도 지속가능한 사회적 거리 두기를 위해 국민이 **일상 생활과 조화 가능한 '생활 방역'으로 이행해 나갈 필요**

2 [국민 여러분께] **"지금부터 15일 간 외출을 자제하고 최대한 집 안에 머물러 주시기를 간곡히 부탁드립니다"**

○ **(국민)** 불요불급한 **모임, 외식, 행사, 여행**을 가급적 **연기하거나 취소**하고, 생필품 구매, 의료기관 방문, 출퇴근이 아니면 **외출을 자제**

○ **(직장인)** **'퇴근하면 집으로, 아프면 집에 있기'** 등 직장 내 행동지침 준수

○ **(사업주) 재택근무, 유연근무, 출퇴근 시간 조정**으로 밀집된 환경 피하고, **'아프면 집에 있기, 아파하면 집에 보내기' 가능한 근로환경 조성**

3 [범정부 지원] **"정부 부처부터 대국민 지원과 적극 참여를 통해 사회적 거리두기에 동참하는 국민을 지원합니다"**

○ **(지원) 소상공인 지원책** 실시, 장기적으로 **생활 방역 전환 시 종합적 지원** 방안 마련

○ **(공공기관) '공무원 복무관리 특별 지침'** 통해 공공기관 밀집된 환경 피하고 **'아프면 집에 있기, 아파하면 집에 보내기' 원칙 실천**

○ **(거리 두기 확산) '사업장 내 거리 두기 지침'** 전파해 사기업도 **'아프면 집에 있기, 아파하면 집에 보내기' 참여 독려**

- 도서관, 박물관, 미술관 등 **국립 다중이용시설 운영 중지**

○ **(현장 점검)** 관련 위험 시설·업종 전면적인 점검

<출처: 보건복지부, 2020.03.22.>
https://www.korea.kr/briefing/pressReleaseView.do?newsId=156381336&call_from=naver_news

※ 본서에 나오는 '참고자료' 본문내용은 필요에 따라 임의로 일부 삭제 또는 수정하였음

Chapter 2

보건의료와 국가관여

2
Chapter

보건의료와 국가관여

개요

이 장에서는 보건의료의 사회·경제학적 특성에 대한 이해를 바탕으로 건강보험의 등장배경과 수요의 불확실성, 소비자의 지식결여, 노동집약적 성격, 외부효과의 존재, 생산의 독점성, 보건의료공급의 비탄력성의 특성을 지닌 보건의료에 대한 국가개입(관여)에 대하여 학습한다.

학습목표

1. 보건경제학적 접근의 특징을 이해한다.
2. 보건의료의 수요와 공급을 설명할 수 있다.
3. 보건의료와 국가관여를 이해할 수 있다.

2.1 시장과 정부의 실패

1 의의

사회를 조직하고 통제하는 양대 축이 시장과 정부인데, 시장은 자유로운 교환관계를 상징하고, 정부는 권력을 상징한다. 19세기 자유방임의 결과 경제대공황이 발생하면서 시장실패가 발생하였고, 이를 해결하기 위한 정부개입의 필요성이 대두되면서 거대정부가 출현하였다.

그 후 1970년대 석유파동을 계기로 정부실패가 심화되고 이를 치유하기 위한 노력으로 정부기능을 시장에 맡기고 규제를 완화하려는 풍조가 각광받고 있는데 아래에서는 시장실패와 정부실패에 대한 내용을 살펴보고자 한다.4)

2 정부규제의 발생근거와 목표

가. 정부규제의 발생근거 : 거대정부론 주장 논거

① 시장실패의 개념

㉠ 완전경쟁시장이 지향하는 자원배분의 효율성이 달성되지 않는 상태를 시장실패라 하는데 시장이 본래의 역할을 원활히 수행하여 최적의 경제적 성과를 올리기 위해서는 몇 가지 조건이 충족되어야 한다.

㉡ 이러한 조건이 충족되기란 거의 불가능하므로, 시장의 실패가 발생한다.

② 시장실패의 원인

㉠ **외부효과** : 외부효과(외부성 · 외연성)는 내부효과의 반대로, 시장 내부에서 해결되지 않는 현상이다. 즉 가격매커니즘을 통하지 않고 다른 경제주체에게 영향을 미치는 것을 의미한다. 어떤 생산자나 소비자가 다른 경제주체의 활동에 의해 시장의 매개를 통하지 않고 무상으로 영향을 받는 것인데, 외부효과가 존재하면 시장은 자원을 효율적으로 배분하는 역할을 다하지 못해 실패가 발생한다.

- 외부경제(과소생산→공적유도) : 가격메커니즘을 통하지 않고 다른 경제주체에게 긍정적 영향을 미치는 것으로(양봉업과 과수원), 외부경제가 발생하는 경우 개인에게 생산을 맡기고 정부가 불개입하면 사회적으로 바람직한 수준보다 과소생산된다. 그러므로 정부는 보조금 투입과 같은 공적유도정책을 통해 적정생산을 유도해 내야 한다.

4) 이준구, 「재정학」(서울 : 다산출판사, 1997), p.78 ; 위계점 · 임원희, 「알파플러스행정학」(서울 : 고시연구사, 2008), pp.79-88

- 외부불경제(과다생산→정부규제) : 가격메커니즘을 통하지 않고 다른 경제주체에게 부정적 영향을 미치는 것으로 공해발생이 대표적 예이다. 외부불경제가 발생하는 경우 정부개입 없이 개인에게 맡기면 과다생산의 문제가 발생하므로 정부는 각종 규제정책을 통해 생산을 억제해야 한다.

㉡ **수익의 증가(규모의 경제)** : 생산규모가 확장됨에 따라 평균비용이 감소하고 수익이 증가하는 소위 비용감소 또는 수익증가의 현상이 나타난다. 생산규모가 커짐에 따라 평균비용이 감소하면 소위 규모의 경제가 나타나게 되고 이는 자연 독점으로 이어져 시장실패를 초래한다. 이럴 경우 정부가 공기업으로 경영하거나 가격규제를 하게 된다.

㉢ **시장의 불완전성(불공평성)** : 정부개입의 최대논거로는 시장에서의 소득분배의 불평등을 들 수 있는데 시장의 원리에만 맡겨 놓으면 서비스의 공급을 받지 못하는 지역이나 사람들이 생기게 된다. 예컨대 시장의 원리에만 따를 경우 시외버스는 산간오지 마을을 운행하려고 하지 않을 것이다. 이러한 장소에 대한 서비스의 제공을 확보하기 위해 정부의 규제가 요구된다.

㉣ **배분적 형평의 문제** : 시장의 원리에 의한 자원배분의 결과는 형평의 입장에서 볼 때 바람직하지 못한 경우가 발생한다.

㉤ **불완전한 경쟁(독과점)** : 자본주의의 발달로 인해 독과점이 형성되면 기업은 생산량을 인위적으로 조절하고 가격을 인상하여 소비자의 부담이 과중되므로 정부의 개입이 불가피해진다.

㉥ **정보의 편재(정보의 비대칭성)** : 완전경쟁시장에서는 정보가 완전할 수 있으나 현실에서는 정보가 완전할 수 없고 이러한 정보의 불완전성은 소비자의 합리적 선택을 어렵게 한다. 이러한 경우 정부는 공적유도 또는 정부규제방식을 이용하여 생산자가 소비자들의 합리적 선택을 유도할 수 있도록 대응하여야 한다. 정보의 불완전성, 비대칭성은 역 선택, 도덕적 해이, 대리인문제를 유발하여 시상실패를 가져온나.

③ 시장실패와 정부의 대응방식

구분	공적공급(조직)	공적유도(보조금)	정부규제(권위)
공공재의 존재	O		
외부효과의 발생		O	O
자연독점	O		O
불완전경쟁			O
정보의 비대칭성		O	O

<참고> 이종수 · 윤영진 외, 「새행정학」, 대영문화사, 2006, p.99

나. 정부규제의 목표

① 자유시장경쟁의 증진

독 · 과점이나 불공정한 거래를 방지함으로서 유효적절한 경쟁상태를 조성한다.

② 공정성의 확보

규제의 역사는 공정성 확보를 위한 역사라 할 수 있는데, 불공정거래의 증대에 따라 공정성 확보가 더욱더 중요하다.

③ 외부효과 문제의 해결

환경 · 교통 등에 의해 발생하는 공해, 즉 외부불경제의 제거

④ 보호의 기준 설정

삶의 질을 유지하기 위한 최소기준의 설정, 시장기능의 향상을 위한 기준의 설정 등에 목표를 둔다.

⑤ 소득분배의 시정

자유시장경제하에서 이루어지는 소득분배의 불공정성을 시정하기 위해서이다.

3 정부규제의 유형과 방법

① 시장의 지율성에 맡기는 방법(탈규제화)

정부가 개입하지 않고 민간부문 스스로 자발적인 노력과 협동을 통해서 문제를 해결하는 것으로 불간섭정책이라고도 한다.

② 시장기능의 효율성을 제고하는 방법

정부가 어떤 역할을 함으로서 시장이 보다 효율적으로 운영되도록 돕는 방법이다.(㉨ 상품등급의 설정, 전문직종의 전문가들에게 허가증발급, 위생 및 안전기준 설정 등)

③ 직접규제

가격 및 품질을 규제함으로서 독점생산자로 하여금 적정한 수익률을 얻게 하고 일반소비자에게는 경제적 착취를 당하지 않도록 조치하는 방법이다.

④ 간접규제

정부는 직접적인 세세한 지시나 규제보다는 다양한 형태의 벌과금이나 보상금을 제공함으로서 민간부문의 의사결정이나 행동에 간접적으로 영향을 주는 방법이다.

⑤ 정부가 직접 재화를 제공하는 방법

공공재의 생산과 같이 정부가 직접 경제활동에 하나의 주체로서 참여하여 재화를 제공하는 방법이다.

4 정부규제의 완화

① 1980년대 이후에는 규제완화가 전 세계적인 조류가 되었고 우리나라에서도 정부규제 완화문제가 중요한 정책이슈가 되어 왔다.

② **오늘날 선·후진국의 일반적인 경향** : 경제적 규제는 완화하고, 사회적 규제는 점차로 증대하는 경향을 보인다.

③ **규제완화의 목적**

㉠ 정부실패의 폐해 시정
㉠ 시장기구의 자율성 확립
㉡ 정부기능의 축소
㉢ 경제민주화
㉣ 기회의 불평등 해소
㉤ 국가경쟁력 강화

보충학습

◈ 경제적 규제(전통적 규제)

1. 독과점 규제

① 기업의 독점적 행위나 불공정한 거래행위를 방지하여 시장경제의 경쟁상태를 유지하는 것(전통적 규제)
② 목적은 경재의 유지 촉진, 공정한 거래행위의 확보, 바람직한 경제체제의 유지에 있음

2. 특정산업에 대한 규제

① 가격·이윤율·진입·퇴거 등에 대한 정부규제
② 특정산업에 대한 규제 목적은 자연독점의 폐해 방지, 폭리·부당이득의 방지, 과다경쟁의 방지, 특정산업의 보호 등에 있음

3. 구체적인 수단

① **진입규제** : 새로운 사업자의 기업창설행위나 기존기업에 참여하는 것을 방지
② **퇴거규제** : 특정지역이나 특정계층의 소비자를 보호하기 위해 마련해 놓은 것
③ **가격규제**
㉠ **최고가격규제** : 소비자 보호
㉡ **최저가격규제** : 기업 간의 과다경쟁 방지
㉢ **가격구조규제** : 가격은 결정원칙, 수요자의 종류, 소비량, 사용시점에 따라 달라야 함
④ **서비스 규제** : 서비스의 최저수준을 유지하기 위해서 가하는 규제

◈ 사회적 규제(현대적 규제)

1. 의의

① 인간의 삶의 질 향상
② 인간의 기본권 신장
③ 경제적 약자의 보호와 사회적 형평 확보를 목적

2. 종류

① 식품의약품 규제
② 청소년보호 규제
③ 환경보전과 공해방지
④ 소비자보호
⑤ 사회적 차별에 대한 규제 등

2.2 작은정부의 등장

1 작은정부의 등장

언제나 일정한 소규모를 유지하여야 한다는 의미가 아니고 정부기능에 따라 확대되는 것은 불가피하나 가급적 소규모로 유지하여야 한다는 상대적인 의미를 지닌다.

가. 작은정부의 두 가지 의미

① 상당한 정도의 민주화, 권력에 대한 통제가 이루어진 선진민주국가의 경우에는 주로 정부의 기능 · 기구 · 인력 · 예산 등의 축소를 의미한다.

② 아직 산업화, 민주화의 정도가 미흡하여 정부의 규모가 상대적으로 작아 권력남용의 가능성이 큰 후진국이나 발전도상국의 경우에는 권력의 축소를 의미한다.

나. 작은정부의 목표

민영화, 규제완화, 인력 · 예산절감, 업무의 효율성 확보 등을 통하여 '작지만 효율적인 정부' 또는 '규제는 작고, 봉사는 큰 정부'를 구현하는 것을 목표로 한다.

2 작은정부의 이론적 배경

가. 고전적 관점

고전적 자유주의 국가관에서는 최소의 정부가 최대의 정부라고 하여 정부의 기능을 시장실패의 영역에 제한할 것을 주장한다.(19세기의 소극국가, 값싼정부)

나. 정부기능의 효율화

정부지출의 축소, 감세정책, 규제의 완화, 민영화 등을 모색한다.

다. 작고 효율적인 정부

정부의 기능과 활동범위가 작은정부가 아니라 공공서비스를 충실히 제공하고, 불필요한 기능을 축소하여 민간부문의 활동에 제한을 적게 하는 정부를 지향한다.

라. 정부의 실패(Government Failure)

행정기구의 내부성, 조직 내의 비효율성, 행정서비스 제공비용의 지속적 증가로 인해 정부실패가 초래되었고 이를 극복하여 정부의 경쟁력을 높이기 위해 신공공관리(NPM)에서 중시하는 정부로 각광받는다.

3 작은정부에의 접근과 전략

가. 기본 방향

우리의 경우 작은정부로의 접근은 권력에 대한 통제와 행정관리의 개선, 즉 내부의 효율성을 향상시킴으로서 규모의 신규 확대를 억제하는 양면접근이 요구된다. 특히 후자는 전자의 권력의 민주화를 전제로 하여야 실효성이 크다고 할 수 있다.

나. 전략

① **권력에 대한 통제**

㉠ 자율성의 향상 : 사회의 자율성의 향상으로 사회에 의한 권력의 통제가 강화되어야 한다.

㉡ 권력분립성의 향상 : 행정에 대한 입법 및 사법통제의 강화, 대통령에 집중된 행정부 내의 권력불균형이 완화되어야 한다.

② **행정관리의 효율화**

㉠ 행정영역의 감축 : 행정부에서 준공공기관, 민·관 협동기관 그리고 민간 등으로 업무를 이전하는 민영화를 추진한다.

㉡ 내부관리의 효율 : 정책결정능력의 향상, 분업체계의 구축, 자원관리의 효율화를 도모한다.

다. 효율적인 작은정부를 위한 수단

① **경제적 규제완화 :** 관료제에 있어서 민간부문에 대한 간섭과 규제는 최소화와 합리적으로 축소 조정되어야 한다.

② **불필요한 기능철폐 :** 시대에 뒤떨어진 불필요한 기능과 중복된 기능의 철폐가 이루어져야 한다.

③ **민영화 :** 효율적인 행정서비스를 제공하기 위해 공공성이 적은 민간부문에 공급주체를 이양하여야 한다.

④ **분권화 :** 정부의 권한을 민간으로, 중앙정부의 기능을 지방정부나 일선기관으로 이양하여 기능의 선택·결정이 정부에 의해서만 이루어지는 것을 제한하여야 한다.

2.3 보건경제학적 접근

1 보건경제학의 의의

가. 보건경제학의 정의

보건경제학은 보건의료분야에 경제학의 분석기법 및 모형을 응용하여 보건의료의 생산·분배·소비와 관련된 제반 문제를 다루는 학문이다.

나. 보건경제학의 목적

보건의료서비스가 국민건강 수준의 향상에 얼마나 기여하고 있으며, 보건의료서비스를 어떻게 생산·소비·분배하는 것이 합리적인가를 연구하고 추구하는 것이 보건경제학의 목적이다.

다. 보건경제 문제의 중요성

① 국가경제에서 보건의료부문이 차지하는 비중과 그 중요성이 점차 커지고 있다.

② 보건의료부문의 소비자부담가격은 일반소비자물가보다 빠른 속도로 상승한다.

③ 보건의료부문에 있어서의 시장실패로 인해 인력, 시설, 기술과 같은 보건의료자원의 배분을 전적으로 자유시장 기능에 일임할 수 없기 때문에 보건의료는 정부 공공정책의 주요 정책대상이 되고 있다.

④ 보건의료분야의 연구에 있어서 독과점이론, 가격차별이론, 담합이론, 공급자 수요창출이론 등 미시경제이론이 많이 이용될 수 있다.

⑤ 보건경제학은 보건의료서비스에 의하여 건강을 유지·증진시킴으로써 국민복지에 매우 중요한 역할을 한다. 즉, 보건경제학은 의료전달체계, 지불보상방식, 서비스의 수요와 공급 등에 대한 연구와 분석을 통하여 국민복지에 중요한 몫을 담당하는 보건의료서비스의 효율적이고 형평적인 제공에 기여한다.

2 보건의료서비스의 사회·경제적 특징

가. 생활필수품으로서의 보건의료(Essential Needs)

① 보건의료서비스는 인간중심(People-Oriented)의 서비스이기 때문에 단지 질병이나 사고를 치료하는 것만이 아니라 건강과 관련된 전인적 서비스를 특징으로 한다.

② 보건의료는 의식주 다음의 제4의 생활필수품이다.

③ 모든 사람은 보건의료서비스를 필요로 하며 지불능력을 가지고 있지 않다 할지라도 서비스를 받을 권리를 가진다.

나. 비영리성(Nonprofitability)

① 인간중심의 생활필수품으로서의 보건의료서비스는 국민의 생명과 건강을 책임지는 특성을 가지고 있으므로, 또한 비영리성이 강조된다.
② 보건의료분야는 영리추구에 우선순위를 두고 있지 않다.
③ 의료인에게 영업세가 부과되지 않으며, 비영리의료기관은 과세대상에서 제외된다.
④ 비영리적 동기 때문에 조직의 효율성에 문제를 초래할 수 있다.

다. 소비자 무지(정보의 비대칭성)

① 보건의료서비스의 제공에는 소비자의 무지가 존재한다. 소비자의 무지에는 건강상태에 대한 무지, 제공되는 보건의료서비스의 내용에 대한 무지, 가격정보에 대한 무지, 치료결과에 대한 무지 등이 있다.
② 의료시장은 소비자와 공급자 간의 정보가 불균등하게 분포되어 있다.
③ 공급자 위주의 시장, 전문가 지배, 공급유인수요를 특징으로 한다.
④ 정보의 비대칭성은 "공급은 그 스스로의 수요를 창조한다."라는 세이의 법칙(Say's Low)과 관련된다.
⑤ 정보의 비대칭성으로 인해 공급자의 도덕적 해이가 발생할 수 있다.
⑥ 소비자의 무지는 의사가 환자의 의료수요를 유발하는 의사유인수요의 직접적인 원인이 되기도 하며, 따라서 보건의료부문에 "공급이 수요를 창출한다."는 고전경제학에서의 세이의 법칙(Say's Low)이 적용되는 기틀이 되기도 한다.
⑦ 만일에 공급자에 의하여 창출된 수요가 필요 이상의 서비스라면 우리는 이러한 부분을 수요자에 의하여 발행사는 도덕적 해이(moral hazard)에 대비되는 공급자에 의한 도덕적 해이라고 한다.
⑧ 보건의료는 도덕적 해이가 수요자뿐만 아니라 공급자에 의해서도 발생하는 특이한 분야이다.

라. 질병(의료수요)의 불확실성·불규칙성

① 질병이 언제, 어디서 발생할지 예측할 수 없다.
② 개인의 질병과 부상의 현실적인 발생가능성을 예측하는 것이 거의 불가능하다.
③ 과거의 실적을 기초로 전체 인구의 질병발생률을 예측하는 것은 어느 정도 가능하다.
④ 개인의 경우는 질병의 발생 측정이 불가능하지만 집단의 경우는 경험적으로 예측이 가능하다.
⑤ 개별적 수요의 불화실성과 불규칙성에 대한 집단적 대응이 보험이다.
⑥ 건강보험을 통해 미래의 불확실한 큰 손실을 현재의 확실한 작은 손실(보험료)로 대처하여 질병발생의 예측 불가능성에 대비한다.

마. 치료 및 산출의 불확실성

① 보건의료서비스는 치료의 명확한 결과(산출물)를 측정하기가 매우 어렵고, 질병의 진행성과 증상 및 반응의 다양성은 치료의 불확실성을 높여 주고 있다.

② 의사의 환자에 대한 설명의무는 치료의 불확실성에 근거한다. 불확실한 결과를 확실한 것처럼 또는 확실한 것을 불확실한 것으로 오도해서는 안 된다. 충분한 설명과 몇 개의 승인된 치료방법 중에서 하나를 선택하여 시행하였다면 치료의 불확실성에 대한 책임으로부터 면제가 될 수 있다.

③ 또한 치료의 불확실성으로 인해 의사의 재량권이 확대될수록 의사에게는 더 많은 의무가 부여된다.

바. 수요와 공급의 시간적 불일치

① 수요와 공급의 시간적 불일치(Significance of Time Lag)는 보건의료시장에서 필요한 수요에 맞게 공급을 제때에 하지 못하는 현상을 말하며, 이는 공급의 비탄력성에 그 원인이 있다.

② 숙련된 보건의료인을 양성하기 위해서는 오랜 기간이 필요하며, 보건의료시설을 갖추기 위해서는 많은 투자가 있어야 하기 때문에, 보건의료시장에서 부족한 부분이 생겼더라도 곧바로 이에 맞게 공급을 해 줄 수 없는 것이다.

③ '수요와 공급의 시간적 불일치'에 대한 대책으로는 의료인력 및 의료시설에 관한 수급계획을 정확하고 체계적으로 세우는 방법이 있을 수 있다.

사. 경쟁제한(공급의 독점성 및 비탄력성)

① 보건의료서비스는 그 생산권이 한정된 면허권자에게만 주어짐으로서 공급이 독점력을 가진다.

② 질병에 감염된 사람에게 보건의료는 필수품으로 작용하여 의료가격의 변화에 크게 영향을 받지 않고 의료가격에 대해 비탄력적이 된다.

③ 공급의 비탄력성에 의한 경쟁제한, 보건의료 공급은 가격인상에 대한 비탄력적이다.

④ 의료기관 간의 가격경쟁이나 광고를 통한 경쟁이 금지된다.

아. 외부효과(Externality Effects, 확산효과, 이웃효과)

① 적절한 보건의료서비스를 통하여 건강을 보호하면 질병의 파급을 줄이게 되며, 그 혜택은 당사자뿐만 아니라 그 가족 혹은 사회 전체에 돌아가게 되는데, 이를 보건의료의 외부효과라 한다.

② 예방접종이나 치료를 통하여 감염성 질환에 면역이 되었다면 주위의 다른 사람들이 그 감염성 질환에 걸릴 확률이 줄어드는 경우이다.

③ 감염의 전파를 차단하는 경우 얻어지는 효과는 치료를 하는 자가 얻는 효과보다 더 많은 효과를 사회가 얻게 된다.
④ 감염성 질환이 경우 개인의 예방적 · 치료적 의료서비스는 개인의 질병예방과 치료 이상의 결과를 초래한다.

자. 공공재(Public Goods)적 성격

① 경찰, 국방, 소방, 공원, 도로, 교육 등과 같은 공공재는 엄격한 의미에서 소비가 비경쟁적으로 모든 소비자에게 골고루 편익이 돌아가야 하는 재화나 서비스
② 공공재는 그 특성상 정부가 개입하지 않고 시장경재의 상태를 그대로 유지하면 구매력을 가진 사람만이 이용하여 시장기능이 실패
③ 비배제성, 무임승차자의 문제가 제기
④ 국가개입의 당위성이 커질수록 소비자측의 도덕적 해이 또는 불감증 역시 증가

차. 우량재(Merit Goods)

보건의료 소비를 통한 국민 개인뿐만 아니라 국가 전체에도 장기적 편익을 가져다 준다.

카. 소비적 요소와 투자적 요소의 혼재

① 보건의료서비스의 이용 그 자체가 소비행위이며, 이 소비행위로 인하여 사람이 건강해지면 근로능력이 향상되고 생산성이 높아져, 보건의료는 한편으로는 투자적 요소가 되는 것이다. 그러므로 보건의료는 소비적 요소와 투자적 요소가 함께 존재한다.
② 국민생산의 관점에서 보면, 생산활동에 종사하고 있는 노동자의 질병이나 노동불능의 예방을 목적으로 하는 보건의료서비스는 노동연령을 지나 은퇴하는 고령자가 필요로 하는 보건의료서비스와 비교할 때 투자적 성향이 더 강하다.

타. 노동집약적인 인적 서비스

① 대부분의 보건의료서비스는 인적 서비스이며, 개인서비스가 그 구성요소를 점유하는 비율은 매우 크다.
② 인간에 대한 인적 서비스인 보건의료서비스는 노동집약적인 성격을 가지고 있기 때문에 자동화에 대한 한계를 가진다.
③ 인건비의 과다한 지출은 장래에 재정위기를 초래할 가능성이 크다. 따라서 의료조직은 좁은 공간에서 집약적으로 근무하고 있고, 인건비에 대한 취약한 구조적 특징을 가지고 있기 때문에 기업경영식의 경비절감정책이 효과를 거두기 어렵고, 조직 내의 인사관리가 그 어떤 조직보다 어렵다.

하. 공동생산물로서의 보건의료와 교육

① 보건의료서비스는 의학교육과 의학연구 등이 동시에 생산된다.

② 의료의 질을 향상시키고 임상의사가 최고의 기술을 발휘할 수 있도록 의료와 교육이 서로 결합되어야 한다.

③ 보건의료서비스와 교육·연구가 분리되지 않고 밀접하게 관련되어 함께 생산됨으로써 의료의 질이 향상될 수 있다.

3 역선택과 도덕적 해이

1 역선택과 단체보험 : 보험가입 이전

가. 역선택(Adverse Selection) 현상

① 역선택이란 정보의 비대칭 혹은 불완전성으로 인하여 보험시장에 바람직하지 못한 결과가 초래되는 현상을 일컫는다.

② 상대방의 특성을 알지 못하는 상황에서 불리한 거래상대자를 맞아들이는 경우이다. 의사결정에 필요한 충분한 정보가 없이 불리한 선택을 하는 상황을 말한다.

③ 예를 들면, 보험가입대상자에 관한 충분한 정보가 없을 경우 보험회사는 보험가입 선호가 큰, 질병발생 확률이 높은 사람들을 받아들이게 된다.

④ 역선택의 결과

㉠ 의료이용을 많이 하는 역선택의 피보험자로 인하여 보험자는 보험료를 인상할 수밖에 없으며, 질병확률이 낮은 피보험자는 추가적인 부담 때문에 보험가입을 기피하거나 혹은 좀 더 값싼 보험자를 찾게 된다.

㉡ 그 결과 주로 질병확률이 높은 고위험군이 보험에 남게 되면서 보험료는 또다시 인상되고 보험자의 경영이 악화되면서 보험시장 자체가 쇠퇴는 위협을 안게 된다.

나. 역선택의 해결방안

① 위험기준 보험료 부과방식

㉠ 보험자는 피보험자의 보험자 간 이동을 억제하거나 피보험자를 사전 검진하여 피보험자의 건강수준에 맞는 보험료를 부과하는 방식(위험기준 보험료 부과방식)으로 역선택의 여지를 어느 정도 방지할 수 있다.

㉡ 그러나 이러한 방식 자체가 상당한 노력과 비용을 수반하기 때문에 현실적이지 못하며 특히 공평하지 못하다는 결점을 갖는다.

② 집단보험 가입의 권유과 평균기준 부과방식

㉠ 건강한 사람과 병약한 사람이 모두 동일한 자격으로 보험에 가입하며 보험료 부과방식은 위험의 평균수준을 기준으로 하는 평균기준 부과방식이다.

㉡ 흔히 조세정책을 통하여 보험의 단체가입을 권유하는데, 단체가입 피보험자가 내는 보험료는 세금공제의 혜택을 받으나 개인자격으로 가입할 경우에는 피보험자가 내는 보험료는 세금공제 혜택을 받지 못하는 정책을 사용한다.

③ 단체가입의 강제화 또는 평균기준 부과방식의 강제화

보험가입을 희망하는 모든 사람은 건강수준과는 무관하게 가입이 허용되어야 하며, 건강수준과 무관하게 모든 가입자는 전체가입자의 평균에 해당하는 보험료를 부담하는 방식이다.

2 도덕적 해이와 비용분담 : 보험가입 이후

가. 도덕적 해이(Moral Hazard)

① 의료보험에서 도덕적 해이(Moral Hazard)는 의료보험 급여와 함께 발생하는 소비자의 소비행태 변화를 일컫는다. 즉, 소비자는 단위당 가격이 높거나 혹은 전체비용이 많이 드는 경제행위를 선호할 것이다.

② 예를 들어, 일부 소비자들의 경우 필요 이상으로 의사방문 횟수를 늘리거나 비싼 서비스의 수혜를 요구할 것이며, 건강유지를 의료서비스에 주로 의존하기 때문에 필요한 건강증진생활을 등한시할 수 있다. 이러한 소비자의 행태는 전체 의료비를 증가시키거나 혹은 병이 발생할 확률을 상승시키는 역할을 한다.

③ 도덕적 해이가 발생하는 5가지 기전

㉠ 보험적용 시 소비자의 의료수요는 전액 자기부담의 경우에 비해 크게 증가함으로써 도덕적 해이가 발생한다. 의료수요량이 증가하는 것은 소비자부담의 가격이 해당 재화의 한계생산비용보다 낮기 때문이다.

㉡ 소비자가 의료서비스에 더욱 많이 의존하면서 금연이나 가벼운 운동 등 건강증진을 위한 자기 노력을 게을리하면 장기적으로 도덕적 해이가 발생한다.

㉢ 도덕적 해이는 새로 도입되는 의료기술에 의해서도 유발된다. 즉, 의료보험으로 소비자가 고가의 새로운 의료기술을 선호하고, 더 많은 신기술이 의료보험급여에 포함되면서 가격은 비싸지만 편익이 크지 않은 의료이용이 증가하게 된다.

㉣ 의료보험으로 소비자가 가격에 둔감해지면서 의료공급자의 서비스 제공에 대해 견제하는 기능을 덜 갖게 된다. 즉, 의료제공자는 자의적으로 필요 이상의 검사, 수술 혹은 투약을 하게 되며, 소비자는 그러한 공급자의 도덕적 해이에 대해 무관심하게 된다.

㉤ 의료보험의 적용은 소비자로 하여금 더 싼 가격의 의료서비스를 찾는 동기를 낮추게 한다.

④ 도덕적 해이의 해결방안

㉠ 도덕적 해이는 의료서비스 가격 중 소비자부담분인 본인부담금을 높임으로써 어느 정도 줄일 수 있다. 이것을 비용분담(Cost Sharing)이라고 한다.

㉡ 본인부담금은 소비자로 하여금 수요량을 줄이거나, 낮은 가격의 서비스를 찾게도 하고, 인내할 수 있거나 자기치료가 가능한 부분은 스스로 해결하게 하는 등 경제적 동기를 부여한다. 결국 불필요한 의료이용 및 자원사용은 줄어든다.

㉢ **본인부담제도의 부작용과 기능**

ⓐ **위험이 큰 질병에 대한 본인부담** : 본인부담의 효과가 미흡하고 저소득층의 의료 접근성 저해 등의 사회문제 야기

ⓑ **본인부담수준이 높은 경우** : 의료이용의 형평성문제 야기

ⓒ **의료보장제도가 잘 갖춰진 외국의 경우** : 본인부담수준을 매누 낮게 설정하고 있고, 고가의 입원의료는 대부분 보험혜택에 포함하고 있음 → 의료보험의 소득보호기능 유지

ⓓ 제도의 부작용에도 불구하고 본인부담제도는 도덕적 해이(Moral Hazard) 방지를 통한 의료수요 억제와 보험수입 증가를 통한 보험재정 안정이라는 두 가지 목적으로 운영

> **참고하기**
>
> **본인부담의 이론적 근거 : 도덕적 해이(Moral Hazard) 이론**
> 1. 가입자가 보험가입에 따라 건강관리에 소홀함으로써 발생하는 의료수요의 증가
> 2. 이용자의 인지가격(user's perceived price) 하락으로 인한 과잉수요 발생으로 의료비 증가
> 3. 이를 막기 위해 비용의 일부를 가입자에게 부담시킴(본인 일부부담)

나. 비용분담(Cost Sharing)

① 수요 측면에서 의료비 증가를 억제시키기 위한 노력은 주로 의료보험이 가져다 준 의료비용의 남용을 막는 데 초점을 맞추고 있다. 가격에 무감각한 소비자에게 의료비의 일부를 부담하게 함으로써 의료의 불필요한 이용을 줄이고 의료비의 증가를 막기 위한 노력을 비용분담이라고 한다.

② 여기에는 일정액 공제제(Deductibles), 정률제(Coinsurance), 급여상한제(Limit), 정액부담제(Copayment), 정액수혜제(Indemnity)가 있다.

4 경제학적 측면에서의 건강보험

1 건강보험의 효과

가. 국가자원의 재분배 측면

건강보험의 실시는 보건의료부문을 크게 팽창시킨다. 상대적으로 많은 자원이 타 부문에서 보건의료서비스부문으로 유입되면서 국가 전체 자원의 불균형분배문제로 이어진다. 즉, 과다한 자원이 보건부문으로 유입되어 타 부문의 생산성 향상에 영향을 미쳐 전체 경제의 비효율성이 초래될 우려가 있다.

나. 소득재분배 측면

의료서비스를 만이 소비하는 자와 적게 소비하는 자 그리고 보험료 부담자와 비부담자 간에 시장가격구조를 통하지 않은 상태에서 소득의 이용이 발생하여 소득재분배문제가 대두된다.

다. 의료서비스에의 접근에 대한 공평성 측면

의료서비스는 외부효과와 우량재라고 하는 성격을 갖고 있어 모든 국민의 접근에 대한 공평성을 유지하기 위하여 정부차원의 제도적 장치가 필요하다.

2 건강보험의 정당성

가. 국민의 건강권의 확보

나. 기존 의료전달체계의 개혁

다. 빈자에 대한 보건의료서비스의 개선

라. 소득재분배 효과

마. 환자의 의료기관 접근 용이성

5 보건의료의 수요와 공급

1 보건의료의 수요

가. 보건의료분야에서 수요분석을 수행하는 목적

사람들이 어떻게 보건의료서비스를 구매하게 되며, 이러한 의료이용 행태에 가장 큰 영향요인이 무엇인지를 밝히기 위함이다.

나. 사람들이 보건의료를 구매하는 가장 큰 이유

① 보건의료에 대한 수요는 건강에 대한 수요로부터 유도된다.

② 질병이 없는 경우에도 자신의 건강을 위한 투자로 보건의료를 구매하는 경우가 많다.

다. 보건의료의 수요에 있어서 주요한 영향요인

① 환자요인

㉠ 환자의 성격 : 의료이용에 대한 의존성향

㉡ 질병방생 양상 : 만성, 급성질환 등

㉢ 문화·인구학적 요인 : 결혼 여부, 연령, 가족구성, 보건교육 등

㉣ 경제적 요인 : 소득수준, 의료수가, 환자의 시간비용 등

② 의사요인 : 의사는 환자의 상담자인 동시에 의료의 제공자로서 서비스의 선택과 양을 결정한다.

③ 환경요인 : 거주지 근처의 의료기관의 유무, 의료기관의 원근

라. 의료서비스의 수요

① 병상의 공급이 수요를 창출하는 경우

㉠ 병상의 공급이 이미 있던 수요를 충족시키는 경우 : 이 경우는 적정가격이 유지되더라도 공급량이 매우 적어 수요를 충족시키지 못할 때인데, 병상의 공급이 이루어지면 이용량이 증가하는 현상을 보일 수 있다.

㉡ 새로운 병상이 공급되어 접근성이 용이해짐에 따라 수요의 증가가 나타나는 경우 : 이런 경우의 병상공급은 시간비용을 감소시켜 전체 의료이용량이 증가한다.

② 공급자에 의해 수요가 창출되는 경우

㉠ 의료인의 유인수요로 의료수요 증가 : 의료인들이 자신의 수입을 유지하기 위하여 환자를 유인하는 경우가 있다.

㉡ 의료인 수의 증가 : 의료인 공급이 증가하면 의료서비스의 양과 진료비도 증가한다. 또한 환자에게 반드시 필요하지 않은 부가적 의료행위를 한다.

2 보건의료의 공급

가. 보건의료의 공급에서 효율성이 중요한 이유

의료공급의 비효율적인 요소를 파악하고 해결하기 위한 정책의 수립은 다른 분야에 비하여 매우 중요하다. 그 이유는 보건의료인력 양성과 활용에 대한 법률적인 제한, 의료자원의 생산기간의 장기화, 보건의료전달체계의 구성방식 채택의 어려움 등이 있기 때문이다.

나. 비효율성의 개선방안

① 실제 보건의료시장을 자유경쟁시장에 가깝도록 재구성하여야 한다.

② 보건의료 관련법규를 현실에 맞게 개정하고 법규 적용을 탄력적으로 하여야 한다.

다. 의료기관 시장과 의료교육 시장에서 검토하여야 할 사항

① 의료생산이 최소비용으로 이루어지고 있는가?

② 의료기관의 규모와 수가 경제적으로 적정한가?

③ 의료소비자들이 욕하는 의료서비스의 형태와 양을 올바르게 공급하고 있는가?

2.4 보건의료와 국가관여

1 보건의료에 대한 국가관여의 필요성

가. 의료시장기능의 실패(Market Failure)

① 개념 : 시장실패란 자유로운 가격기구(시장)가 자원의 효율적인 배분을 실현하지 못하는 현상을 말한다.

② 원인 : 시장의 불안전성 및 불확실성, 외부효과, 공공재의 존재, 정부의 개입, 정보의 비대칭성 등이다.

③ 정부가 규제정책과 촉진정책을 실시하는 목적은 시장실패로 인한 문제점을 극복하기 위함이다.

④ 시장에 대한 정부개입의 정당성 근거로 시장실패가 자주 거론되고 있으나, 시장실패는 정부개입의 필요조건이지 충분조건은 결코 아니다.

나. 건강의 총체적 특성

① 많은 종류의 활동이 건강과 연관되어 개념화된다.

② "건강을 상실하면 모든 것을 읽는다."는 말이 있듯이 건강은 모든 활동의 출발점이다.

③ 보건의료의 잠재적 유효성은 크다.

④ 잠재적 유효성이란 질병을 예방하고 치료하여 장기적으로 건강한 삶과 사회활동을 함으로써 개인이나 사회에 가져다주는 장기적인 효과를 말하는데, 과학기술의 진보에 따라 그 유효성은 현저히 증가한다.

다. 다차원적 필요

① 건강문제는 다차원적

② 정치적 · 경제적 · 사회적 · 물리적 · 문화적 · 개인적 요인에 의해 영향

③ 빈부격차 등의 사회적 요인이 계급 간의 건강 불평등에도 직접적으로 영향

④ 건강의 유지와 보호, 질환의 회복 등에 필요한 사회적 지원(Social Support)의 역할

라. 건강권의 대두

① 20세기에 들어와 고도의 경제성장을 거듭한 세계 각국은 발전의 방향을 복지 쪽으로 전환

② 건강하고 문화적인 최저한도의 생활에 대한 권리를 주장, 인간다운 생활의 보장이란 소득보장과 의료보장을 의미

③ 더 이상 건강은 개인의 문제가 아니라 우리 모두의 문제

④ 국가가 제공한 보건의료서비스도 수혜의 개념이 아니라 국민의 생존권적 기본권의 하나로 대두(적극적 권리)

⑤ 단순한 보건의료의 '제도적 보장'의 개념을 초월하여 '국민의 건강'을 보장하는 개념에까지 진전

2 국가관여정책

가. 수요(소비)규제정책

① 정부가 불필요한 의료이용이나 규제 : 보건의료분야의 비효율성 방지

② 진단과 검사, 처치를 하는 데 있어서 효과적이지 않거나 상대적으로 비싼 의료장비 등의 사용을 억제하는 정책이나 진료비 중 본인에게 일부 부담시키는 정책

③ 정부가 규제정책을 실시하는 것은 보건의료분야의 비효율성을 저해하는 것을 방지

④ 비용의 지불 없이는 효용을 창출할 수 없겠지만 한계효용이 한계비용을 초과하는 수준의 의료(장비)이용은 억제되어야 한다는 것이 규제정책의 이론적 전제이다.

나. 수요(소비)촉진정책

① 정부가 적극적으로 국민의 삶의 질 향상을 위해 최첨단 의료장비를 광범위하게 사용하도록 권장하고 촉진하는 정책

② CT, MRI와 같이 비싸지만 질병치료에 필수적인 고가의료장비를 전 국민이 활용할 수 있도록 보험급여화정책을 실시

③ 노인에 한해서 의치를 보험급여하는 것도 수요촉진정책

④ 수요촉진정책의 판단기준은 사회적 필요도의 크기에 좌우

다. 공급규제정책

① 의료공급자 또는 의료기기 생산자에 대한 규제를 하는 정책

② 의료시설이나 장비의 과잉투자억제정책, 의료비 심사정책이나 의료장비 생산과정에 개입하는 정책

라. 공급촉진정책

① 소비자의 의료이용 접근도를 제고시키기 위해 공급영역에서 촉진정책을 통하여 개입

② 의료취약지역에 대한 의료시설의 확충, 취약지역에 의료기관 개설시 세금감면, 금융지원 등의 재정정책

보충학습

시장실패와 정부실패의 비교

1. **의의** : 1929년 경제대공황 이후 최근까지 시장실패를 치유하기 위한 정부의 적극적 개입주의에 의하여 정부기능을 줄곧 강화해 왔지만 1970년대 이후 석유파동 및 복지국가위기론과 함께 정부실패에의 대응책으로 소정부주의가 제창

2. 시장실패에서 정부실패로

18~19C	경제대공황		행정국가(복지국가)		신공공관리론 또는 거버넌스
시장만능	시장실패	➜	정부만능	정부실패	민간과 정부의 조화
완전경쟁시장을 전제로 보이지 않는 손이 모든 것을 해결(예정조화설)	불완전한 경쟁	➜	공정거래보장	내부성, 독점성, X의 비효율성, 파생적 외부효과, 권력과 특혜의 남용	시장성검증절차(Makrt Test)에 의하여 정부가 해야 할 일과 해서는 안 될 일을 구분하여 정부와 민간 간의 기능을 원점에서부터 재배분 또는 제3섹터(NGO)의 역할 인정
	공공재의 존재	➜	강제적 공급		
	외부효과	➜	조세와 보조금		
	경기불안정	➜	재정조작		
	소득불균형	➜	사회보장정책		

3. 시장실패와 정부실패의 원인 비교

개념	시장실패	정부실패
원인	• 공공재의 존재 • 외부효과(외부경제 및 외부불경제) • 독점의 존재(공급의 독점) • 평균수익의 증가와 평균비용의 감소-규모의 경제 • 정보의 비대칭성 및 불완전성(정보의 편재 • 소득분배의 불공평성	• 정부조직의 내부성(기관목표와 사회목표의 괴리) - 정보독점, 예산극대화, 최신기술에의 집착 등 • 파생적 외부효과(비의도적 역작용) • 비용과 수익(혜택의 분리) : Wolf의 비시장실패 - 서비스의 무가격성, 무임승차성 • X의 비효율성 • 독점성(경쟁결여) • 권력과 특혜에 의한 가치배분의 불공평성(권력의 편재) • 정보의 불충분(대리손실) - 주인인 국민이 대리인인 정부를 감시 못함
대책	정부규제 및 정부개입 필요	민영화 및 규제완화 필요

공공재의 주요특성(외부성, 내부성, 파생적 외부효과) 중 외부성은 시장실패의 원인이고 내부성 및 파생적 외부효과는 정부실패의 원인임에 주의해야 한다.

3 보건의료체계에서 국가(정부)의 역할

가. 보건의료공급자에 대한 규제자 · 통제자(Regulator)

① 의료문제 전반에 대하여 보다 적극적으로 개입

② 능력과 전문성이 떨어지는 공급자에 의해 피해를 볼 수 있기 때문에 국가는 면허제도나 질관리 또는 병원표준화제도 등을 통해 시장진입의 장벽을 설치

③ 낭비요소를 제거하기 위해 고가의료장비의 중복투자나 병상 과잉공급을 규제

④ 보건의료서비스 가격(수가)을 통제

⑤ 진료비심사를 강화하는 정책을 실시

나. 국민에 대한 정보제공자(Source of Information)

① 소비자는 의료에 대한 전문적인 지식과 정보가 없어 의료공급자를 합리적으로 평가하지 못한다.

② 보건의료에 대한 지식과 정보를 소비자에게 제공함으로써 소비자의 무지를 보완

③ 병원에서 제공한 서비스의 양과 질에 대한 평가 결과를 공개

④ 정부가 주도적으로 개입하여 보건의료서비스의 공급자와 소비자 사이의 불균형적 정보에서 야기되는 문제를 해결

⑤ 미국의 경우 매년 병원의 등급을 매겨 공개

⑥ 우리나라는 의료법 제58조에서 의료기관 인증제도를 시행하며, 이는 환자의 알 권리 보장 및 선택권 신장, 의료기관의 서비스 질 향상 촉진에 기여할 것이다.

다. 보건의료서비스 제공자(Provider of Health Service)

① 보건의료서비스의 직접적인 제공자 역할을 담당한다.

② 정부는 경찰병원, 보훈병원, 공무원전용병원 등의 건립을 통해 대상자나 그 가족에 대해 보건의료서비스를 무료 또는 저렴한 가격에 제공하기도 한다.

③ 또한 의료취약지역에 공공병원을 직접 건립하거나 무의촌의 공중보건의 파견, 보건기관을 확충하여 지역주민들의 건강문제를 해결하고 있다.

④ 지역보건법에 의해 설치된 보건소 및 보건지소, 「농어촌 등 보건의료를 위한 특별조치법」에 의해 설치된 보건진료소는 의료취약지역 주민들의 건강증진, 보건사업 수행 등을 통해 민간의료기관의 역할을 대신하고 있다.

라. 재정지원자(Financing)

① 정부는 국민건강을 위해 막대한 재정을 투자

② 의료취약지역에 병원 건립을 위해 금융이나 세제상의 지원정책

③ 미국에서는 Medicare나 Medicaid 제도에 의해 정부가 직접 서비스를 구매함
④ 우리나라의 경우 국민의 약 2~3% 정도가 의료급여 대상자

마. 보건의료자원 제공자(보건의료공급자, Supplier of Health Resource)

① 무의촌에 공중보건의 파견, 병원 건립, 고가의료장비를 정부가 구입하여 한 지역사회에서 여러 의료기관이 공동으로 사용하도록 하는 등 정부는 의료자원 전반에 공급자의 역할 수행
② 정부는 민간부문이 취급하지 않거나 취급하기가 불가능한 부분을 담당하지 않으면 안 된다.

바. 보험자(Organizer or Provider of Insurance Mechanism)

① 접근도의 제고를 통해 보건의료서비스의 원활한 배분을 위하여 정부는 건강보험제도를 주관하는 보험자의 역할을 수행
② 위험(질병 등)이 발생할 가능성이 높은 사람들이 보험에 가입하거나 보험자 측에서는 위험 발생도가 낮은 사람만 선택적으로 보험에 가입시키는 역선택(Adverse Selection)이 발생하면 보험은 불성립
③ 보험가입집단의 크기가 클수록 역선택의 문제는 자연적으로 해결
④ 국가가 전 국민을 상대로 강제적 보험을 실시하게 되면 역선택의 문제는 가장 효율적으로 대처

4 국가관여에 대한 비판과 의료산업 민영화

가. 국가관여에 대한 비판

① 시장실패가 존재하여 자원배분이 왜곡되면 이를 시정하기 위해 정부가 시장에 개입한다.
② 시장실패에 따른 자원배분의 왜곡을 시정하기 위한 정부의 개입이 오히려 자원배분을 악화시키고 사회후생을 감소시킨다. → 정부실패(Government Failure)
③ 정부의 적극적인 시장개입은 자원배분의 왜곡 시정이라는 소기의 목적을 달성하지 못할 뿐만 아니라 정부의 정책수단 그 자체가 불완전하여 새로운 비효율과 왜곡을 초래한다.
④ 정부실패 원인은 시장시패의 원인과 대책에 관한 정보부족에서 기인하는 경우와 정보는 충분하지만 지대추구나 기득권유지 등에서 기인한다.
⑤ 지대추구행위(이권추구행위)란 어느 이익집단들은 그들의 경제력과 정보력을 동원하여 입법과 행정에 영향력을 행사하여 그들의 이익을 도모함으로써 조직화되

지 못한 일반국민에게 비용을 전가시키는 것이다.

⑥ 정부의 시장개입이 정치인, 관료, 이익집단의 지대추구행위에 악용될 경우 부정과 부패의 원인이 되며 정부실패의 사회적 비용은 더욱 증가한다.

⑦ 정부가 개입하기 위해서는 의료시장의 수요와 비용에 대한 정확한 정보와 지식이 필요하다.

나. 의료산업 민영화(영리 의료법인)

① 의의

의료산업 민영화는 건간보험뿐만 아니라 의료서비스공급체계 전반에 대하여 자본의 이윤추구를 허용하는 것을 말한다. 그 동안 건강보험을 중심으로 공공서비스로만 여겨져 왔던 의료산업에 민간부분의 이윤추구(영리성)를 폭넓게 허용하는 것을 말한다.

② 목적

㉠ 민간부문의 경쟁력 활용

㉡ 기업가적 정부의 실현

㉢ 작고 효율적인 정부의 실현

㉣ 비용절감의 경제성 추구

③ 민간**보건의료 주도로 이루어지는 경우의 문제점**

㉠ 소규모 영세한 의료기관의 범람

㉡ 보건의료자원의 대도시 편중

㉢ 전문의의 자유개업으로 인한 의료인력의 불균형 초래

㉣ 이윤추구가 목적인 민간의료기관들의 역할 분담기능 미비

㉤ 의료비의 증가적 요인 내재

㉥ 국가적 차원의 의료서비스 부족

㉦ 의료기관의 보건행정관리의 어려움

다. 의료산업 민영화에 대한 비판

① 의료서비스는 사회적 신분이나 계층에 상관없이 인간이라면 누구에게나 동등하게 제공되어야 할 우량재(Merit Goods)의 성격을 지니기 때문에 형평성 실현을 위해서 국가가 개입하여야 한다.

② 의료인력의 공급이 면허제도에 의하여 높은 진입 장벽을 가지는 등 의료시장은 전형적인 독점시장이므로 정부의 규제가 지속적으로 요구된다.

③ 의료시장은 정보의 전문성과 소비자의 무지 등의 이유로 공급자인 의사가 정보를 독점하는 특성을 지닌다.

④ 일반재화의 경우에는 수요확보를 위한 공급자 간의 경쟁은 거의 예외 없이 가격 하락과 함께 서비스의 질적 향상을 가져오지만, 보건의료부문에서 이윤을 추구하는 민간공급자들은 정보의 비대칭에서 비롯되는 전문성을 이용하여 서비스의 차별화 혹은 공급자 간의 결탁을 통하여 경쟁을 가능한 한 제거하게 된다. 즉, 서비스 차별화 및 공급자 결탁은 공급자의 독점력을 오히려 강화시키며, 가격은 하락보다 상승으로, 서비스의 질 역시 더 떨어질 가능성이 있다. 따라서 공급자 경쟁 및 소비자 선택에 의한 경쟁의 편익은 보건의료시장에서는 쉽사리 나타나지 않는다.

◈ 참고자료 _ [포스트코로나] 거대정부의 등장

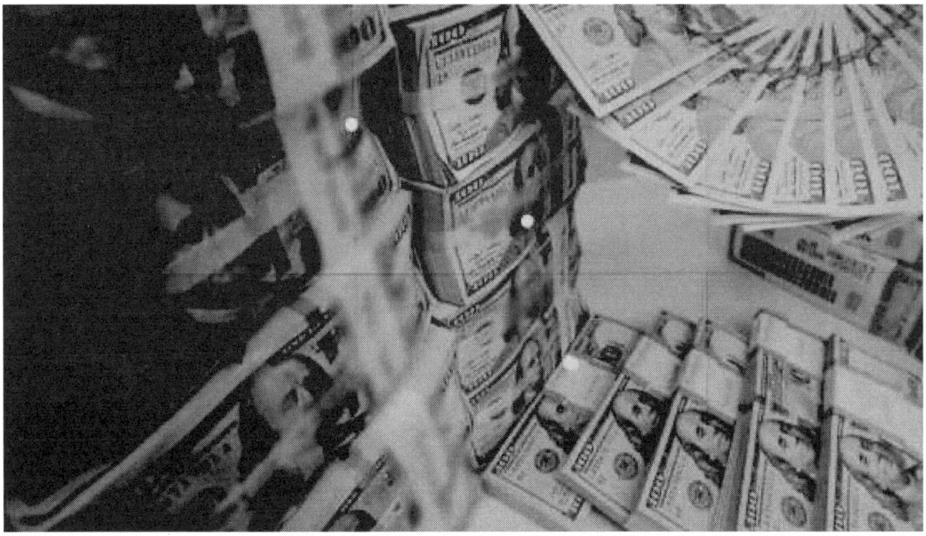

상점과 사업장은 문을 닫았고, 거리엔 인적이 끊어졌습니다. 실업 인구도 하루가 다르게 급증하고 있습니다. 코로나19는 전세계 수요·공급망을 동시에 뒤흔들어 전례없는 경제 충격을 일으켰습니다.

국제통화기금 IMF는 이로 인한 경제 위축을 '대봉쇄'로 표현했습니다. 1930년대 대공황 수준의 최악의 침체가 예상된다는 겁니다. 특히 코로나19 피해가 본격화된 올 2분기부터 가계와 기업의 파산이 급증할 것이라는 우려가 나옵니다. 시장의 힘만으론 위기 극복이 어려울 수 있다는 뜻인데요.

이에 코로나19 전시사령관인 각국 정부는 천문학적인 현금 카드를 속속 꺼내들고 있습니다. 급속도로 얼어붙은 경기를 살리기 위해선 싼 이자로 돈을 빌려주는 정도로는 부족해 직접 시장에 돈을 푸는 대규모 양적완화 정책을 펴는 겁니다.

일자리도 정부가 돈을 들여 새로 만들고 있습니다. 전세계 코로나19 경기부양책 규모만 8조 달러, 우리돈 1경원 정도로 사상 최대 액수입니다. 막강한 재정정책에 비례해 정부의 힘과 덩치도 과거보다 더욱 커질 것이라는 예측도 나옵니다.

코로나19를 계기로 '작은 정부'보단 '큰 정부'를 지향하는 흐름이 뚜렷해질 것이라는 전망입니다.

<출처 : KBS뉴스 2020.05.14. 22:06>
https://news.kbs.co.kr/news/pc/view/view.do?ncd=4446567&ref=A

Chapter 3

보건의료자원

3.1 보건의료의 이해

3.2 보건의료자원

3.3 일차보건의료

3
Chapter

보건의료자원

개요

이 장에서는 보건의료의 개념에 대한 이해를 바탕으로 보건의료자원의 영역별 접근을 통하여 보건의료 인력, 보건의료 시설, 보건의료 장비분야에 대한 특성과 최근 보건의료자원과 관련된 정보와 기술, 그리고 일차보건의료에 대하여 학습한다.

학습목표

1. 보건의료 및 보건의료자원의 개념에 대하여 이해한다.
2. 보건의료 인력, 시설, 장비의 종류를 설명할 수 있다.
3. 일차보건의료에 대하여 이해한다.

3.1 보건의료의 이해

1 보건과 관련된 여러 개념

가. 의료, 보건, 보건의료의 개념

의학(Medicine), 의료(Medical Care), 보건(Health), 보건의료(Health Care) 등의 개념에 대한 구별은 필요하다. 그러나 실제로 이를 엄격히 구별하여 사용하는 경우는 별로 흔하지 않다.

① 의학(Medicine)

㉠ 의학지식 또는 임상의학을 지칭하는 것으로 학문적인 측면을 강조한다. 즉, 의학이란 국가가 제도적으로 인정하고 있는 교육적이고 학문적인 측면을 배경으로 한다.

㉡ 의학에는 동양의학과 서양의학의 두 가지가 있다.

② 의료(Medical Care)

㉠ 의료인에 의해 시술되고 있는 행위와 제도를 말하는 것으로 의학이 실제로 시행되고 있는 자체를 의미한다.

㉡ **의료의 3요소** : 의학, 개인 또는 사회, 적용(시행)

③ 보건(Health)

보건이라 함은 주로 질병예방과 관련된 행위와 제도를 말한다.

④ 보건의료(Health Care)

㉠ 보건의료는 보건과 의료를 포함하는 종합적인 개념으로 질병을 예방하고 치료하기 위한 각종 활동과 제도를 지칭한다.

㉡ 보건의료는 매우 포괄적인 개념으로 기초 및 임상의 의학적 지식뿐만 아니라 주변의 사회적 조직, 국민들의 의식과 행태 등을 함께 고려하지 않으면 안 된다.

나. 의학, 의료, 보건, 보건의료의 구별

① '의학 < 의료 < 보건 < 보건의료'의 순차적 개념 정립이 된다고 본다.

② 그러나 의료와 보건의료를 자주 혼용하여 사용하는 것이 현실이고 구태여 구별하여 사용할 필요는 없다는 견해가 많다.

③ 의료는 보건의료의 부분집합(Subset)으로 간주되고 있다.

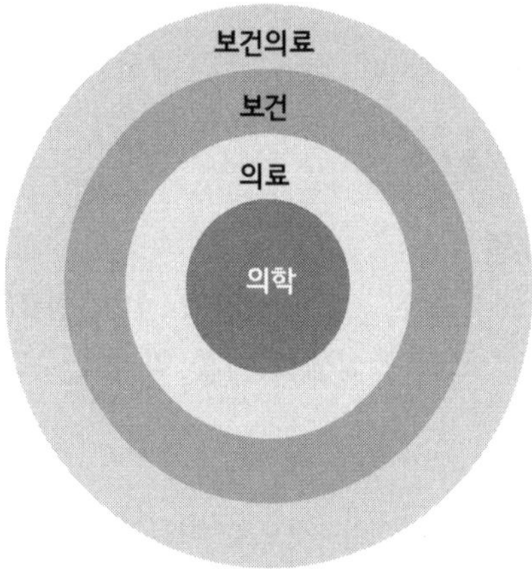

◉ 의학, 의료, 보건, 보건의료의 포함관계

다. 보건의료기본법상 관련용어(보건의료기본법 제3조)

① 보건의료 : 국민의 건강을 보호·증진하기 위하여 국가·지방자치단체·보건의료기관 또는 보건의료인 등이 행하는 모든 활동

② 보건의료서비스 : 국민의 건강을 보호·증진하기 위하여 보건의료인이 행하는 모든 활용

③ 보건의료인 : 보건의료 관계 법령에서 정하는 바에 따라 자격·면허 등을 취득하거나 보건의료서비스에 종사하는 것이 허용된 자

④ 보건의료기관 : 보건의료인이 공중 또는 특정 다수인을 위하여 보건의료서비스를 행하는 보건기관, 의료기관, 약국, 그 밖에 대통령령으로 정하는 기관

⑤ 공공보건의료기관 : 국가·지방자치단체, 그 밖의 공공단체가 설립·운영하는 보건의료기관

⑥ 보긴의료정보 : 보건의료와 관련한 지식 또는 부호·숫자·문자·음성·음향·영상 등으로 표현된 모든 종류의 자료

라. 의료법상 관련용어

① 의료인 : 보건복지부장관의 면허를 받은 의사·치과의사·한의사·조산사 및 간호사(의료법 제2조 제1항)

② 의료기관 : 의료인이 공중 또는 특정 다수인을 위하여 의료·조산의 업을 하는 곳으로 의료기관의 종류는 의원급 의료기관(의원·치과의원·한의원), 조산원, 병원급 의료기관(종합병원·병원·치과병원·한방병원·요양병원)으로 나눈다(의료법 제3조).

2 공중보건학의 정의

가. 윈슬로운(C. A. Winslow)의 정의

조직적인 지역사회의 노력에 의하여

① 환경위생 관리

② 감염병 관리

③ 개인위생에 관한 보건교육

④ 질병의 조기발견과 예방적 치료가 가능한 의료 및 간호서비스의 조직화(체계화)

⑤ 모든 사람들이 자기의 건강을 유지하는 데 적합한 생활수준을 보장받도록 사회제도(사회적 기전)를 발전시킴으로써 질병을 예방하고, 수명을 연장하여, 신체적·정신적 효율을 증진시키는 기술과 과학이라고 하였다.

나. 예방의학과 공중보건학의 비교

예방의학과 (공중)보건학은 동의어로 사용되기는 하지만, (공중)보건학이 질병의 배경이 되는 사회적 요인에 중점을 두고 이를 제거하는 데 초점을 두고 있는 데 반해, 예방의학은 질병예방을 목적으로 하며, 치료의학에 대응하는 용어로 사용된다.

구분	예방의학	공중보건학
목적	질병의 예방, 수명의 연장, 육체적·정신적 건강과 능률의 향상	
대상 및 단위	개인, 가족	지역사회
내용	질병의 예방, 건강증진	불건강의 원인이 되는 사회적 요인 제거, 집단건강의 향상 도모
책임소재	개인, 가족	공공조직
진단방법	임상적 진단	지역사회의 보건통계자료
문제해결	진료와 투약	공중보건학의 정의보건관리와 봉사

다. 앤더슨(Anderson)의 공중보건행정 수단(공중보건 사업수행의 3대 요소)

① 보건행정(보건서비스에 의한 봉사행정) : 시대적 변화에 다른 다양한 보건문제를 해결할 제도나 장치를 개발하고 보건관계법규를 집행하는 보건행정이 없으면 성공적인 보건사업은 불가능하다.

② 보건교육(교육에 의한 조장행정) : 가장 효과적인 공중보건사업의 접근방법이다(비용이 저렴하고, 파급효과가 크다).

③ 보건관계법규(법규에 의한 통제행정) : 후진국에서는 강력한 통제를 통한 보건법규가 효과적이다.

라. 애슈턴(Ashton)과 세이머(Seymour)의 공중보건 4단계

① 제1차 단계 : 19세기 중반으로 급격한 산업화와 도시화로 인해 야기된 많은 보건문제를 대처하는 단계이다.

② 제2차 단계 : 1870년대 이후로 보건당국의 관심이 개인에 집중되어 개인위생이나 예방접종이 중요시된 단계이다.

③ 제3차 단계

㉠ 새로운 의약품의 개발로 의학이 눈부시게 진보하여 감염성 질환이 급격하게 감소하기 시작한 단계로 치료의학의 전성기라 할 수 있다.

㉡ 선진국들은 1940~1950년대를 거치면서 대규모로 발생하던 감염병을 생활환경의 개선과 예방보건기술의 발달로 극복하자 공공보건서비스의 중요성을 간과하였다.

④ 제4차 단계(신공중보건 단계, The New Public Health)

㉠ 1970년 이후 치료의학의 기본전제가 도전을 받기 시작하였다. 인구구조가 노령화되면서 상병구조가 만성병 중심으로 전환되자 의료서비스의 효율적인 제공만으로는 국민의료비의 증가를 제대로 관리할 수 없음을 깨닫기 시작하였다.

㉡ 특히 만성질병은 발병원인을 모르기 때문에 완치도 어려워 병의원에서의 관리는 의료비의 부담만 가중시킨다는 사실을 인식하고 새로운 관리방법의 필요성을 절감하게 되었고, 또한 만성질병은 생활습관과 관련이 있다는 사실을 인식하여 생활습관을 개선시키는 노력이 강조되었다.

㉢ 1990년대 들어 선진국들은 국민의료비를 획기적으로 줄일 수 있는 방안은 의료서비스의 효율적인 생산에 있는 것이 아니라 질병발생을 근본적으로 줄이는 예방보건서비스의 확충에 있음은 인식하게 되었다.

㉣ 애슈턴(Ashton)과 세이머(Seymour)는 이 시기를 신공중보건 단계라고 하였다.

㉤ 신공중보건에서는 보건문제를 개인적인 문제라기보다는 사회적인 문제로 보았다.

㉥ **보건행정의 4가지 고려요소** : 보건의료서비스의 제공, 라이프 스타일 또는 행동요인, 환경공해, 생체적 요인 등

마. WHO의 '2000년을 향한 만인의 건강을 위한 세계전략'

세계보건기구는 1981년에 '2000년을 향한 만인의 건강을 위한 세계전략(Global Stratcgy of Health for All by the Year 2000)'을 수립하였는데, 이것은 다음과 같은 세부 추진사항을 통해 건강한 사회를 만들자는 전략을 말한다.

① 자조(Self-care)

② 보건의료서비스와 관련 서비스(교육, 사회복지 등)의 통합

③ 건강증진과 예방의학, 치료 및 재활의 통합

④ 소회집단의 욕구충족　　⑤ 지역사회 참여 등

3 신공중보건사업

1 신공중보건사업의 전개

가. 세계보건기구는 1986년 캐나다 오타와(Ottawa) 총회에서 건강증진을 공중보건사업의 하나로 하는 신공중보건사업(The New Public Health)을 각국이 받아들일 것을 권고하였다.

나. 선진국들은 1990년대 의료개혁의 주요 과제의 하나로 건강증진을 포함하는 신공중보건사업을 전개하였다.

다. 종전의 공중보건사업은 주로 집단을 대상으로 역학적 접근(Epidemiological Approach)에 치중한 반면, 신공중보건사업에서 건강증진은 개인을 대상으로 형태적 접근(Behavioral Approach)에 치중하고 있다.

2 각국의 신공중보건사업 현황

가. 미국

'Healthy People 2000', 'Healthy People 2010', 'Healthy People 2020'을 발간하여 건강증진사업을 강력히 추진하고 있다.

① 'Healthy People 2000'에서의 건강증진분야는 건강증진, 건강보호, 예방서비스로 나뉜다.

② 'Healthy People 2010'의 건강목표는 첫째로 건강하고 질적인 삶, 즉 건강수명을 연장하는 것, 둘째로 건강불평등을 제거하는 것이다.

③ 'Healthy People 2020'은 기본적으로 Lalonde가 제시한 건강결정모형을 토대로 'Healthy People 2010'에서 제시한 모형을 발전시켰다.

㉠ 개인의 타고난 특성(연령, 성, 종족, 유전적 요인), 개인의 행동, 개인의 사회적 자본(사회, 가족, 지역사회 네트워크, 생활 및 작업환경), 광범위한 사회 · 경제 · 문화 · 건강 · 환경적 조건을 열거하였다.

㉡ 이러한 건강결정요인은 다양한 개입(정책, 프로그램, 정보)을 통하여 건강산출물을 생성하며, 결과는 평가되고 모니터링 되어 지속적이며 순환한다.

나. 캐나다

보건사업을 'Health Canada'라는 명칭하에 건강증진중심의 공중보건사업을 전개하였고, Lalonde보고서(1974)에 의거 건강결정요인을 생물학적 측면, 환경(물리적 · 사회적), 생활습관, 보건의료조직으로 구분하여 건강정책에 반영하였다.

다. 일본

1988년부터 '건강가꾸기 사업'이라는 이름하에 건강증진사업을 추진하여 왔으며, 최근에는 '건강일본21'에서는 21세기 모든 국민들이 보다 건강하고 행복한 생활을 영위하기 위하여 첫째로 조기사망의 예방, 둘째로 건강수명의 증가라는 목표를 설정하였다.

라. 호주

'Australia's Health 2008'에서 건강결정요인과 중재 및 자원의 상호작용에 의하여 건강이 결정된다는 개념적 틀에 근거하여 세부전략을 추진하였다.

마. 우리나라

1995년 「국민건강증진법」을 제정하여 건강증진기금을 조성하고 1998년부터 건강증진사업을 전개하였고, 국민건강증진종합계획을 실시하고 있다.

① 2002년 제1차 계획(2002~2005) 수립 → Health Plan 2010
② 2005년 제2차 계획(2006~2010) 수립 → Health Plan 2010
③ 2010년 제3차 계획(2011~2015) 수립 → Health Plan 2020
④ 2015년 제4차 계획(2016~2020) 수립 → Health Plan 2020
⑤ 2020년 제5차 계획(2021~2030) 수립 → Health Plan 2030

바. 그 외에도 뉴질랜드 영국, 아일랜드 등 대부분의 서구 국가들은 건강증진을 새로운 공중보건사업으로 추진하고 있다.

3 u-Health(u-Healthcare) 활성화사업

가. u-Health(ubiquitous Health)

u-Health는 네트워크 또는 휴대용 진단센서를 통해 환자의 건강정보를 실시간으로 모니터링하고, 해당 데이터를 활용하여 '언제, 어디서나' 원격진료 및 건강관리 서비스를 제공하는 의료환경을 말한다. 즉, 정보통신과 보건의료를 연결하여 언제 어디서나 예방, 진단, 치료, 사후관리의 보건의료서비스를 제공하는 것을 의미한다.

나. 사업목적

첨단 IT기술을 활용하여 의료접근성 및 편의성을 높이고 의료서비스 전달체계를 효율화

① 의료취약지역에 대한 원격의료서비스 제공으로 의료불평등 해소
② 성장잠재력이 높은 의료서비스에 첨단 IT기술을 융합하여 고부가가치 미래 신성장동력산업으로 육성

다. 사업내용

① u-Health 활성화 종합계획 수립(2008)

② 국가적 차원의 중장기 비전 및 단계적 실천계획(Action Plan) 수립

③ 보건복지부 주관으로 범부처 차원의 'u-Health 활성화 협의체'를 구성(2008.7~2012)하여 정책개발 및 지원기능 강화, 행정자치부, 문화체육관광부, 산업통상자원부, 국토교통부, 식품의약품안전처 참여

라. 활용가능성이 높고 연구 중인 u-Health 서비스

활용가능성이 높은 서비스는 보건의료기관과 이용자 간의 연결을 통한 원격의료 및 건강관리 서비스 영역이며, 이는 가정과 이동공간에서 이루어지는 서비스로 분류될 수 있다.

① 가정에서의 u-Health는 네트워크 인프라와 곳곳에 센서가 내장된 디지털 홈이 구축되어 각종 센서를 통해 사용자의 건강상태가 서비스 제공사업자에게 전달되면 각종 처방과 도움이 되는 운동방법 및 식이요법 등이 환자 또는 사용자에게 제공되는 서비스를 말한다.

② 이동공간에서의 u-Health는 심전도, 혈당치 등 건강상태를 수시로 체크할 수 있는 센서가 부착된 초소형 컴퓨터를 휴대하거나 의류 등에 부착하여 주기적으로 건강관련 정보를 전송하고, 측정센서를 부착한 사람의 건강에 이상이 감지되면 휴대폰이나 PDA 등에 입력되어 가장 가까운 의료기관에 자동으로 통보되어 필요한 조치를 받는 서비스를 말한다.

마. u-Health 활성화의 필요성

① 고령화에 따른 국민의료비(보건의료비) 증가에 대비 → 비용절감의 필요성

② u-Health 산업의 높은 성장가능성 및 일자리 창출효과

③ **의료산업의 효율화를 통한 의료비용의 절감** : 병원을 찾는 대신 원격의료를 이용하면 건강보험지출 절감, 본인부담금 절감, 교통비 절감 등의 편익이 발생한다.

④ **의료서비스의 지역 간 격차 해소 및 서민복지 향상** : 의료행위에 대한 장애요소였던 지리적 한계를 극복하여 농어촌 및 도시·산간지역에도 양질의 의료서비스가 제공되어 지역 간 격차 해소 및 서민복지 향상에 기여할 수 있다.

바. 외국의 u-Health 추진사례

Telehealth(미국), Ambient Assisted Living(EU), Telecare(영국), u-Japan(일본), iN2015(싱가포르)

<출처> 지경용, 「유비쿼터스 시대의 보건의료」, 2005

핵심포인트

u-Health의 의의
1. **공간적 확대** : 의료기관인 내 → 노인요양기관, 가정, 직장, 이동공간
2. **시간적 확대** : 특정 시간 → 24시간, 질병발생 전
3. **소비자의 확대** : 환자 → 일반고객
4. **공급자의 확대** : 의사, 병원 → 가정간호기관, 건강관리회사, 통신기업
5. **서비스의 다양화** : 질병치료 → 예방서비스, 건강증진, 맞춤치료

4 신공중보건사업에서의 건강증진사업

가. 생활습관 개선

영양개선(영양과잉 및 실조), 운동, 휴식 및 정신안정, 금연, 절주

나. 건강지원환경 조성

식품안전, 산업장안전, 학교안전, 주거안전, 지역사회안전, 지역사회 건강생활환경 조성

다. 질병예방

만성질병 예방, 장애 예방, 구강질환 예방, 감염병 예방과 통제, 여행관련 질병 통제 및 예방(신종질환 등), 조기검진

5 MPOWER

세계보건기구가 국가금연사업 평가도구로 제시한 MPOWER의 각 지표에 관한 측정 내용은 다음과 같다.

① Monitor : 흡연 예방을 위한 정책이 있는가?
② Protect : 금연구역 지정과 관련된 자세한 정책이 만련되어 있는가?
③ Offer : 금연보조책(무료상담전화, 니코틴 대체요법 등)을 제공하고 있는가?
④ Warn : 담뱃갑에 경고 라벨을 부착했는가?
⑤ Enforce : 담배와 관련된 스폰서를 받지 못하도록 법으로 정해져 있는가?
⑥ Raise : 담뱃값은 어떤 세금으로 구성되어 있는가?

<출처> 전국대학보건관리학교육협의회, 「보건프로그램 개발 및 평가」, 한미의학, 2011, p.211~214

4 양질의 보건의료(적정의료)

1 보건의료의 목표 : 양질의 보건의료

가. 보건의료 소비과정에서 보건의료 소비자가 만족할 정도로 여러 측면에서 일정한 조건을 갖춘 형태의 보건의료를 양질의 보건의료(Good Medical Care)라 한다.

나. 보건의료의 측면에서 국가나 사회가 국민들에게 제공하고자 하는 최고의 목표는 완전한 건강이라 할 수 있지만, 이러한 건강을 모든 국민에게 보장하는 것은 객관적으로 불가능하기 때문에 어느 나라나 양질의 보건의료서비스를 제공하는 것을 국가의 정책목표로 삼고 있다.

다. 따라서 양질의 보건의료서비스의 평가기준은 상대적이며, 그 시대의 사회, 문화, 전문 의료지식 및 기술의 발전 정도에 따라 구체적인 내용이 결정된다.

2 리와 존스의 양질의 보건의료 요건

Lee와 Jones(Lee & Jones, 1930)는 바람직한 보건의료, 즉 양질의 보건의료의 요건(조건)으로 다음과 같이 8가지를 제시하였다.

가. 의과학(Medicine and Science)에 근거한 합리적인 의료

① 보건의료는 반드시 객관적이고 과학적인 의료를 기초로 한다.

② 동서양에 따라 무엇이 과학적이고 합리적 의료인지는 약간의 견해 차이를 보일 수 있겠으나, 근본적으로 양질의 보건의료는 누구나가 인정할 수 있는 객관적인 근거를 기초로 한 현대의료임을 기본적인 전제로 한다.

나. 예방의료

① 발병 후 치료에 들어가는 직·간접비용이 적지 않고, 건강한 본래의 상태로 되돌아간다는 보장이 없으므로 양질의 보건의료를 위해서는 예방의료가 필수적이다.

② 예방의 범위

㉠ 일반적 건강증진(Health Promotion)

㉡ 특수예방조치(Specific Protection)

㉢ 조기진단 및 신속한 치료(Early Diagnosis and Prompt Treatment)

㉣ 중증화, 사망 및 폐질의 방지(Limitation of Disability)

㉤ 사회복귀(Rehabilitation)

다. 의사와 환자 간의 긴밀한 협조

① 양질의 보건의료가 되려면 보건의료서비스는 처음부터 끝까지 의사와 환자 간의 인간적인 접촉과 긴밀한 협조를 통해 이루어져야 한다.

② 양질의 보건의료가 되려면 의사의 일방적인 서비스 제공이 아니라 환자가 적극적으로 참여하는 공동생산의 개념이 도입되어야 한다.

라. 전인적인 진료

① 전인적 진료란 환자에 대한 국소적 진료와 일과성 치료가 아니라 환자의 모든 측면, 즉 생활환경과 모든 신체적 · 정신적 측면을 진료의 대상으로 해야 한다는 것을 뜻한다.

② 현대의 과학적이고 기술지향적인 의료가 발달될수록 의료는 더욱 단편화되어 가고 있으나, 양질의 보건의료가 되기 위해서는 전인적 진료가 이루어져야 한다.

마. 의사와 환자 간의 지속적이고 긴밀한 인간관계의 유지

질병이 발생한 후나 건강할 때를 구별하지 않고 환자에 대한 전체적인 책임을 지기 위해서는 의사와 환자 간의 지속적이고 긴밀한 인간관계의 유지가 필수적이다.

바. 사회복지사업과의 긴밀한 연계

① 보건의료는 치료, 예방, 재활, 건강증진의 개념과 인간의 출생시부터 사망할 때까지의 생애개념이 포괄적으로 포함되어 있고, 또한 건강 · 질병 · 사망에 이르는 생명현상의 변화를 지속적으로 관찰해야 한다.

② 질병과 또 다른 장애가 있는 진단, 예컨대 노인, 정신지체아 등에 대한 보호는 보건의료서비스의 제공뿐만 아니라 사회복지사업과의 긴밀한 연계가 필요하다.

사. 다양한 보건의료서비스의 협조

① 질병의 예방과 치료라고 하는 목적을 달성하기 위해서 보건의료서비스는 팀워크가 필요하다.

② 현대 의료는 단순히 의사 혼자만의 진료에 의해서는 소기의 목적을 달성할 수 없고, 올바른 진단과 치료를 위해서는 의사를 보완해 주는 다양한 보건의료서비스가 수반되어야 하며 이들에 대한 조정기능 역시 중요하다.

③ 특히 종래의 보건의료가 개체성과 독립성이 강한 것이었으나, 의료의 내용이 치료에서 예방, 재활 및 건강증진으로 점차 확대됨에 따라 다양한 보건의료서비스가 상호 협조하에 제공되어야만 양질의 보건의료가 될 수 있다.

아. 필요충족에 요구되는 모든 보건의료서비스의 제공

① 보건의료의 과잉과 과소는 여러 측면에서 문제점이 많은데, 과잉진료는 경제적 비효율성을, 과소진료는 치료의 비효율성을 야기시킨다.

② 따라서 양질의 보건의료가 되려면 환자에 꼭 필요한 서비스가 제공되어야 한다. 즉, 환자치료에 필요한 모든 필수적 서비스가 제한 없이 제공되어야 한다.

3 마이어스의 양질의 보건의료서비스 요건

마이어스(MYERS)는 양질의 보건의료의 요건(조건)으로 다음의 4가지를 제시하였다.

가. 접근의 용이성(Accessibility)

① 의료욕구가 있다 하더라도 경제적, 지리적, 사회 · 문화적 장벽 등 여러 가지 제약 때문에 의료서비스를 이용하지 못하면 양질의 보건의료라고 할 수 없다.

② 양질의 보건의료가 되려면 보건의료 수요자가 보건의료 공급자 및 보건의료 공급기관에 쉽게 접근할 수 있어야 한다.

③ 보건의료서비스는 제때에 치료를 받을 수 있도록 하여야 하고, 또한 건강증진과 예방, 치료, 재활 등의 종합적이고 포괄적인 서비스 제공(Comprehensive, Integrated Service)과 양적 충분성(Quantitative Adequacy)이 보장되어야 한다.

④ 양적 충분성을 확보하기 위해서는 보건의료서비스의 수요에 대한 정확한 추정이 전제되어야 한다. 즉, 인구동태, 사회 · 경제적 여러 특성, 보건의료의 인적 · 물적 자원현황 등에 관한 자료의 수집과 평가가 선행되어야 한다.

나. 보건의료의 질(Quality)

① 질적으로 우수한 보건의료는 전문적 능력(Professional Competence), 개인적 수용성(Personal Acceptability), 질적 적절성(Qualitative Adequacy)과 같은 요소들을 가져야 한다.

② 양질의 보건의료가 되려면 의료공급자들의 전문적인 기술 · 지식이 높아야 하고, 보건의료수요자들이 보건의료를 받아들일 수 있는 수준의 의료서비스가 이루어져야 한다. 즉, 보건의료의 최저수준(최소수준)이 보장되어야 한다.

③ 질적 보건의료의 구성요건으로는 크게 의학적 적정성(Optimal Care in Medicine)과 사회적 적정성(Optimal Care in Society)을 들 수 있다.

㉠ **의학적 적정성** : 지식과 기술에 대한 의료제공자의 전문적 능력(Professional Competence)을 의미한다. 이러한 전문적 능력과 숙련을 갖추어야만 진료의 내용이 객관적이고 일반화되어 환자의 개인적 수용성이 제고된다.

ⓛ 사회적 적정성 : 국가나 사회의 최소수준을 보장하는 것으로 일정수준의 질을 보장하기 위해서 사회적 통제기전이 마련되어야 한다. 그러나 질적 타당성을 확보하기 위해서는 보건의료 제공자의 자발적인 노력이 출발점이 되어야 하며 행정기관의 일방적인 규제가 우선되어서는 안 된다.

다. 의료서비스의 계속성(Continuity), 지속성

① **전인적 보건의료의 제공** : 환자에게 단편적인 국부적 치료를 제공하는 것이 아니라 전 인간적인 존재로 파악하고 종합적인 건강증진을 위해 힘써야 한다.
② **보건의료의 연속성** : 진료체계 및 후송체계의 구축을 통하여 각 의료기간 간의 연계성과 체계성이 확보됨으로써 환자치료의 시스템화가 달성될 수 있다.
③ **보건의료서비스 간의 상호조정** : 서비스의 중복과 과잉투자를 막아야 하고, 의원과 병원, 병원과 종합병원, 의료기관과 보건기관, 일반병원과 특수병원 간의 관계에 대한 구조적·기능적 상호조정이 필요하다. 특히 자유방임적 보건의료체제를 가지고 있는 국가일수록 어느 정도의 기획과 행정적 제재를 통한 서비스 간의 조정이 요구된다.

라. 보건의료의 효율성(Efficiency)

① 보건의료에 있어서의 효율성이란 치료과정에 최소의 자원을 투입하여 건강을 빨리 회복시키는 것을 의미한다. 보건의료의 효율성이 확보되기 위해서는 형평성 있는 재원조달, 보수의 적정석성, 효율적인 관리 등의 조건이 갖추어져야 한다.
② 질병예방과 치교가 적절한 시기에 이루어져야 하고, 보건의료공급자에게 충분하고 적절한 수준의 보상이 이루어져야 한다.
③ 효율적 관리(Efficiency Administration), 즉 인력관리, 자재관리, 서비스의 지역 간 적절한 조정관리 등이 효율적으로 이루어져야 한다.

4 바람직한 보건의료가 갖추어양 할 특성(미국의학한림원)

미국의학한림원(Institute of Medicine)이 제시한 바람직한 보건의료가 갖추어야 할 특성은 다음 6가지이다.

가. 효과성(Effectiveness)

① 예방서비스, 진단적 검사 또는 치료와 같은 어떠한 개입조치가 다른 대안들에 비하여 더 나은 결과를 가져올 것인지의 여부에 대하여 체계적으로 수집한 근거를 바탕으로 의료를 제공하는 것을 의미한다.

② 효능(Efficacy)은 이상적 상황에서 보건의료 제공을 통하여 나타나는 결과를, 효과(Effect)는 통상적 환경에서 보건의료 제공을 통하여 나타나는 결과를 뜻하는 것으로 구별하기도 한다.
③ 최근 활발하게 논의되고 있는 근거중심 접근법(Evidence-based Approach)에서 효능 또는 효과의 중요성을 강조하고 있다.

나. 안전성(Safety)

보건의료는 이용자를 위험하게 하거나 손상을 일으키지 않아야 한다는 것을 의미한다.

다. 환자중심성(Patient-centeredness)

① 환자 개개인의 선호, 필요 및 가치를 존중하고 그에 반응하는 방식으로 보건의료가 제공되고, 환자의 가치에 따라 모든 임상적 결정이 이루어지도록 하는 것을 말한다.
② 소비자중심주의가 확대됨에 따라 환자가 단순한 진료 대상자가 아니라는 환자중심성이 중요한 가치로 인식되고 있다.
③ 환자중심적인 진료에는 ㉠ 환자의 가치, 선호 및 가시화된 필요에 대한 존중, ㉡ 진료의 조정 및 통합, ㉢ 정보, 의사소통 및 교육, ㉣ 신체적 안락함, ㉤ 정서적 지지, ㉥ 가족과 친지의 참여 등이 있다.

라. 적시성(Timeliness)

① 바람직한 보건의료를 제공하기 위해서는 대기시간을 단축하고 제공자와 이용자 모두에게 불필요한 보건의료 제공의 지연을 감소시켜야 한다는 것을 말한다.
② 급성심근경색증, 뇌졸중 등과 같이 적시에 적절한 개입조치를 취하지 않으면 생명에 심각한 위협이 되는 질환들에서는 적시성이 특히 더 중요하다.

마. 효율성(Efficiency)

① 보건의료 제공에 자원, 시간 등의 단위투입요소당 산출량이 높아야 한다는 것을 뜻한다.
② 최근 보건의료비용이 급격하게 증가하면서 비용절감과 같이 제한된 자원을 효율적으로 사용하기 위한 노력이 다각도에서 진행되고 있다.

바. 형평성(Equity)

① 형평성은 통상적으로 공정성 또는 정의와 같은 뜻으로 사용되고 있으며, 형평성을 벗어난 상태를 불형평(inequity) 또는 격차(disparity)라고 한다.

② 불형평은 윤리적 판단에 근거한다는 점에서, 관찰 결과에 근거하여 판단하는 불평등(inequality)가 개념적으로 구분된다.

③ 세계보건기구는 형평성을 "사회적, 경제적, 인구학적 또는 지리적으로 정의한 집단들 또는 하위집단들 사이에 피하거나 교정할 수 없는 체계적인 차이가 없는 것"으로 정의하고 있다. 보건의료제공이 공정하게 되려면, 개인에게 부여된 특성에 따라 보건의료 제공에 차별이 없어야 된다.

3.2 보건의료자원

1 보건의료자원의 개념 및 분류

가. 의료자원의 개념

보건의료자원이란 국민에게 보건의료서비스를 제공하기 위하여 필요한 모든 자원이라 할 수 있다.

나. 보건의료자원의 분류

보건의료자원을 물적 자원, 인적 자원, 지적 자원으로 나누는데, 이를 구체적으로 나열하면 다음과 같다.

① 인적 자원 : 보건의료인력

② 물적 자원 : 보건의료시설 및 보건의료장비

③ 지적 자원 : 보건의료정보 및 보건의료기술(지식)

2 보건의료자원의 문제점 및 개발·육성

가. 우리나라 보건의료자원의 문제점

① 보건의료자원이 공공부문보다는 민간부문에 집중되어 있다.

② 우리나라의 급성기 병상수(인구1천명당, 2007년 기준) 7.1개로 OECD국가 평균 3.8개 중 일본을 제외하고는 가장 많은 편이며 대부분의 OECD국가의 급성기병상수는 감소추세에 있으나 우리나라는 증가추세에 있다. 반면, 값비싼 급성기병상에 비하여 저렴한 장기요양병상은 부족한 실정이다.

③ 급성기병상을 갖추기 위해서는 기본적으로 고가의 진단기와 응급실, 중환자실 등 필요한 시설 및 장비가 많이 소요된다. 또한 일정한 수 이상의 의료인력도 필요하다. 따라서 필요 이상으로 급성기병상이 많으면 국민의료비가 늘어나게

된다.

④ 보건의료자원의 수급불균형을 단적으로 말해주는 것이 우리나라 전문의의 과잉 공급 현상이다. 의사수 대비 전문의수는 85.6%(2024년 2분기 기준)를 차지하고 있으며, 활동의사 중 전문의 비율은 이보다 높은 실정이다. 또한 특정 인기과목에 편중되는 불균형현상도 문제가 되고 있다.

⑤ 고가의료장비가 지속적으로 증가하는 추세에 있으며, 의료기관이 주로 도시지역에 집중되어 있다.

<출처> 문상식 · 최만규, 「보건행정학」, 보문각, 2010, p.120

나. 보건의료자원의 육성과 개발의 의의

① 보건의료자원의 육성과 개발은 그 수요예측의 어려움과 그 육성에 있어서 장기간의 소요로 매우 어렵다.

② 과다한 공급이나 수요의 부족은 다른 자원에 비하여 그 파급효과가 크다

③ 바람직하게 보건의료자원을 육성 · 개발하려면 수요와 공급을 정확하게 추정하고 그에 따라 보건의료자원을 개발 · 육성하여야 할 것이다.

다. 보건의료자원의 구성 원리(who, 보건의료자원의 육성과 개발의 요건)

보건의료자원의 개발 정도를 평가할 때 사용되는 주요 구성원리에는 양적 공급의 충분성, 질적 수준의 적절성, 분표의 형평성, 적합성, 기획성(계획성), 통합성 등이 있다. 이들 구성원리들의 중요성에 대한 우선순위는 국가와 사회, 또는 시대에 따라 다양하게 나타날 수 있다.

① 양적 공급의 충분성 : 필요한 보건의료서비스 제공에 요구되는 자원의 공급에 관한 것으로 흔히 인구당 자원의 양으로 표시한다. 예컨대, 인구 10만명당 의사수 200명, 인구 1000명당 의사수 2명, 의사 1인당 담당인구 650명 등으로 표시한다.

② 질적 수준의 적절성 : 보건의료인력의 주요 기능수행 능력과 지식수준(기술수준), 그리고 시설의 규모와 적정 시설구비 정도, 효과적인 보건의료 제공방법 등을 뜻한다. 이는 보건의료자원이 나타낼 수 있는 효능에 대한 문제로서 질적 수준의 적절성은 의료의 질 관리와 일맥상통한다.

③ 분포의 형평성 : 보건의료자원의 적절한 배치에 관한 문제로서, 자원의 지리적, 직종 간, 전문과목별, 시설 간 분포가 편중되지 않고 주민들의 필요에 따라 적절하게 배치되어야 한다.

④ 효율성 : 개발된 보건의료 자원으로 얼마만큼의 보건의료서비스를 산출해 내느냐의 문제이다. 예컨대, 의원급의 CT 도입, 가벼운 감기치료를 위한 종합병원 설립 등은 효율성 측면에서 바람직하지 않다.

⑤ 적합성 : 여러 보건의료자원의 복합적 집합체로서 공급된 보건의료서비스가 주민들의 필요에 얼마나 적합한가를 나타낸다.
⑥ 기획성(계획성) : 미래에 필요한 보건의료자원의 종류와 양을 얼마나 체계적이고 정확하게 예측하고 기획하느냐의 문제이다. 즉, 보건의료자원의 개발이 얼마나 체계적으로 계획, 실행 관리되었는지 평가한다.
⑦ 통합성 : 보건의료자원의 개발의 3대 요소인 계획, 양성, 관리 등이 보건의료서비스 개발과 얼마나 통합적으로 이루어지는가의 문제이다. 보건의료서비스는 건강과 질병에 대한 통합적이고 총체적인 접근을 필요로 한다. 따라서 보건의료자원의 개발 역시 이러한 총체적이고 통합적 관점에서 접근하여야 한다.

3 보건의료인력

가. 보건의료인 정의(보건의료기본법 제3조 제3호)

"보건의료 관계 법령에서 정하는 바에 따라 자격·면허 등을 취득하거나 보건의료서비스에 종사하는 것이 허용된 자"를 보건의료인이라고 규정하였다.

나. 보건의료인력의 분류(의료법 제2조에 규정)

① 「의료법」에 의한 의료인 : 의사, 치과의사, 한의사, 간호사, 조산사
㉠ 정의 : 보건복지부장관의 면허를 받은 의사·치과의사·한의사·조산사 및 간호사
㉡ 사명 : 종별에 따라 그 임무를 수행하여 국민보건 향상을 이루고 국민의 건강한 생활 확보에 이바지할 사명을 가진다.
- **의사** : 의료와 보건지도를 임무로 한다.
- **치과의사** : 치과의료와 구강 보건지도를 임무로 한다.
- **한의사** : 한방의료와 한방 보건지도를 임무로 한다.
- **조산사** : 조산과 임부·해산부·산용부 및 신생아에 대한 보건과 양호지도를 임무로 한다.
- **간호사**

㉮ 환자의 간호요구에 대한 관찰, 자료수집, 간호판단 및 요양을 위한 간호
㉯ 의사, 치과의사, 한의사의 지도하에 시행하는 진료의 보조
㉰ 간호 요구자에 대한 교육·상담 및 건강증진을 위한 활동의 기획과 수행, 그 밖의 대통령령으로 정하는 보건활동
㉱ 간호조무사가 수행하는 ㉮부터 ㉰까지의 업무보조에 대한 지도

> 간호사의 보건활동(의료법 시행령 제2조)
> ① 「농어촌 등 보건의료를 위한 특별조치법」에 따라 보건진료원으로서 하는 보건활동
> ② 「모자보건법」에 따른 모자보건요원으로서 행하는 모자보건 및 가족계획활동
> ③ 「결핵예방법」에 따라 결핵관리요원으로 하는 보건활동
> ④ 그 밖의 법령에 따라 간호사의 보건활동으로 정한 업무

② 의료기사의 종별(의료기사 등에 관한 법률 제2조) : 임상병리사, 방사선사, 물리치료사, 작업치료사, 치과기공사, 치과위생사
③ 보건의료정보관리사, 안경사(의료기사 등에 관한 법률 제3조)
④ 「약사법」에 의한 약사 및 한약사
⑤ 「의료법」에 의한 간호조무사
⑥ 「응급의료에 관한 법률」에 의한 응급구조사
⑦ 「의료법」에 의한 의료유사업자 : 접골사, 침사, 구사
⑧ 「의료법」에 의한 한지의료인 : 한지의사, 한지치과의사, 한지한의사
⑨ 「의료법」에 의한 안마사

다. 보건의료인력의 면허취득과 자격인정

① 보건복지부장관의 면허취득 : 의사, 치과의사, 한의사, 조산사, 간호사(이상 의료법), 임상병리사, 방사선사, 물리치료사, 작업치료사, 치과기공사, 치과위생사, 안경사, 보건의료정보관리사(이상 의료기사 등에 관한 법률), 약사(약사법), 위생사
② 자격인정 : 전문의, 치과의사전문의, 한의사전문의, 전문간호사, 간호조무사, 안마사, 응급구조사

보건복지부장관의 자격인정	시 · 도지사의 자격인정
전문의 · 치과의사전문의 · 한의사전문의(이상 의료법 제77조), 전문간호사(의료법 제78조), 응급구조사(응급의료에 관한 법률 제36조), 보건교육사	간호조무사(의료법 제80조), 안마사(의료법 제82조)

③ 전문의가 전체 의사에서 차지하는 비율이 점차 높아지고 전문의의 개업이 보편화됨에 따라 의료자원의 낭비 및 국민의료비의 급등 등 의료자원의 효율적인 활용이라는 측면에서 많은 문제점이 제기되고 있다.
④ 전문간호사는 전문간호 분야의 전문교육과정을 통하여 특수한 지식과 기술을 습득한 후 법적으로 인정받은 자로서 「보건, 정신, 마취, 가정, 감염관리, 산업, 응급, 노인, 중환자, 호스피스, 종양, 아동, 임상」 등 13개 분야로 나뉜다.

◈ **의료인의 결격사유 정리(법 제8조)**

결격사유(○)	결격사유(×)
• 정신질환자(조울증, 정신병, 인격장애, 알코올 및 약물중독 기타 비정신적 정신장애자) • 마약(필로폰) · 대마 · 향정신성의약품 중독자 • 피성년후견인(정신적 제약으로 사무처리능력 지속적 결여자+성년후견개시심판) • 피한정후견인(정신적 제약으로 사무처리능력 부족자+한정후견개시심판) • 금고 이상의 형을 선고받고 그 형의 집행이 종료되지 아니하였거나 집행을 받지 아니하기로 확정되지 아니한 자(의료관련법령)	• 전문의가 의료인으로서 적합하다고 인정하는 정신질환자(예외) • 파산선고를 받고 복권되지 않은 자 • 정신적 제약으로 사무처리능력 지속적 결여자 • 피특정후견인(일시적 후원 또는 특정사무 후원이 필요한 자+특정후견심판) • 미성년자, 청소년 • 벌금형을 선고받은 자, 기소 중인 자 • 뇌성마비장애자, 신체장애자 • 지체부자유자, 농자 · 아자 · 맹자

라. 보건의료인력의 수급예측의 한계

① 보건의료인력에 대한 정확한 수급계획이 어렵다.
② 보건의료인력 수급계획의 이원화 : 보건복지부(인력계획 수립)와 교육부(인력 양성)의 견해 차이
③ 긴 안목의 보건의료인력 양성 내용과 목표에서의 한계가 있다.
④ 수요측정과 추정이 어렵다.
⑤ 보건의료인력 양성의 장기성과 고비용성에 의한 한계가 있다.
⑥ 의료기술의 고도화로 인한 한계
⑦ 보건의료인이나 보건의료인단체 간의 이해관계로 인한 알력 다툼
⑧ 보건의료인단체의 압력단체화와 권력화 : 로비, 단체행동

4 보건의료시설

1 보건의료기관의 종류

가. 「의료법」에 의한 의료기관

의원급 의료기관(의원 · 치과의원 · 안의원), 조산원, 병원급 의료기관(종합병원 · 병원 · 치과병원 · 한방병원 · 요양병원)으로 나눈다.

나. 공공보건의료기관

① 「지역보건법」에 따른 보건의료원, 보건소, 보건지소, 건강생활지원센터
② 「농어촌 등 보건의료를 위한 특별조치법」에 따른 보건진료소

다. 「약사법」에 의한 약국

2 의료법에 의한 의료기관

가. 의료기관(의료법 제3조) - 9종류

① 이 법에서 "의료기관"이란 의료인이 공중(公衆) 또는 특정 다수인을 위하여 의료·조산의 업(이하 "의료업"이라 한다)을 하는 곳을 말한다.

② 의료기관은 다음과 같이 구분한다.

㉠ **의원급 의료기관** : 의사, 치과의사 또는 한의사가 주로 외래환자를 대상으로 각각 그 의료행위를 하는 의료기관으로서 그 종류는 의원, 치과의원, 한의원으로 구분한다.

㉡ **조산원** : 조산사가 조산과 임부·해산부·산욕부 및 신생아를 대상으로 보건활동과 교육·상담을 하는 의료기관을 말한다.

㉢ **병원급 의료기관** : 의사, 치과의사 또는 한의사가 주로 입원환자를 대상으로 의료행위를 하는 의료기관이다.

(그 종류는 병원, 치과병원, 요양병원(「정신보건법」 제3조 제3호에 따른 정신의료기관 중 정신병원, 「장애인복지법」 제58조 제1항 제2호에 따른 의료재화시설로서 「의료법」 제3조의2의 요건을 갖춘 의료기관을 포함한다. 이하 같다.)

③ 보건복지부장관은 보건의료정책에 필요하다고 인정하는 경우에는 제2항 제1호부터 제3호까지의 규정에 따른 의료기관의 종류별 표준업무를 정하여 고시할 수 있다.

나. 병원 등(의료법 제3조의2)

병원·치과병원·한방병원 및 요양병원(이하"병원 등"이라 한다)은 30개 이상의 병상(병원·한방병원만 해당한다) 또는 요양병상(요양병원만 해당하며, 장기입원이 필요한 환자를 대상으로 의료행위를 하기 위하여 설치한 병상을 말한다)을 갖추어야 한다.

다. 종합병원(의료법 제3조의3)

① 종합병원은 다음 각 호의 요건을 갖추어야 한다.

1. 100개 이상의 병상을 갖출 것
2. 100병상 이상 300병상 이하인 경우에는 내과·외과·소아청소년과·산부인과 중 3개 진료과목, 영사의학과, 마취통증의학과와 진단검사의학과 또는 병리과를 포함한 7개 이상의 진료과목을 갖추고 각 진료과목마다 전속하는 전문의를

둘 것

3. 300병상을 초과하는 경우에는 내과, 외과, 소아청소년과, 산부인과, 영상의학과, 마취통증의학과, 진단검사의학과 또는 병리과, 정신건강의학과 및 치과를 포함한 9개 이상의 진료과목을 갖추고 각 진료과목마다 전속하는 전문의를 둘 것

② 종합병원은 제1항 제2호 또는 제3호에 따른 진료과목(이하 이 항에서 "필수진료과목"이라 한다) 외에 필요하면 추가로 진료과목을 설치·운영할 수 있다. 이 경우 필수진료과목 외에 진료과목에 대하여는 해당 의료기관에 전속하지 아니한 전문의를 둘 수 있다.

3 병원 지정

가. 상급종합병원 지정(의료법 제3조의4)

① 보건복지부장관은 다음 요건을 갖춘 종합병원 중에서 중증질환에 대하여 난이도가 높은 의료행위를 전문적으로 하는 종합병원을 상급종합병원으로 지정할 수 있다.

1. 보건복지부령으로 정하는 20개 이상의 진료과목을 갖추고 각 진료과목마다 전속하는 전문의를 둘 것
2. 제77조 제1항에 따라 전문의가 되려는 자를 수련시키는 기관일 것
3. 보건복지부령으로 정하는 인력·시설·장비 등을 갖출 것
4. 질병군별 환자구성 비율이 보건복지부령으로 정하는 기준에 해당할 것

② 보건복지부장관은 제1항에 따른 지정을 하는 경우 제1항 각 호의 사항 및 전문성 등에 대하여 평가를 실시하여야 한다.

③ 보건복지부장관은 제1항에 따라 상급종합병원으로 지정받은 종합병원에 대하여 3년마다 제2항에 따른 평가를 실시하여 재지정하거나 지정을 취소할 수 있다.

④ 보건복지부장관은 제2항 및 제3항에 따른 평가업무를 관계 전문기관 또는 단체에 위탁할 수 있다.

⑤ 상급종합병원 지정·재지정의 기준·절차 및 평가업무의 위탁 절차 등에 관하여 필요한 사항은 보건복지부령으로 정한다.

나. 전문병원 지정(의료법 제3조의5)

① 보건복지부장관은 병원급 의료기관 중에서 특정 진료과목이나 특정 질환 등에 대하여 난이도가 높은 의료행위를 하는 병원을 전문병원으로 지정할 수 있다.

② 제1항에 따른 전문병원은 다음 각 호의 요건을 갖추어야 한다.

1. 특정 질환별·진료과목별 환자의 구성비율 등이 보건복지부령으로 정하는 기준에 해당할 것
2. 보건복지부령으로 정하는 수 이상의 진료과목을 갖추고 각 진료과목마다 전속

하는 전문의를 둘 것

③ 보건복지부장관은 제1항에 따라 전문병원으로 지정하는 경우 제2항 각 호의 사항 및 진료의 난이도 등에 대하여 평가를 실시하여야 한다.

④ 보건복지부장관은 제1항에 따라 전문병원으로 지정받은 의료기관에 대하여 3년마다 제3항에 따른 평가를 실시하여 전문병원으로 재지정할 수 있다.

⑤ 보건복지부장관은 제1항 또는 제4항에 따라 지정받거나 재지정받은 전문병원이 다음 각 호의 어느 하나에 해당하는 경우에는 그 지정 또는 재지정을 취소할 수 있다. 다만, 제1호에 해당하는 경우에는 그 지정 또는 재지정을 취소하여야 한다.

1. 거짓이나 그 밖의 부정한 방법으로 지정 또는 재지정을 받은 경우
2. 지정 또는 재지정의 취소를 원하는 경우
3. 제4항에 따른 평가 결과 제2항 각 호의 요건을 갖추지 못한 것으로 확인된 경우

⑥ 보건복지부장관은 제3항 및 제4항에 따른 평가업무를 관계 전문기관 또는 단체에 위탁할 수 있다.

⑦ 전문병원 지정 · 재지정의 기준 · 절차 및 평가업무의 위탁 절차 등에 관하여 필요한 사항은 보건복지부령(전문병원의 지정 및 평가 등에 관한 규칙)으로 정한다.

4 의료기관의 개설

의료기관의 개설(의료법 제33조)

① 의료인은 이 법에 따른 의료기관을 개설하지 아니하고는 의료업을 할 수 없으며, 다음 각 호의 어느 하나에 해당하는 경우 외에는 그 의료기관 내에서 의료업을 하여야 한다.

1. 「응급의료에 관한 법률」 제2조 제1호에 따른 응급환자를 진료하는 경우
2. 환자나 환자보호자의 요청에 따라 진료하는 경우
3. 국가나 지방자치단체의 장이 공익상 필요하다고 인정하여 요청하는 경우
4. 보건복지부령으로 정하는 바에 따라 가정간호를 하는 경우
5. 그 밖에 이 법 또는 다른 법령으로 특별히 정한 경우나 환자가 있는 현장에서 진료를 하여야 하는 부득이한 사유가 있는 경우

② 다음 각 호의 어느 하나에 해당하는 자가 아니면 의료기관을 개설할 수 없다. 이 경우 의사는 종합병원 · 병원 · 요양병원 또는 의원을, 치과의사는 치과병원 또는 치과의원을, 한의사는 한방병원 · 요양병원 또는 한의원을, 조산사는 조산원만을 개설할 수 있다.

1. 의사, 치가의사, 한의사 또는 조산사
2. 국가나 지방자치단체
3. 의료업을 목적으로 설립된 법인(이하 "의료법인"이라 한다)
4. 「민법」이나 특별법에 따라 설립된 비영리법인

5. 「공공기관의 운영에 관한 법률」에 따른 준정부기관, 「지방의료원의 설립 및 운에에 관한 법률」에 따른 지방의료원, 「한국보훈복지의료공단법」에 따른 한국보훈복지의료공단

③ 제2항에 따라 의원 · 치과의원 · 한의원 또는 조산원을 개설하려는 자는 보건복지부령으로 정하는 바에 따라 시장 · 군수 · 구청장에게 신호하여야 한다.

④ 제2항에 따라 종합병원 · 병원 · 치과병원 · 한방병원 또는 요양병원을 개설하려면 보건복지부령으로 정하는 바에 따라 시 · 도지사의 허가를 받아야 한다. 이 경우 시 · 도지사는 개설하려는 의료기관이 제36조에 따른 시설기준에 맞지 아니하는 경우에는 개설허가를 할 수 없다.

⑤ 제3항과 제4항에 따라 개설된 의료기관이 개설 장소를 이전하거나 개설에 관한 신고 또는 허가사항 중 보건복지부령으로 정하는 중요사항을 변경하려는 때에도 제3항 또는 제4항과 같다.

⑥ 조산원을 개설하려는 자는 반드시 지도의사(指導醫師)를 정하여야 한다.

⑦ 다음 각 호의 어느 하나에 대당하는 경우에는 의료기관을 개설할 수 없다.

⑧ 제2항 제1호의 의료인은 하나의 의료기관만 개설할 수 있다. 다만, 2 이상의 의료인 면허를 소지한 자가 의원급 의료기관을 개설하려는 경우에는 하나의 장소에 한하여 면허 종별에 따른 의료기관을 함께 개설할 수 있다.

5 보건의료시설의 특성과 문제점

가. 보건의료시설의 특성

① 막대한 투자비용 : 투자회수율이 높지가 않다.

② 시설의 경직성 : 건립 후에 확장 · 변경 · 수정이 어렵고, 비용이 많이 든다.

③ 의료인력 분포에 직접적인 영향

④ 주민의 의료이용과 의료이용행태를 결정하는 주요 요인

⑤ 의료시설 간의 연계성

⑥ 고가의 설비

⑦ 비역사회의 봉사기관

나. 보건의료시설의 문제점

① 양적 팽창이 민간자본에 의해 주도

㉠ 민간에 대한 의존도가 지나쳐 국가정책 수립과 집행에 있어 제한점으로 작용

㉡ 최근에는 기업형 병원증가와 의료기관의 대형화가 가속화됨에 따라 의료기관 간의 경쟁이 심화되고 경쟁석 우위를 점하기 위한 시설의 고급화와 고가장비에 대한 투자가 국민의료의 증가가 우려되나 정책적 수단 미비

② 시설과 인력에 대한 지역 간 불균형 : 의료기관수의 절대적 증가와 취약지에 대한 공공보건조직이 확충으로 접근도가 많이 향상되었으나 아직도 시설과 인력에 대한 지역 간의 불균형이 존재

③ 보건의료시설 간 명확한 역할설정과 기능의 분담이 약하다. 투자의 중복과 자원의 낭비 초래
④ 달라진 의료수요의 변화에 부응하기 위하여 의료공급체계의 기반을 재구축할 시점, 만성병관리, 노인의료수요의 증가, 건강증진 등
⑤ 보건의료 시설이 급속한 약적 성장은 접근도라는 기본적인 정책과제를 해소하였으나, 질과 효율성 측면에서 많은 문제점을 초래

5 보건의료장비

가. 의료장비의 정의와 분류

① 정의 : 질병의 진단 · 치료 · 처치 · 경감 그리고 질병예방 목적으로 사용되는 기계나 기구를 의미한다.
② 분류 : 의료장비를 생체계측 및 감시장치, 진단 및 치료장치, 인공장치 및 보조장치, 의료정보시스템, 재료 및 분석기 등으로 나눌 수 있다.

나. 의료장비 선정의 기본조건

① 운용상의 조건 : 운용의 난이도와 설치환경을 고려해야 한다.
② 관리적인 조건 : 수리의 용이성이 우선 고려되어야 한다.
③ 경제성이 조건 : 구입비용, 가동비용, 수명, 처리능력(성능) 등이 고려되어야 한다.
④ 기술적인 조건 : 최신예기술, 정확도, 신뢰도, 기능향상의 가능성, 다른 장비와의 접속가능성 등이 높아야 한다.

다. 의료장비의 관리체계

① 관리를 외부에 위탁하는 경우 : 외부 전문업체와 용역계약을 하여 의료장비의 수리가 필요할 때마다 수리업체에 수리를 의뢰하는 방법이다. 자체 부서를 둘 필요가 없으나, 경비가 많이 들고 시간이 많이 소요된다.
② 자체 관리하는 경우 : 의료기관 자체 내에 일정한 부서를 두고 의료장비를 수리 · 관리하는 방법이다. 체계적인 관리를 할 수 있고 신속한 수리로 장비의 고장시간을 최대한 단축시킬 수 있다.

라. 의료장비의 특성

① 크게 요구되는 안전성과 정확성
② 다품종 소량생산(제품의 다양성)

③ 고도의 기술성
④ 조작의 복잡한 기술과 지식의 요구성
⑤ 장비 간이 연계성이 필요
⑥ 유지관리의 고비용

마. 고가장비 도입의 이유

① 의료기관의 고가장비 구입경쟁의 격화
② 비급여항목이기 때문
③ 자유방임형의료체계
④ WTO체제 이후 수입규제의 곤란

6 보건의료정보

가. 보건의료정보의 개념

보건의료와 관련된 지식 또는 부호 · 숫자 · 문자 · 음성 · 음향 및 영상 등으로 표현된 모든 종류의 자료를 말한다(보건의료기본법 제3조 제6호).

나. 국가보건의료정보체계의 3대 영역

국가단위에서 관리 가능한 진료정보의 공유를 위해서 국가보건의료정보체계를 구축할 필요가 있는데, 병원단위의 전자의무기록(EMR)에 대비해 전자보건기록(EHR) 체계로 불리기도 한다.

국가단위 보건의료정보체계 구축에서 중요한 3대 영역으로 개인건강 영역과 공중보건 영역 그리고 의료서비스 공급자 영역을 설정하고 있다.

① **개인건강 영역** : 개인의 복지 및 보건의료와 관련된 의사결정을 지원하고 개인적 보건의료 사항이나 비임상적 정보에 대한 지원을 목표로 한다.
② **공중보건 영역** : 인구집단이 건강 영향요소와 위해요소, 건강평가, 보건교육, 관리체계 연구 등이 주요 목표 사업이다.
③ **의료서비스 공급자 영역** : 환자의 진료정보 제공, 임상연구, 전문가 의사결정 지원, 근거중심 지침 등을 제공하는 것을 핵심으로 한다.

3.3 일차보건의료

1 일차보건의료(PHC ; Primary Health Care)의 대두배경

가. 많은 인구가 적절한 의료혜택을 받지 못하므로 건강한 사람과 건강을 누리지 못하는 사람이 차이가 점차 증가하여 인간의 기본권이 보장받지 못함

나. 지역 간·국가 간 의료자원의 불균형

보건의료자원이 사회적·경제적·지역적으로 불균등하게 배치

다. 의사나 병원중심의 의료

의료인력의 전문화, 고가장비의 설치 등으로 의료비용의 부담은 더욱 커져 소득 간·계층 간 의료이용의 격차 발생

라. 치료중심의 의료

국가의료재정이 악화 및 인류 건강증진 곤란으로 포괄적 의료의 필요

2 일차보건의료의 개념과 내용

가. 개념(1978년 WHO의 알마아타 선언)

① 일차보건의료는 지역사회와 국가의 모든 발전단계에서 자조(self-reliance)와 자율(self-determination)의 정신으로 지역사회와 국가가 감당할 수 있는 비용으로, 지역사회의 개인과 가족이 보편적으로 접근하고 받아들일 수 있는 실용적이고 과학적이며 건전한 방법과 기술에 기반을 둔 필수적 보건의료를 말한다.

② 일차보건의료는 단순한 일차의료(Primary Medical Care)만을 의미하는 것이 아니라 개인, 가족 및 지역사회를 위한 건강증진, 예방, 치료 및 재활 등의 서비스가 통합된 포괄적 보건의료(Comprehensive Health Care)를 의미하는 것으로, 일차보건의료는 지역사회의 공동적인 노력이 요구되는 보건의료의 기본적인 초기단계라고 할 수 있다.

나. 일차보건의료의 연혁

① 1977년 제30차 WHA(World Health Assembly ; 세계보건총회)에서 "2000년까지 모든 인류의 건강수준을 사회적·경제적으로 생산적인 삶이 가능한 수준까지 끌어올리자"라는 의제 채택

② 1978년 9월 6~12일에 걸친 구 소련 알마아타(카자흐스탄의 수도)에서 WHO와 UNICEF가 공동으로 개최한 일차보건의료에 대한 국제회의(International Conference on Primary Health Care)에서 "Health for All by the Yea 2000"이라는 슬로건을 보건목표로 선언

③ 1983년 세계보건기구(WHO) 사무총장 말러(Dr. H. Mahler)는 전 인류의 건강을 실현하는 열쇠는 일차보건의료의 성공적 실현에 있고, 일차보건의료의 성공적 실현의 열쇠는 보건인력 확보에 있다고 하였다.

다. 일차보건의료의 내용

① 만연한 보건의료문제에 대한 교육과 그 문제의 예방과 관리
② 식량의 공급과 균형잡힌 식사, 영양개선사업
③ 안전한 먹을 물의 제공과 기본위생관리
④ 가족계획을 포함한 모자보건사업
⑤ 주요 감염병에 대한 면역수준 증강(예방접종사업)
⑥ 지방 풍토병 예방과 관리사업
⑦ 흔한 질병과 상해에 대한 적절한 치료(통상 질병의 일상적 치료사업)
⑧ 필수 의약품 공급
⑨ 정신보건의 증진 또는 심진장애자의 사회학적 의료

참고하기

일차보건의료의 중요성(문상식)

일차보건의료로 해결될 수 있는 일차적인 건강문제는 현재 인구가 가지고 있는 건강문제의 80%이상이며, 한 인간이 살아가는 동안 발생하는 건강문제의 80% 이상이라는 것이다.
따라서 일차적인 보건문제는 조기에 적절한 진료를 받아 치료를 하거나 그 문제의 원인을 지역사회의 공동노력으로 대처할 때, 그 일차적인 건강문제가 쉽게 해결되어 이차적인 중증의 문제로까지 진전되지 않게 된다.
결과적으로 지역사회 주민의 건강유지와 증진은 물론 의료비의 절감을 가져올 수 있도록 지역사회가 적극적으로 참여하여 보건문제를 해결하는 것이 일차보건의료의 철학적 근본원리이다. 그러므로 일차보건의료사업만 성공하면 저렴한 가격으로, 쉽게 이용가능하고 받아들일 수 있는 방법으로, 지역사회의 적극적인 참여로 국민의 건강문제 중 80% 이상이 해결되어 국민의 건강관리에 대한 자립력을 조장하게 된다는 것이다(지역사회간호학회, 1992 ; 김광호 등, 1998). 이와 같은 일차보건의료는 기존의 전통적인 기본의료와 많은 차이를 보이고 있는데 이를 정리하면 다음과 같다.

구분	전통적인 기본의료	일차보건의료
대상	환자	지역사회
접근법	질병중심, 질병치료, 치료중심접근, 임상중심접근법	건강유지, 건강증진, 예방, 치료, 재활의 통합접근법, 원인추구적 접근법
관계	제공자와 소비자 관계	동반자관계
팀개념	팀개념 희박	팀접근법
협조	의료인력 간의 협조	부문간 협조
개발	의료기술 개발, 의약품 개발	인간개발, 사회경제개발, 지역사회개발
목표	질병의 치유, 건강의 회복	개인 및 지역사회의 잠재력 개발, 문제해결능력의 함양
주체	의료전문직	지역사회주민

<출처> 문상식 · 최만규, 「보건행정학」, 보문각, 2013, p.452

3 일차보건의료의 핵심적 특성(WHO)

1978년 WHO는 "일차보건의료(Primary Medical Care)는 지역사회의 개인, 가족이 일반적으로 쉽게 이용할 수 있으며 지역사회 주민들이 받아들일 수 있는 사업방법으로 지역사회의 적극적인 참여에 의해서 그들이 지불능력에 맞는 보건의료수가로 제공되는 필수적인 보건의료이다. 또한 국가의 핵심 보건사업 조직과 그 지역사회의 전반적인 사회 · 경제개발이 구성요소이다."라고 정의하였다.

가. 접근성(Accessibility)

개개인이나 가족 단위의 모든 주민이 쉽게 이용할 수 있어야 한다. 지역적 · 지리적 · 경제적 · 사회적으로 지역주민이 이용하는 데 차별이 있어서는 안 된다. 특히 국가의 보건의료활동은 소외된 지역 없이 오지지역까지 전달될 수 있어야 하며, 이러한 오지지역이 일차보건의료활동의 핵심이 되어야 한다.

나. 수용가능성(Acceptability)

지역사회가 쉽게 받아들일 수 있는 방법으로 사업을 제공하여야 한다. 즉, 사업은 과학적 방법으로 주민이 수용할 수 있는 건강문제 해결을 위한 접근을 해야 한다.

다. 주민참여(Availability 또는 Participation)

지역사회의 적극적인 참여를 통해 이루어져야 한다. 일차보건의료는 국가의 보건의료 체계상 핵심으로 지역사회개발정책의 일환으로 이를 위해서는 지역 내의 보건의료발전을 위한 지역주민의 참여는 일차보건의료의 핵심전략이 되었다. 이를 위해서 지방분권화된 보건의료체계 속에서 일차보건의료 도입이 바람직하다.

라. 지불부담능력(Affordzbility)

지역사회의 지불능력에 맞는 보건의료수가로 제공되어야 한다. 이는 국가나 지역사회가 재정적으로 부담이 가능한 방법으로 지역사회 내에서 이루어지는 것이 바람직하다.

마. 포괄성(Comprehensiveness)

기본적인 건강관리서비스는 모든 사람에게 필요한 서비스를 제공해야 한다.

바. 유용성(Availability)

지역주민들에게 꼭 필요하고 유용한 서비스이여야 한다.

사. 지속성(Continuity)

기본적인 건강상태를 유지하기에 필요한 서비스를 지속적으로 제공할 수 있어야 한다.

아. 상호협조성(Coordination)

관련 부서가 서로 협조하여 의뢰체계를 구축하여야 한다.

자. 균등성(Equality)

누구나 어떤 여건이든지 필요한 만큼의 서비스를 똑같이 받을 수 있어야 한다.

4 일차보건의료의 접근방법

가. 질병예방에 중점을 둔다

일차보건의료의 범위가 질병예방, 건강증진, 치료 및 재활의 포괄적인 보건의료서비스를 포함하고 있으나 대상주민의 질병예방과 건강증진을 위한 서비스제공이 무엇보다 중요하며, 이것이 사업의 중심이 되어야 한다.

나. 적절한 기술과 인력을 사용한다

일차보건의료(일차수준)의 문제해결에 필요한 기술을 가진 인력이 활용되어야 한다.

다. 쉽게 이용 가능해야 한다

지역적 · 지리적 · 경제적 · 사회적 차별 등으로 인해 일차보건의료를 이용하는 데 차별이 있어서는 안 된다.

라. 지역사회가 쉽게 받아들일 수 있는 방법으로 사업이 제공되어야 한다

지역사회의 주민들이 편안하게 받아들일 수 있는 건강문제 해결접근방법을 일차보건의료에서 연구하여 사업방법으로 활용해야 한다.

마. 지역사회의 적극적인 참여가 이루어져야 한다 - 가장 중요하며 핵심적인 요소

일차보건의료를 제공하는 사람과 지역사회가 대등한 관계로 일차보건의료사업의 동업자가 되어야 한다. 전통적으로 시행해 오던 보건의료는 보건의료전문가가 능동적이고, 지역사회 주민들은 수동적이었다. 그러나 일차보건의료사업은 지역사회가 적극적으로 참여하여 사업요구 파악, 계획, 수행, 평가가 이루어져야 한다. 이러한 지역사회참여는 일차보건의료사업에서 가장 중요하며 핵심적인 요소이다.

바. 건강을 위해 관련분야의 상호협력이 이루어져야 한다

일차보건의료는 보건의료 분야뿐만 아니라 농업, 축산, 식품, 공업, 교육, 주거, 공공업무, 통신 등과 같은 다양한 부야와 관련되어 있다. 따라서 각 분야에 대한 종합적인 접근전략과 분야 간 협력이 요구된다.

사. 지역사회 지불능력에 맞는 보건의료수가로 사업이 제공되어야 한다

경제적으로 부담을 느끼지 않는 범위에서 의료수가를 결정해야 하며, 이 결정은 지역사회에서 이루어져야 한다.

아. 자조, 자립정신을 바탕으로 한다

주민 스스로가 문제를 파악하고 그 문제를 해결할 수 있도록 능력을 배양시켜 주어야 하고, 보건의료전문가들은 옆에서 도와주는 것이지 그들 자신의 문제를 대신해서 해결해 주어서는 안 된다.

자. 지역사회 특성에 맞는 보건상업을 추진하고, 지역사회 개발에도 역점을 두어야 한다.

5 일차보건의료와 일차의료의 비교

구분	일차보건의료	일차의료
유래	1978년 WHO/UNCEF	1965년 슬리버와 포드(Sliver & Ford)
본질	① 비영리목적, 공공에 의해 이루어짐 ② 서비스수준은 지역사회에 의해 정해짐 ③ 비용지불과 관계없이 전반적으로 이용 ④ 대다수에 대한 예방서비스가 초점 ⑤ 수혜자 중심	① 영리목적, 민간에 의해 이루어짐 ② 치료 · 회복에 초점 ③ 제한된 예방서비스 ④ 2 · 3차 서비스를 위한 관문역할 ⑤ 자원배분이나 3차, 고기술의료에 초점
지역사회의 참여	① 동반자관계로서 참여함 ② 전문가역할 : 촉진자, 의뢰자, 자원촉매자 ③ 수혜자 중심	① 지역사회를 힘의 중개인으로 규정 ② 전문가역할 : 제공자, 권위자, 팀리더 ③ 제공자 중심
필수적 영역	① 흔한 건강문제 교육 ② 음식의 공급증진 ③ 안전한 물에 대한 공급 ④ 적절한 영양 ⑤ 환경위생 ⑥ 모자보건 ⑦ 풍토병의 예방과 관리 ⑧ 정시건강의 증진 등	① 일차적인 보건의료서비스 ② 병원서비스 ③ 응급치료 ④ 외래에서의 전문서비스 ⑤ 가정간호서비스 ⑥ 예방서비스 ⑦ 한교에서의 질병예방프로그램 ⑧ 재활 등

6 우리나라의 일차보건의료

가. 지역보건사업의 출발점

1969년 선교사인 시블리(John. R. Sibley) 박사가 거제도에서 지역사회개발보건원을 만들고 지역사회보건사업을 시작하였다.

나. 1975년 12월 31일로 「한국보건개발원법」이 제정되었다.

다. 1976~1980년 한국보건개발연구원을 설립하여 강원도 홍천군, 전북 옥구군, 경북 군위군을 내상으로 5년간 시빔사업을 실시하였고, 보건소 및 보건지소에는 공중보건의를 배치하고, 면 이하 단위에는 보건진료원을 배치하였다.

보건지소에 공중보건의사가 배치된 해는 1979년이다. 즉, 1978년 12월 「국민보건의료를 위한 특별조치법」의 제정으로, 1979년에 의사 300명, 치과의사 304명이 최초로 공중보건이사로 농어촌에 배치되었다.

라. 1980년 12월 31일자로 「농어촌 등 보건의료를 위한 특별조치법」이 공포되어 이 법에 의해 보건소, 보건지소, 보건진료소(보건진료원, 마을건강원)로 이어지는 일차보건의료체계가 확립되었다.

7 우리나라 일차보건의료의 과제

가. 평등과 책임성 있는 참여에 기초하여 모든 주민을 포괄해야 한다.

나. 보건의료부문의 요소와 보건에 기여하는 관련활동을 벌이는 다른 부문의 요소를 포함해야 한다.

다. 지방수준의 일차보건의료 제공을 최우선순위로 지원해야 한다.

라. 주민들과 지역보건 의료인력 보수교육과 지도뿐만 아니라 지방수준에서 의뢰르 ㄹ 요하는 좀더 전문적인 보건의료 문제를 다루는 데 필요한 전문적이고 수준 높은 진료를 중간 수준에서 제공하여야 한다.

마. 중앙정부 수준에서는 기획과 관리능력, 정밀진단, 전문요원 교육, 중앙검사실 같은 서비스, 중앙의 수송 및 재정지원들을 제공한다.

바. 적절한 시기에 전체 체계에 걸쳐 단계 간 · 부문 간의 문제의뢰를 포함해 조정활동을 한다.

◈ 참고자료 _ [제5차('16년~'20년) 국민보건의료실태조사 결과 발표]

보건복지부는 2022. 7.15(금) 제5차('16년~'20년) 국민보건의료실태조사 결과를 발표하였다.

- (OECD국가와 비교) 우리나라의 인구 1,000명당 전체 병상수, 인구 100명당 MRI수, 입원환자 평균재원일수, 인구당 외래환자 수 모두 OECD국가 평균 대비 많은 수준임

- (기관수 추이) '20년, 보건의료기관 수는 총 96,742개소이며, 연평균('16년~'20년) 1.8%씩 지속적으로 증가하였음

< 종류별 보건의료기관 수 >

구 분	2016년 (개소)	2020년 (개소)	연평균 증감률(%)
전 체	**89,919**	**96,742**	**1.8**
상급종합	43	42	-0.6
종합병원	298	319	1.7
병 원	1,514	1,515	0.0
요양병원	1,428	1,582	2.6
의 원	30,292	33,115	2.3
치과병원	223	235	1.3
치과의원	17,023	18,261	1.8
조 산 원	28	18	-10.5
보 건 소	241	241	0.0
보건지소	1,316	1,317	0.0
보건진료소	1,905	1,903	0.0
보건의료원	15	15	0.0
한방병원	282	410	9.8
한 의 원	13,868	14,464	1.1
약 국	21,443	23,305	2.1

< 의료기관* 병상규모별 의료기관 수>

구 분		2016년 (개소)	2020년 (개소)	연평균 증감률(%)
전체		**33,575**	**36,573**	**2.2**
상급종합	-	43	42	-0.6
종합병원	500병상이상	54	54	0.0
	300~499병상	66	73	2.6
	100~299병상	178	192	1.9
병원	100병상이상	657	569	-3.5
	30~99병상	857	946	2.5
요양병원	300병상이상	122	139	3.3
	100~299병상	1,071	1,249	3.9
	30~99병상	235	194	-4.7
의원	병상있음	5,791	4,951	-3.8
	병상없음	24,501	28,164	3.5

* 의료기관 상급·종합병원, 병·의원, 요양병원 (치과 및 한방 병·의원 제외)

- (보건의료인력) '20년 기준, 면허등록자 수는 의사 129만 멍, 간호사 44민 명, 약사 7.만 명이며 이중 보건의료기관에서 활동하는 인력은 의사 10.7만명, 간호사 22.5만명, 약사 3.6만 명이며 연평균('16년~'20년) 의사는 2.3%, 간호사는 5.8%, 약사는 1.9%가 증가하였음

- (의료장비수) '20년 기준, 의료기관이 보유한 CT는 2,080대, MRI는 1,744대, PET는 186대이며, 인구 100만 명당 CT 40.1대, MRI 33.6대, PET 3.6대로 OECD 평균 CT 25.8대, MRI 17.0대, PET 2.4대와 비교하여 장비 보유량이 많은 수준

<출처: 보건복지부, 2022.07.15.발표>
https://eiec.kdi.re.kr/policy/materialView.do?num=228061

Chapter 4

보건행정의 개요

4
Chapter

보건행정의 개요

개요

이 장에서는 보건행정의 개념 및 범위와 특성에 대하여 개괄적으로 살펴본 후, 보건행정의 중요성, 보건행정이론, 보건행정의 연구분야에 대하여 학습하고 삼국시대, 고려시대, 조선시대, 일제강점기, 광복 이후의 우리나라 보건행정활동의 변천에 다하여 살펴본다.

학습목표

1. 보건행정의 범위 및 특성에 대하여 설명할 수 있다.
2. 보건행정의 운영원리 및 중요성을 설명할 수 있다.
3. 우리나라 보건의료사 변천과정 및 시대별 보건행정기구에 대하여 이해한다.

4.1 보건행정의 개요 및 전개과정

1 보건행정의 개요

가. 정의

① 공중보건의 목적을 달성하기 위하여 공중보건의 원리를 적용하여 행정조직을 통하여 행하는 일련의 과정이라고 할 수 있으며, 국가나 지방자치단체가 주도적으로 수행하는 국민의 건강을 위한 제반활동으로 간주된다. 따라서 보건행정은 보건과 관련된 제반 지식과 기술을 행정에서 요구되는 여러 가지 기법과 원칙들에 연결시켜 적용한다는 점에서 일반행정과 차별성을 보인다.

② 스밀리(W. G. Smillie)

㉠ 「보건행정」이라는 저서에서 "보건행정이란 공적 또는 사적 기관이 사회복지를 위하여 공중보건의 원리와 기법을 응용하는 것이다."라고 하였다.

㉡ 스밀리는 보건행정의 주체로 공공기관뿐만 아니라 사적 기관인 민간단체까지도 포함하는 넓은 의미의 보건행정 개념을 사용하고 있으며, 행정적인 측면보다는 공중보건의 기술적인 측면을 강조하고 있는 경향이 있다.

나. 보건행정학의 이론적 접근

① 행정학적 접근

② 행정법학적 접근

③ 보건학적 접근

다. 보건행정학의 내용

① 보건행정학의 의미와 역할 : 보건행정학의 의의와 그 기능을 제시하여 그 실용성을 고찰하는 것이 중요한 보건행정학의 내용이다.

② 보건행정의 역사적 고찰 : 보건과 보건행정의 역사적인 파악이 보건행정의 내용이다. 왜냐하면 과거의 사실을 배움으로써 미래의 보건문제에 어려움이 있을 경우 그 문제를 보다 더 용이하게 해결하기 위하여 역사적 고찰이 필요하다.

③ 현재 보건조직에 대한 연구 : 한 국가의 보건조직과 세계의 보건조직을 관찰하여 연구하는 것이 또한 보건행정학의 연구내용이다.

④ 보건정책과 기획에 관한 고찰 : 보건에 대한 정책과 기획이 효율적이고 시기적절하게 이루어지도록 이들에 대한 연구가 이루어져야 하는데, 이에 대한 것들이 보건행정학의 내용이다.

⑤ 보건행정에서의 경제문제 : 여러 가지 보건사업에는 자원의 투입과 그 투입으로

인한 산출을 국민적·국가적 효율성 측면에서 수리적으로 분석·평가하여 경제성을 찾아내는 방법이 필요하다. 이 방법을 추구하는 것이 보건행정학의 내용이다.

⑥ 보건사업의 관리(행정)에 대한 연구 : 보건사업에는 어떤 것들이 있으며 또한 보건사업이 어떻게 이루어져야 하는가에 관한 고찰이 보건행정학의 대상이다.

⑦ 보건 관련 법률과 제도론적 연구 : 보건에 관련되는 법률을 연구하여 그 법률의 의미, 즉 국민과 의료인 및 행정가의 책임과 의무를 파악하는 것이 보건행정학의 한 분야이다. 각국의 보건의료제도를 고찰하여 그들 국가가 취하고 있는 보건의료제도의 장·단점을 알고 적용하는 것이 또한 보건행정학의 한 분야이다.

4.2 보건행정의 범위

1 보건행정의 범위에 관한 일반론

① 보건행정의 개념 정의와 마찬가지로 보건행정의 범위 또한 일치점을 찾지 못하고 있다. 역사적 배경과 정치·경제적 특성에 따라 보건행정의 범위는 차이가 날 수밖에 없다.

② 보건행정이 공중보건에 관한 내용을 행정적으로 계획·조정·통제하는 일차 과정으로 볼 때, 보건행정이 범위에 포함되어야 할 사업으로는 보건교육, 보건통계, 보건간호, 학교보건, 산업보건, 모자보건, 구강보건, 감염병관리 및 역학, 정신보건, 보건검사, 환경위생, 식품위생, 영양개선, 성인병관리, 지역사회보건, 국제보건사업 등을 들 수 있다.

2 보건기구 및 학자별 보건행정의 범위

가. WHO(세계보건기구), 미국공중보건협회, 에머슨(Emerson)

WHO(세계보건기구)	미국공중보건협회	에머슨(Emerson)
㉠ 보건통계 수집·분석·보존	㉠ 보건통계 수집·분석·보존	㉠ 보건통계
㉡ 보건교육	㉡ 보건교육	㉡ 보건교육
㉢ 환경위생	㉢ 환경위생	㉢ 환경위생
㉣ 감염병관리	㉣ 개인보건사업	㉣ 감염병관리
㉤ 모자보건	㉤ 보건시설의 운영	㉤ 모자보건
㉥ 의료서비스 제공	㉥ 보건사업과 자원 간 조정	㉥ 만성병관리
㉦ 보건간호	㉦ 감독과 통제	㉦보건심사실 운영

나. 할론(Hanlon)

① 보건의료 관련기록의 수집 · 보존 · 분석 · 활용
② 개인과 지역사회에 대한 보건교육
③ 지역사회를 기반으로 실시되어야만 하는 활동
㉠ 구충
㉡ 환경오염통제
㉢ 지역사회의 식품, 상수, 우유 공급에 대한 감독
④ 질병, 불구, 미숙아 사망의 방지
㉠ 감염병
㉡ 영양부족과 과다
㉢ 정신질환
㉣ 알레르기성 증상과 그 원인물질
㉤ 악성종양
㉥ 급성 · 만성 비감염성 호흡기질환
㉦ 혈액순환계 질환
㉧ 신진대사 질환
㉨ 선천적 · 유전적 질환
㉩ 치아질환
㉪ 가정 · 교통 · 산업장 사고
㉫ 직업병
㉬ 모성, 성장, 발전과 관련된 모든 위험
㉭ 알코올 중독, 습관성 약물복용, 비행, 마약 중독, 자살 등과 같은 형태적 질환
⑤ 통합적 보건의료와 관련된 활동
㉠ 건강증진
㉡ 질병의 조기발견
㉢ 응급의료시스템 개발 및 구축
㉣ 보건의료 관련자에 대한 교육
⑥ 포괄적인 보건기획과 평가
⑦ 연구

3 보건행정의 특성

가. 공공성과 사회성

① 보건행정의 궁극적인 목표가 사회구성원의 질병예방과 건강증진이므로, 보건행정은 본질적으로 공공성과 사회성을 가질 수밖에 없다.

② 이로 인해 특별한 합리적인 이유 없이 특정 개인이나 집단에게 보건행정 서비스를 유리하게 제공하거나 서비스 제공의 부당한 거부 및 회피는 허용되지 않는다.

나. 봉사성

① 보건행정은 20세기에 들어와서 소극적인 질서행정과 규제행정에서 벗어나 사회정의에 입각한 적극적인 급부행정과 봉사행정으로 전환되었다.

② 이러한 봉사성으로 인해 보선행정은 국민의 보건의료 욕구, 즉 행징수요를 적절히 충족시켜 주어야 한다.

다. 조장성과 교육성

① 보건행정은 국민 스스로 질병예방과 건강증진을 위해 노력하도록 조장하는 조장행정이라 할 수 있다.

② 보건행정의 원활한 수행은 국민들의 자발적인 참여를 전제로 한다. 조장성과 교육성은 보건행정의 자율성과 지방분권성을 강조하는 말이다.

③ 보건행정의 일방적인 서비스 제공만으로는 소기의 목표인 국민의 질병예방과 건강증진을 달성하기 어렵다. 따라서 이러한 조장성과 교육성으로 인해 보건행정은 비권력적 행정작용이라고 말할 수 있다.

라. 과학성과 기술성

① 보건행정은 질병예방과 건강증진을 목표로 하고 있고, 이러한 목표를 달성하기 위해서는 건강을 위한 실천적이고 실제적인 기술을 필요로 하기 때문에, 보건행정은 본질적으로 과학성과 기술성을 지닌다.

② 과학행정인 동시에 기술행정인 보건행정은 국가의 발전 정도에 따라 상당한 차이가 있고, 보건행정이 성공하려면 무엇보다 보건행정요원의 전문적인 훈련과 기술이 요구된다.

◈ 보건행정의 속성

속성	의미
공공성 및 사회성	공공재인 보건의료서비스와 인구집단을 대상으로 활동
봉사성	본질적으로 서비스 행정
조장성 및 교육성	교육적 방법과 주민참여를 유도하는 조장 활동
과학성 및 기술성	자연과학적 지식과 기술을 기반으로 행정 수행

4.3 보건행정의 기본원리와 운영원리

1 보건행정의 기본원리

가. 사회국가의 원리

⑤ 질병과 빈곤은 더 이상 개인적인 문제가 아니라 사회의 안정을 위협하는 사회 전체의 문제라는 인식으로부터 현대 국가는 모든 국민에게 생활의 기본적 수요를 충족시켜 줌으로써 건강하고 문화적인 생활을 보장하는 것이 국가의 책무라고 하는 사회국가의 원리를 「헌법」에 규정하게 되었다.

⑥ 우리나라가 사회국가를 표방하고 있는 것은 아니나 사회적 기본권 또는 사회국가원리가 「헌법」에 나타나 있다.

⑦ 「헌법」 조항에 인간다운 생활을 할 권리와 개인과 기업의 경제상의 자유과 창의를 존중함을 기본으로 균형있는 국민경제성장과 적정한 소득의 분배를 유지하고 시장지배와 경제력의 남용방지를 명시하고 있다.

나. 법률적합성의 원칙

① 보건행정은 현대 법치국가의 원리에 따라 법률에 의한 행정이 되어야 한다.

② 그러나 법률적합성의 원칙도 무제한 인정되는 것은 아니고 신뢰보호 원칙과의 비교교량에 의해 제한을 받게 된다.

다. 평등의 원칙

① 보건행정서비스는 모든 국민에게 균형 있게 제공되어야 한다. 따라서 합리적인 이유없이 특정 개인이나 집단에게 유리한 급부활동이 제공되거나 보건의료서비스의 부당한 거부는 금지되어야 한다.

② 보건행정은 누구든지 성별, 종교 또는 사회적 신분에 의하여 정치적 · 경제적 ·

사회적 · 문화적 생활의 모든 영역에 있어서 차별을 받지 아니한다는 「헌법」 제 11조의 규정에 위반되지 않아야 하며, 또한 「헌법」 제10조의 모든 국민은 인간으로서의 존엄과 가치를 가지며 이를 위하여 국가는 국민의 기본적 인권을 최대한으로 보장할 의무를 진다는 규정에도 적합하여야 한다.

라. 과잉급부금지의 원칙

① 과도한 보건의료서비스의 제공은 납세자의 부담가중, 정부의 지나친 간섭, 정부재정 적자 등을 초래할 우려가 있다.

② 따라서 보건행정 역시 공익추구에 적절한 범위 내에서 이루어져야 한다.

마. 신의성실의 원칙과 신뢰보호의 원칙

① 신의성실의 원칙은 법률관계의 당사자는 상대방의 이익을 배려하여 형평에 어긋나거나 신뢰를 저버리는 내용 또는 방법으로 권리를 행사하거나 의무를 이행하여서는 아니 된다는 추상적 규범을 말한다. 보건의료서비스의 이용과 제공은 신의성실의 원칙에 근거하여야 한다.

② 신뢰보호의 원칙은 급부수단의 적법성, 계속성에 대한 급부 대상자들의 보호가치 있는 신뢰는 보호되어야 한다는 원칙을 말한다.

2 보건행정의 운영원리

가. 관리과정(Management Process)

① 관리는 미리 정해진 목표를 달성하기 위하여 인적 · 물적 자원을 활용하여 조직 내에서 행해지는 과정의 상호작용의 집합이라 할 수 있다.

② 관리의 특성 : 연속되는 과정이고, 각 과정은 상호 연관 작용을 하며, 동적 · 계속적 · 유동적이며 적응하는 속성을 지닌다.

나. 의사결정과정(Decision Making Process)

① 의사결정은 대안들 중에서 선택을 하는 과정으로, 동적이며 끊임없이 계속되는 중요한 과정이다.

② 순서 : 의사결정의 인식 → 문제의 정의 → 관련정보의 수집 → 대안의 해결책 개발 → 대안의 평가 → 최선의 대안 선택

다. 기획과정(Planning Process)

기획은 실행을 하기 전에 미리 어떻게 할 것인지를 계획하고, 미래를 예측하는 것이다.

라. 조직화과정(Organizing Process)

조직화과정은 공동의 목표를 달성하기 위해 업무를 분담하는 과정이다.

마. 수행과정(Executing Process)

행동을 실제로 실행하는 과정이다.

바. 통제과정(Controlling Process)

조직활동을 감시하는 것이고, 조직의 활동결과를 측정하는 기준을 결정하거나 이러한 기준을 수정 · 보완하는 활동을 포함한다.

3 보건행정의 분류

가. 일반보건행정(보건복지부 관장)

① 예방보건행정
② 모자보건행정
③ 의료보건행정

나. 학교보건행정(교육부 관장)

① 학교보건환경
② 학교급식

다. 산업보건행정(고용노동부 관장)

라. 환경보건행정(환경부 관장)

4 보건행정의 접근방법(보건행정의 기술적 원칙)

가. 생태학적 접근법

인구의 동태, 인구추계, 사회문화적 특성을 고려, 보건사업에 있어서 가장 근본이 되는 접근법

나. 역학적 접근법

질병의 양상 질병발생의 숙주적 · 환경적 · 병인적인 상호관계를 규명

다. 의학적 접근법

질병에 대한 자연과학적 규명과 치료, 의학적 연구결과의 발전

라. 환경보건학적 접근법

질병발생의 외적인 요인으로 접근

마. 행정과정론적 접근법(보건관리적 접근법, 행정과정론에서의 보건행정의 내용)

① 투입(Input) : 인력, 시설, 재정, 기술, 물자(의료기기, 약품, 재료 등)
② 전환과정(Conversion Process) : 보건의료조직 활동, 관리(기획, 조정, 통제 등)
③ 산출(Output)
- 중간산출물(Intermediate Output) : 보건의료서비스 전달
- 최종산출물(Ultimate Output) : 건강증진

④ 환류[Feedback ; 통제 및 조정(Control Mechanism)] : 정부, 공급자단체, 소비자단체
⑤ 환경(Environment) : 정책, 보건의료체계, 국가경제, 사회의 기대, 기술 및 생산요소의 발달

5 보건행정가의 역할

가. 대인관계적 역할

① 정부관리자
② 지도자 역할
③ 섭외자(연락자) 역할

나. 정보적 역할

① 모니터 역할
② 교육자 역할
③ 전문가 역할

다. 의사결정자 역할

① 관리자 역할
② 문제해결자 역할
③ 자원배분자 역할
④ 중재자(협상자) 역할

6 행정의 한 분야로서의 보건행정이 필요성

가. 국민의 기본적인 권리로서의 건강권 대두

건강이 국민의 기본적인 권리라는 의식이 대두되면서 사회나 국가의 책임이 강조되었다.

나. 질병의 다인적인 요인

건강행태, 문화, 경제, 생활양식 등에 영향을 받는다.

다. 포괄적인 건강문제 대두

단순한 치료나 재활을 넘어 포괄적인 인식이 필요하다.

라. 집단적 건강의식

두 지역사회 이상의 건강문제 인식의 필요성에 의하여 공중보건학이 전개되었고, 이를 행정적으로 뒷받침하기 위하여 새로운 개념의 보건행정이 대두되었다.

마. 건강문제의 상호 교호성 대두

개인의 건강문제는 다른 사람의 건강상태에 많은 영향을 미치고 또한 영향을 받는다. 그러므로 개인의 건강은 단순히 개인의 문제뿐만 아니라 국가 차원의 문제이다.

바. 의료기술의 발전 전개에 따른 과학적 보건행정 기법의 필요성 대두

전통의학에서 예방의학으로 예방의학에서 공중보건학적 접근방법으로 보건의료가 발전 · 전개되면서 보건행정의 기법도 심도있게 요구되었다.

4.4 우리나라 보건행정사

1 우리나라 보건행정의 역사

가. 삼국시대 이전

토속적인 신앙에 의해 질병과 재화를 면하고자 주술로 악신을 물리쳤다.

나. 삼국시대

① 고구려 : 시의 - 왕실치료담당

② 백제

㉠ 약부 : 질병의 치료와 약재 등의 조달을 관장하는 관서

㉡ 의박사(질병의 치료), 채약사(약품에 대한 직무를 담당), 약사주라는 관직제도

③ 신라

㉠ 승의의 활동

㉡ 의인 : 김무 -「김무약방」 저술, 법탕(승의)

다. 통일신라시대

① 약전 : 궁중의료 행정기관

② 의료사업을 담당한 의사들의 관직명으로 공봉의사, 내공봉의사(왕실의 의료담당 시의), 국의, 의관 등이 있었다.

라. 고려시대

① 태의감(대의감 : 목종, 1000년 전후)

㉠ 고려의 대표적인 중앙의료기관으로 의약과 의료행정을 담당하는 관서였다

㉡ 양반관료와 일반 백성의 질병(주로 감염성 질병)에 대한 치료, 약품제조 및 의학교육과 의원에 대한 과거실시 등을 관장하였다.

㉢ 태의감과 상약국은 왕실을 위한 의료기관이었으며 또한 상약국이 왕실의 건강과 질병치료를 담당하였다면 태의감은 여기에 의과대학의 기능까지 겸한 의료행정의 총괄기관이었다고 볼 수 있다.

㉣ **명칭 변경** : 태의감 → 사의서(1308) → 전의시 → 태의감(1356) → 전의시(1362) → 태의감(1369) → 전의시(1372)

② 상약국(목종, 1000년 전후)

㉠ 왕실의 어약을 관장하여 국왕을 비롯한 궁중의 질병을 치료하였으나, 그 외에도 고위 관리를 위한 일종의 국립의료기관의 역할도 수행하였다.

ⓛ 동서대비원이 정비된 문종 이전과 혜민국의 설치 이전에는 태의감, 제위보와 함께 대중의 질병치료를 맡았을 것으로 추측된다.

ⓒ **명칭 변경** : 상약국 → 장의서(1310) → 봉의서 → 상의국 → 봉의국 → 전의시에 병합(공양왕 3년, 1391)

③ 혜민국(예봉 7면, 1112)

㉠ 1112년 수도 개성에 설치된 일반 서민을 위한 의료기관으로 4~5명의 관리와 몇 명의 의사가 배치되어 있었다.

ⓛ 특히 국내외의 약재와 일반 백성이 필요로 하는 약을 조제하여 판매하였다.

ⓒ **명칭 변경** : 혜민국 → 혜민전약국(1391) → 혜민서(조선시대)

④ (동서)대비원(1049년 이전)

㉠ 고려의 대표적인 국립구료기관(자선의료기관)인 동서대비원은 수도 개성의 동쪽지역과 서쪽지역에 각각 설치되었는데, 주의할 점은 서경에도 한 곳이 설치되었다는 점이다.

ⓛ 수도 안에 있는 빈민, 행려자, 무의탁 노인, 고아 등을 대상으로 한 의료사업과 구제사업을 수행하였다.

ⓒ **명칭 변경** : 동서대비원(1392) →동서활인원(조선 태종 14년, 1414) → 활인서(1466) → 혜민서와 함께 혁파, 광혜원의 재원에 충당(1885)

⑤ 제위보(광종 14년, 963)

㉠ 국가가 세운 일정한 기금에서 10대 1의 비율로 나오는 이자(이식)를 가지고 자선의료의 대상인 무의탁 환자, 빈민 등을 구호하고 치료하는 상설구료기관이었다.

ⓛ 고려 중기 이후로 그 기능이 약화되고 공양왕 3년(1391)에 폐지되었다.

⑥ 구제도감(1109)

㉠ 1109년 5월 경성에 역질이 유행하여 사망자가 많이 발생하자 구제도감을 설치하였다는 기록이 있다.

ⓛ 구제도감은 특히 유행병(감염병)의 치료를 목적으로 한 것이어서 상설기관은 아니었고 때때로 필요에 따라 설치된 임시기관이었던 것으로 보인다.

ⓒ 유행병이 치료를 목적으로 한 임시기관으로는 그 밖에 진제도감(1348), 진제색(1354)이 있었다.

⑦ 약점(藥店) : 지방의 경우에는 주, 부, 현의 행정말단단위에 약점이 설치되었는데, 오늘날의 보건소 역할을 담당하였을 것으로 보인다.

⑧ 상식국 : 음식 치유를 담당한 식의(食醫)가 배치되었다.

마. 조선시대

① 의녀제도 : 도성과 지방에 배치되어 부녀자의 질병치료와 의인(의사)의 진료와치료를 도와주었다.

② 제생원 : 조선 초기 서민의 질병치료 및 의녀의 양성을 맡아 보던 의료기관(후에 혜민서에 병합)

③ 전의감 : 황실 및 조정관료들의 진료, 왕이 내리는 의약, 약재의 재배와 관리, 의료를 담당하는 인재의 시험과 선발(의과고시) 등 의료행정, 의료교육, 의약품 공급을 담당한 중앙의료행정기관

④ 내의원 : 왕실의료담당(어의)

⑤ 혜민서 : 의약과 일반서민의 치료사업

⑥ 활인서 : 감염병 환자의 치료 및 관리

⑦ 전향사 : 예조 산하에 의약담당

참고하기

우리나라 보건행정사(18세기까지)

우리나라 보건사업의 발달도 우리나라 고유의 보건사상 및 미국에서 들여온 서양과 대륙적 보건사상들이 혼합되어 이루어졌다. 그러나 우리나라 공중보건에 대한 정책은 극히 근세에 와서 수립되었다.

1. **삼국시대 이전** : 질병으로 죽은 사람의 집은 버리고 떠나며, 죽은 자를 바로 그 날로 야장(野葬, 시체를 마을에서 멀리 떨어진 들에 버림)하라는 내용 등에서 추측해 보면 당시부터 지저분하거나 더러운 것을 피하고 깨끗하고 결백한 것을 숭상하는 풍습이 존재하였다.

2. **삼국시대와 통일신라시대**

① 이 당시는 감염병의 유행을 잘못된 정치에 대한 경고 내지 견책(꾸짖음)으로 받아들였다. 감염병뿐만 아니라 천재지변도 마찬가지로 해석되어 이에 따른 구료대책은 재이론(災재앙재, 異다를이, 論말할론)에 기반을 두고 있다. 재이(災異)란 전근대사회에서 인간의 능력으로 잘 알 수 없는 자연의 이상 현상을 하늘의 예시(예언과 계시)로 파악한 것을 말한다.

② 삼국시대에는 샤머니즘(무당, 무속신앙)도 융성했고, 질명의 축출(逐出, 쫓아냄) 행위가 널리 퍼져 있었음을 여러 기록을 통해 알 수 있다. 감염병에 관한 파악도 무속적으로 볼 때는 감염병 귀신이 들러붙기 때문이라고 보았던 것이다.

③ 고구려에는 시의(侍醫)라는 의료제도가 있었다.

④ 백제에는 약부, 의박사, 채약사, 주금사 등이 있었다.

⑤ 신라의 의료제도에 관한 문헌이 없지만 고구려나 백제와 유사했을 것으로 추측된다.

⑥ 통일신라는 비교적 잘 짜인 의료제도를 갖고 있었다. 공봉의사, 내공봉의사, 의관, 국의, 승의. 의박사 등의 명칭이 있었다.

3. 고려시대(918~1392)

① 고려시대는 감염병의 유행에 대한 기록이 20여 회나 나타난다. 그러나 실제 유행은 이보다 더 많았을 것으로 추측된다.

② 역(疫, 감염병)은 거의 재이론과 오행론에 입각해 감염병의 발생은 임금의 부덕에서 비롯된다고 보았다. 즉 감염병이 그릇된 정치에 대한 하늘의 벌과 같은 성격을 가졌기 때문에 그 대책도 단순히 의학적 측면에서만이 아니라 정치적 차원에서 이루어졌다. 따라서 구료대책을 세우는 것뿐만 아니라 명산대천(나라에서 신성시하여 제사를 지내던 이름난 신과 큰 내)에 정부 차원의 제사를 올리는 일이 자주 행해졌다.

③ 그러나 이전 시대와는 달리 고려시대에는 감염병 유행 지역에 의원을 파견했다는 기록도 보인다. 이것은 감염병에 대한 인식이 높았으며, 의료가 조직화되었음을 나타내는 것이다. 아울러 감염병으로 죽은 시체를 묻고 격리한다는 대책들이 나타나 있는데, 이것은 경험적 사고가 발전되었음을 말해 주는 것으로 볼 수 있다.

④ 고려시대에는 보건의료제도가 정비되어 있었다. 몇 차례 변경이 있었지만, 중앙에서는 의약행정을 총괄하는 대의감(=태의감)과 함께 한림원에 한림원의관이 따로 있었고, 어약을 담당하는 상약국이 있었으며, 서민의 구료사업을 담당한 제위보, 동서대비원, 혜민국 등에는 의원이 전속되어 있었으며, 병제(兵制) 중에서도 약원(藥院)을 두고 전옥서(典獄署) 소속으로 의원을 두었다.

4. 조선시대(1392~1800)

① 조선시대에도 감염병은 가장 중요한 건강문제였다. 장티푸스, 천연두, 콜레라 등이 자주 유행해 조선시대 전 기간에 걸쳐 수많은 피해를 입혔다. 특히 임진왜란 이후 농촌의 붕괴와 도시의 형성, 교통의 발달, 인구 밀집으로 인한 환경의 약화 때문에 감염병은 전 지역적 현상이 되었고 아울러 그 피해가 크게 증가하였다.

② 당시에 사대부 층에서는 감염병이 귀신 때문에 생기는 것이 아니라고 인식하고 있었는데, 이는 귀신을 부정하는 성리학의 합리적 사고에 기인한 것이었다. 그러나 적절한 기술이 없었기 때문에 대다수 사람들에게는 기복적 방법이나 감염지역에서 멀리 떨어지는 것이 예방법의 주류를 이루었다.

③ 정부에서는 국가 차원에서 제사를 수시로 마련하였고 경우에 따라서는 불교의식을 치르기도 하였다. 이러한 점에서는 고려시대나 그 이전 시대와 별로 달라진 모습을 보이지 않았다. 그러나 이러한 풍습이 주종을 이루는 가운데서도 의학적 예방방법이 자주 응용되었으며, 과학적인 감염병 차단법이 비교적 엄격하게 시행되었다.

④ 조선시대의 중앙 의료기관으로는 내의원, 전의감, 제생원, 혜민서, 동서대비원, 종약생, 치종청, 의서습독관 등과 각 관공서에 배속된 의무관제도가 있었다. 지방 의료기관으로는 심약, 의학교육, 의학생도 및 지방의부, 도호청, 유수부, 진에 배치된 의무관 등이 있었다.

⑤ 조선시대에는 흉년이 들었을 때 식용으로 이용할 수 있는 초목의 뿌리, 꽃, 잎, 껍질, 과일 등을 채집하여 기아를 방지하는 구황정책을 일관되게 추진하였다. 이러한 시책은 기근으로 인하여 한꺼번에 많은 사람이 죽거나 역질이 발생하지 않도록 예방하는 데 그 목적이 있었다.

바. 조선시대 말기

① 1879년 지석영이 종두법 실시

② 1879년(고종 22년) 왕립 광혜원 설립 : 한국 최초의 서양식 국립의료기관으로 미국 선교의사인 알렌이 설립(광혜원은 개원 12일만에 제중원으로 개칭)

③ 위생국 설치 : 1894년 갑오개혁의 행정관제개혁 때 내무아문 아래 근대적 의미의 보건 행정기관인 위생국을 설치하여 감염병예방, 의약, 우두 등의 사무를 관장케 하였다. → 다음 해인 고종 32년(1895)에 내부의 관제를 정하였는데, 여기에서는 위생국에 위생과와 의무과에서 모든 위생과 의료행정을 관장하게 하였다.

사. 일제강점시대

1910년 조선총독부의 경무총감부 산하 경무국에 위생과를 두었다.

아. 미군정시대(광복 직후, 1945~1948)

① 1945년 미군정령 1호에 의거 위생국 신설 → 미군정령 18호에 의거 보건후생국으로 개편

② 1946년 미군정령 64호에 의거 보건후생국을 보건후생부로 개칭하여 그 아래 15개국 47개 과를 두어 보건행정 조직이 가장 방대한 시기이다.

자. 대한민국정부 수립 이후(1948년 이후)

① 1948년 사회부 보건국

② 1949년 사회부 보건국으로부터 보건부로 독립

③ 1955년 사회부와 보건부를 보건사회부로 통합

④ 1994년 보건사회부가 보건복지부로 개칭

⑤ 2008년 보건복지부가 보건복지가족부로 개칭

⑥ 2010년 보건복지가족부가 보건복지부로 환원

◈ 고려시대와 조선시대의 의료기관 비교

구분	고려시대	조선시대
의료행정	태의감	전의감
황실의료(궁내 어약담당)	상약국	내의원
서민의료	혜민국	혜민서
빈민구호	제이보	제생원(+의녀양성)
감염병 환장(도성내 병인구료)	동서대비원	동서대비원→동서활인원→활인서

2 보건복지부의 연혁

1894년 갑오개혁 때 8아문 중 내무아문 아래 위생국이 처음 설치되었다. 1910년 일제 강점시대에는 위생과로 격하되었고, 광복 직후 미군정시대에는 위생국(1945) → 보건후생국(1945) → 보건후생부(1946)로 격상되었다. 대한민국수립 이후 사회부(1948)가 설치된 후, 1949년 보건부가 독립 신설되어 사회부와 보건부가 함께 있다가 1955년 보건사회부로 통합되었다. 1994년 보건복지부, 2008년 보건복지가족부, 2010년 보건복지부로 변화과정을 거쳤다. 2015년 메르스사태로 인해 보건부 신설을 검토한 바 있으나, 질병관리본부장을 차관급으로 격상시키는 것으로 정리되었다.

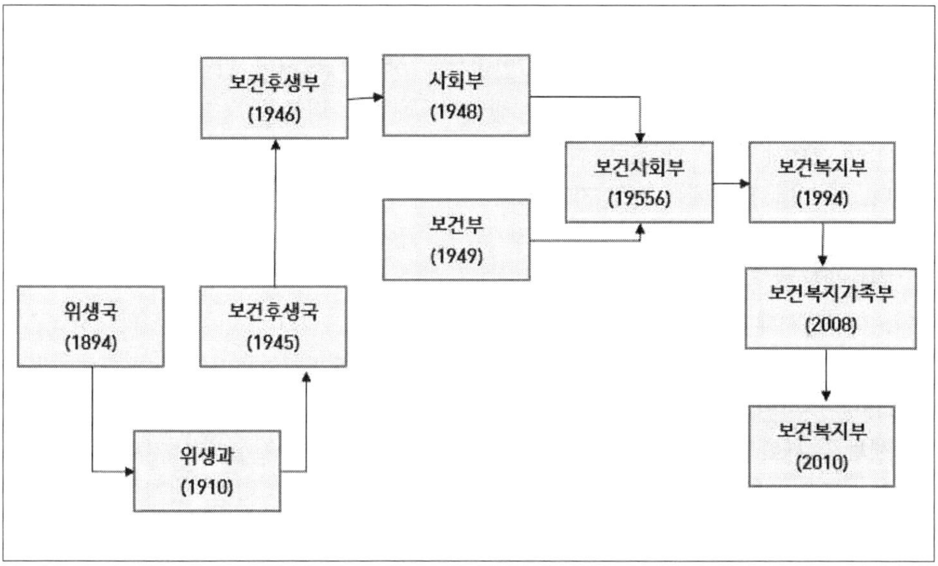

가. 조선 후기(1894년 갑오개혁)

서양의학 지식에 의한 보건의료제도의 시발은 1894년 갑오개혁 이후부터라 볼 수 있는데, 이 시기에 서양의학식 병원이 설립되었고, 보건행정 및 의학교육제도 등이 서양 방식을 따르게 되었다. 또한 관제가 개혁되어 내부(內部)에 위생국이 설치되어 전염병예방 사무, 의약 사무, 우두 사무를 관장하게 되었으며, 다음해에는 내부 관제가 다시 위생국이 위생과 및 의무과로 나누어지고 위생과에서는 전염병, 지방병, 종두 기타 공중위생에 관한 사항을, 의무과에서는 의약 및 병원에 관한 사항을 관장하였다.

나. 일제강점시대(1910~1945)

일본 강점하의 우리나라 의료는 한미의학과 일본의학의 병립이라 할 수 있다. 그러나 일본의학은 식민지정책의 일환으로 일본인 거류민의 보호를 위주로 실시되었고, 그 내용도 의료사업에 한정되었다. 의료행정은 당시 총독부 경무총감부의 위생과에서 관장함으로써 경찰에 의한 식민지 보건행정이 실시되었다. 이때 중점적으로 펼쳤던 보건의료사업은 각종 전염병예방 사업이었는데, 특히 9종의 법정전염병을 정하고 이들의 예방, 관리, 소독실시 등에 대하여 강제 벌칙을 가하는 등 엄격히 수행되었다.

다. 대한민국 시대(1945~)

1945년에서 1961년 사이에는 의료제공체계와 보건의료제도는 거의 방치된 상태에 놓였던 반면에 의학 및 의료기술에 있어서는 상당한 발전이 있었다. 이 시기의 보건의료는 미국의 영향을 가장 많이 받았다. 해방과 더불어 남한에 진주한 미군은 1945년 9월에 법령 제1호로 위생국을 설치하고 총독부의 경무국 위생과는 폐지하였다. 1945년 10월에는 법령 제18호로 위생국이 보건후생국으로 개칭되었다. 그 후 1946년 3월에는 보건후생국이 보건후생부로 되었다. 또한 1945년 11월에는 각도에 보건후생부가 설치되었는데, 1946년 10월에 도 보건후생부가 보건후생국으로 되었다. 미군정시대의 보건후생부는 어느 부보다도 규모, 인원 및 예산이 막대하였으나 1947년 5월에 과도정부가 수립되면서 기구가 대폭 축소되었다.

1948년 대한민국 정부가 수립된 이후 7월 17일 제정된 정부조직법은 종래의 보건후생부를 사회부의 1개 국으로 보건행정은 다시 후퇴의 길을 걷다가 1949년 3월 정부조직법이 개정됨에 따라 보건부가 독립하게 되었으며, 의정, 약정, 방역이 3국을 두었다. 그러나 도 보건기구는 사회행정 관할하에 잔류하고 있었다. 그 후 1955년 2월에 정부조직법이 개정되어 보건부와 사회부가 통합되고 보건사회부 직제가 공포되고 1994년 보건복지부로 개칭되었다가 2008년 보건복지가족부가 되있으며 2010년에 다시 보건복지부로 개칭되었다.

<출처> 대한예방의학회,「예방의학과 공중보건학」, 계축문화사, 2014, pp.38~39

◈ 참고자료 _ [필수의료 보상강화 우선 순위 정립]

정부가 필수의료 투자 우선순위 원칙을 정립하면서, 상대가치·환산지수 등 기존 행위 중심의 수가를 근본적으로 개편한다.

아울러 가치기반 중심의 대안형 지불제도 도입 등 보상과 관련된 개혁방안 논의에 속도를 낸다는 방침이다.

정부는 오는 2028년까지 필수의료에 '10조 원+α'를 투자하기로 하고, 현재까지 △공급부족 대응 분야(5조원) △수요감소 대응 분야(3조원) △진료연계협력 분야(2조원) 이상을 투자하는 '5.3.2' 투자계획을 수립해 이행 중이다.

<필수의료 보상 강화 추진 현황>

주요내용	시행
❶ 중증.응급	
중증응급환자 응급실 내원 24시간 내 수술 등 가산 확대 (평일주간 100%, 야간공휴일 150~200%)	'23.6.
대동맥박리수술 수가 인상 (39% 인상)	'23.6.
급성 심근경색증 시술 인정범위 확대	'24.6.
스텐트 등 심장혈관 중재술 수가 인상 (최대 2배)	'24.6.
신장이식 수가 (생체적출 +20%, 이식신장 적출 +132%, 뇌사자.생체이식 120%, 재이식 186% 인상)	'24.7.
❷ 분만	
신생아 중환자실 입원료 인상 (52→ 78만원)	'24.1
1세 미만 입원료 가산 : 30%→ 50%	'24.1
신생아 집중치료 지역센터 공공정책 수가 (수도권 16개소 일 5만원, 비수도권 35개소 일 10만원)	'24.5
고위험 산모신생아 통합치료센터 집중치료실 공공정책수가 신설 : 입원환자 당 7일간 일 20만원	'24.6
태아치료 상대가치점수 50~100% 인상, 가산 100% → 400% 인상	'24.7
❸ 소아	
<중증-응급소아 지원>	
응급진료가산 신설 (1세 미만 100%, 8세 미만 50%)	'23.11.
입원전담전문의 소아 진료 가산 신설 (50% 가산, 24시간 근무시 30% 추가 가산)	'24.1.
고위험-고난이도 수술(281개 항목) 연령가산 대폭 확대 : (1,500g 미만 신생아) 300%→1,000%, (신생아, 1세 미만) 200%→400%, (1~5세) 200% 신설	'24.5.
<기피시간 진료 및 복약 지원>	
6세 미만 심야진료 가산 인상 (100→ 200%)	'23.11.
심야시간 약국 조제료-복약지도료 가산 인상 (100→ 200%)	'23.11.
가루약 수가 가산 (건 당 650→ 4,620원)	'23.11.
<인프라 지원>	
중증소아 진료하는 "어린이 공공전문진료센터" 사후 보상 (13개 기관 참여 중)	'23.1.
중증소아 단기입원 서비스 확대(중증도 고려 수가 인상, 연강 최대 이용일수 확대 20일→30일)	'24.7.
중증소아 재택의료 사업 확대 (이용기간 18세→24세, 물리·작업치료 방문 수가 인정 횟수 5회 추가)	'23.3.
❹ 연계.협력	
중증응급 심뇌혈관 진료협력 네트워크 (65개 기관, 1,317명 전문의 참여) 지원 * 권역심뇌혈관센터 연간 최대 4.5억원 / 참여 병원 최대 2.6억원 / 인적 네트워크 최대 2.7억원 인센티브	'24.2.
상종이 외래 줄이고 중증진료 집중하는 '중증진료체계 강화 시범사업' (3개 상종 참여)	'24.1.
소아진료 지역협력체계 구축 시범사업 : 지역 네트워크 당 연간 2억원 지급 / 소아전문관리료 신설	'24.8 (예정)

우선 중증응급환자 응급실 내원 24시간 내 수술 등 가산과 급성 심근경색증 시술 인정범위를 확대하고 △대동맥박리 수술 수가 △스텐트 등 심장혈관 중재술 수가 △신장이식 수가 등이 인상했다.

아울러 정부는 분만인프라 유지와 중증소아 수가도 대폭 강화했다.

구체적으로 △신생아 중환자실 입원료 인상 △1세 미만 입원료 가산 △신생아 집중치료 지역센터 공공정책 수가 △고위험 산모신생아 통합치료센터 집중치료실 공공정책 수가 신설 △태아치료 상대가치점수 인상 등 분만인프라를 유지할 수 있는 기반을 구축했다.

아울러 입원전담전문의 소아 진료가산을 신설하고, 고위험-고난이도 수술 연령가산을 대폭 확대하면서 중증-응급 등 소아지원에도 적극 나섰다.

이 밖에 정부는 의료자원의 효율적 활용 및 환자에 대한 진료 협력을 추진 중이다.

<출처: 의학신문, 2024.07.11. 13:47>
http://www.bosa.co.kr/news/articleView.html?idxno=2226851

Chapter 5

보건의료조직의 이해

5 Chapter 보건의료조직의 이해

개요

이 장에서는 보건조직의 기초이론, 조직의 구조에 따른 중앙보건의료조직과 지방보건의료조직을 이해하고 우리나라 보건의료행정의 주관부처인 보건복지부와 질병관리청, 일선보건기관으로 운영되는 보건소, 보건지소, 보건진료소의 기능과 특성을 이해하고 보건복지분야 주요 국제기구 현황에 대하여 학습한다.

학습목표

1. 우리나라 보건행정조직의 특성을 이해한다.
2. 보건복지부와 질병관리청의 주요기능과 사업을 설명할 수 있다.
3. 보건소의 기능과 업무를 설명할 수 있다.
4. 국제보건조직의 현황과 활동내용에 대하여 이해한다.

5.1 중앙보건의료조직

1 보건의료조직 개설

가. 보건의료조직

① 공공보건의료조직

㉠ 중앙보건의료조직 ㉡ 지방보건의료조직

② 민간보건의료조직

③ 국제보건의료조직

나. 보건의료조직의 특징

① 사업목적의 다양성(다양한 사업목적을 가지고 있다.)

② 보건의료생산을 위한 전환과정의 복잡성(복잡한 전환과정을 거친다.)

③ 다양한 전문직종의 집합체(직종 간의 상호의존성이 강하다.)

④ 업무의 연속성과 응급성

⑤ 이중화된 지휘관리체계(통제와 조정이 용이하지 않다.)

⑥ 높은 자본 비중성(높은 자본집중도)

⑦ 투자회수율이 낮음(투자금을 회수하는 데 시간이 많이 필요하다.)

다. 국가적 보건행정조직 체제의 필요성

현대 보건의료에 관한 행정관리는 중앙정부와 전국적인 차원에서 실시하여야 한다.

① 전국적인 감염병관리와 같이 개인이나 가정단위로 보건사업을 실시하는 것이 불가능 하거나 의미가 없는 경우가 많기 때문이다.

② 정부의 각 부처 간 조정이나 기술인력의 협력 없이는 수행되기 불가능한 보건사업이 많기 때문이다.

③ 각종 보건사업의 중첩을 피하기 위해서이다.

④ 법적 규제만으로는 불가능한 보건사업들이 많기 때문이다.

⑤ 보건문제는 개인이나 한 가정의 문제로 국한되는 것이 아니기 때문이다.

참고하기

관보건행정조직 운영의 실제

우리나라의 보건사업 주체는 중앙정부, 지방자치단체이다. 보건사업의 기본단위가 지역사회이기 때문에 지역사회 중심의 보건사업이 활성화되어야 한다. 하지만 보건사업의 성격과 규모, 내용에 따라 중앙정부 주도의 사업, 중앙정부와 지방자치단체 간의 긴밀한 협조체계가 필요한 사업, 지방자치단체 중심의 사업 등으로 구분할 수 있다.

중앙정부의 책임이 강조되는 이유는 감염병 등과 같이 지역단위로는 효과적인 사업이 어려운 경우, 타 부처(행정자치부, 고용노동부, 교육부 등)와의 조직 · 기술 · 인력 간 협조가 필요한 경우, 보건사업의 일관성 유지 및 지방자치단체와의 업무 중복 방지, 정부의 예산지원이 필요한 경우 등에는 중앙정부의 주도적 개입 및 역할이 불가피하기 때문이다.

2 중앙보건행정조직

가. 보건복지부는 보건위생 · 방역 · 의정 · 약정 · 보건산업 · 기초생활보장 · 자활지원, 사회보장 및 사회서비스의 정책, 인구 · 출산 · 보육 · 아동 · 노인 및 장애인에 관한 사무를 관장한다(보건복지부와 그 소속기관 직제 제3조).

나. 고용노동부는 산업재해, 산업안전 및 산업보건업무를 관장한다.

다. 환경부는 환경우생(수질 · 대기 · 토양 오염 등)과 관련된 환경보존업무를 관장한다.

라. 교육부는 학교보건업무를 관장한다.

마. 보건복지부는 국립병원을 직접 관할하고 있으나 국립병원 중에서 경찰병원은 행정자치부, 국립대학병원은 교육부, 보훈병원은 국가보훈처가 각각 관장하고 있으며, 시 · 도립지방공사 의료원은 각 시 · 도가 관장함으로써 행정자치부가 통제하고 있다.

바. 보건의료사업에 진행에 있어서는 보건복지부는 인사권, 예산집행권이 없는 정책결정기관으로서 기술지원만 하고 있으며, 하부 지방보건행정조직인 시 · 도 보건환경국, 보건복지국 또는 복지여성국 등이 산하보건사회관련 각 과와 일선조직인 시 · 군 · 구 보건소, 읍 · 면 보건지소, 벽 · 오지 보건진료소는 행정자치부 행정체계를 통해 직접 통제를 받고 있는 이원적 행정체계이다.

사. 중앙보건의료행정조직은 다원화되어 보건의료정책 수행과정에서 보건복지부의 기능과 역할은 여러 가지고 크게 제약을 받고 있어 보건의료사업의 효과나 효율에서 많은 어려운 점이 있는 실정이다.

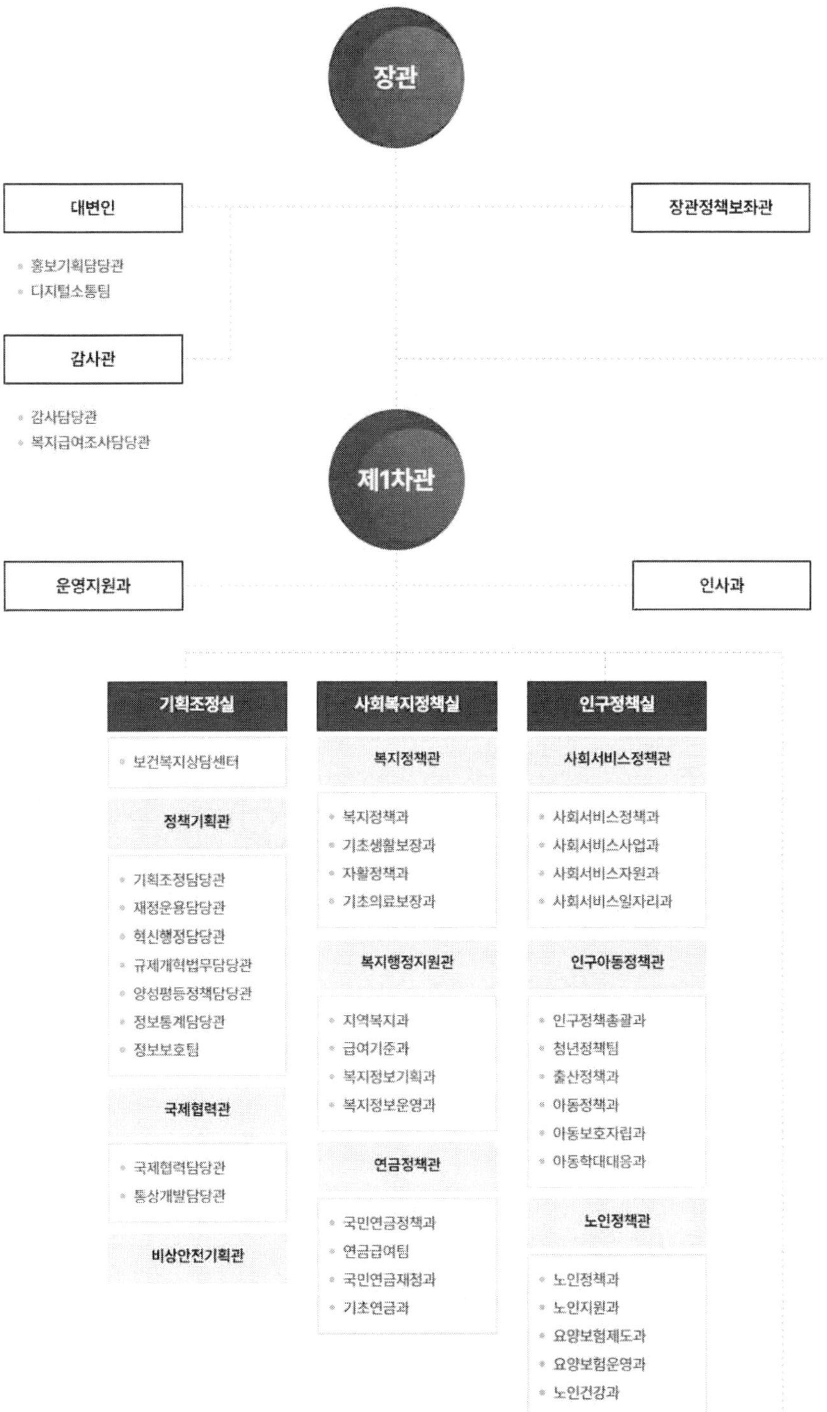
장관
대변인
홍보기획담당관
디지털소통팀
장관정책보좌관
감사관
감사담당관
복지급여조사담당관
제1차관
운영지원과
인사과
기획조정실
보건복지상담센터
정책기획관
기획조정담당관
재정운용담당관
혁신행정담당관
규제개혁법무담당관
양성평등정책담당관
정보통계담당관
정보보호팀
국제협력관
국제협력담당관
통상개발담당관
비상안전기획관
사회복지정책실
복지정책관
복지정책과
기초생활보장과
자활정책과
기초의료보장과
복지행정지원관
지역복지과
급여기준과
복지정보기획과
복지정보운영과
연금정책관
국민연금정책과
연금급여팀
국민연금재정과
기초연금과
인구정책실
사회서비스정책관
사회서비스정책과
사회서비스사업과
사회서비스자원과
사회서비스일자리과
인구아동정책관
인구정책총괄과
청년정책팀
출산정책과
아동정책과
아동보호자립과
아동학대대응과
노인정책관
노인정책과
노인지원과
요양보험제도과
요양보험운영과
노인건강과

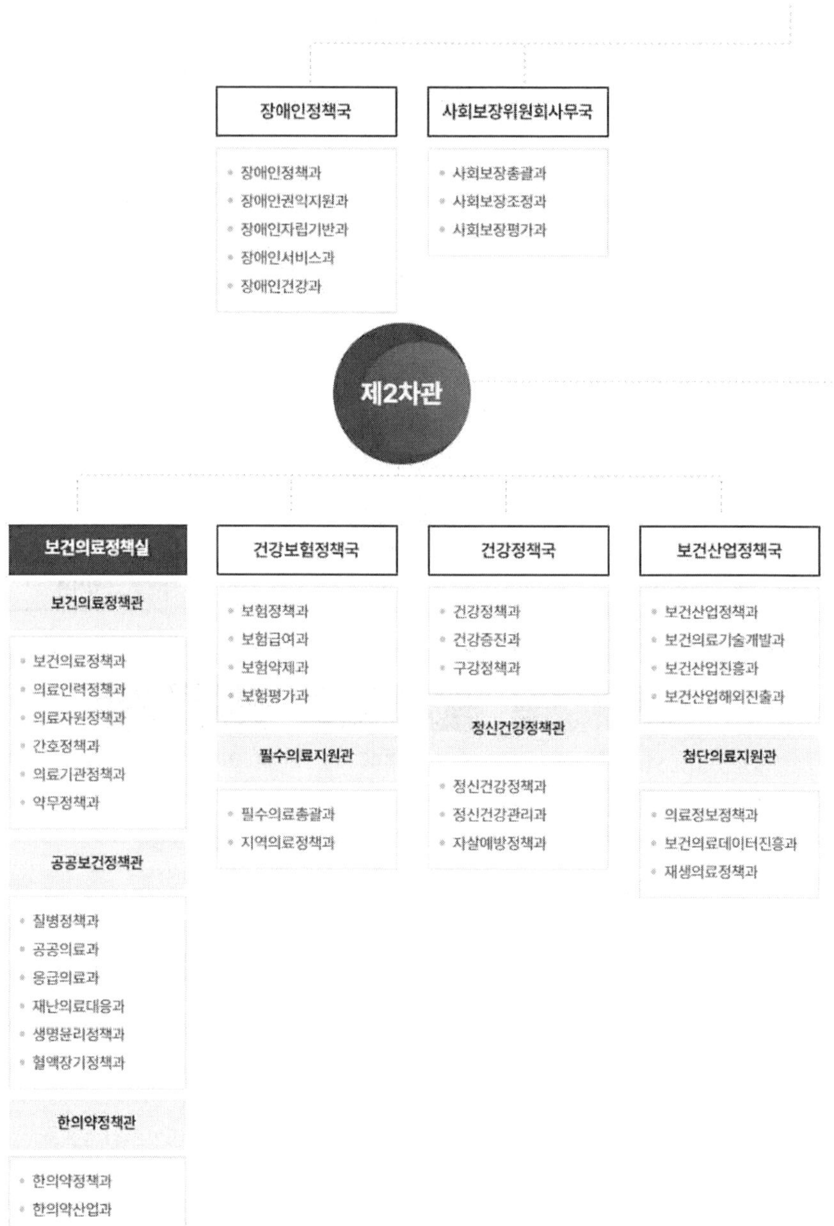
장애인정책국
장애인정책과
장애인권익지원과
장애인자립기반과
장애인서비스과
장애인건강과
사회보장위원회사무국
사회보장총괄과
사회보장조정과
사회보장평가과
제2차관
보건의료정책실
보건의료정책관
보건의료정책과
의료인력정책과
의료자원정책과
간호정책과
의료기관정책과
약무정책과
공공보건정책관
질병정책과
공공의료과
응급의료과
재난의료대응과
생명윤리정책과
혈액장기정책과
한의약정책관
한의약정책과
한의약산업과
건강보험정책국
보험정책과
보험급여과
보험약제과
보험평가과
필수의료지원관
필수의료총괄과
지역의료정책과
건강정책국
건강정책과
건강증진과
구강정책과
정신건강정책관
정신건강정책과
정신건강관리과
자살예방정책과
보건산업정책국
보건산업정책과
보건의료기술개발과
보건산업진흥과
보건산업해외진출과
첨단의료지원관
의료정보정책과
보건의료데이터진흥과
재생의료정책과

〈보건복지부 조직도〉

3 보건복지부와 그 소속기관

가. 보건복지부

① 연혁 : 1948년 정부수립과 함께 사회부(보건국 · 후생국 · 노동국 · 주택국 · 부녀국)가 신설되면서 시작되었다. 1949년에 보건부를 신설했고 1955년에 보건부와 사회부를 통합해 보건사회부로 개편했으며, 1994년 12월 「정부조직법」 개정에 따라 보건복지부로 명칭이 변경되었고, 2008년 2월 보건복지가족부로 확대 개편되었으나, 2010년 3월 19일 보건복지부로 다시 환원되었다.

② 직무 : 보건위생 · 방역 · 의정 · 약정 · 보건산업 · 기초생활보자 · 자활지원, 사회보장 및 사회서비스 정책, 인구 · 출산 · 보육 · 아동 · 노인 및 장애인에 관한 사무를 관장한다(보건복지부와 그 소속기관 직제 제3조).

③ 하부조직

㉠ 보건복지부에 운영지원과 · 인사과 · 보건의료정책실 · 건강보험정책국 · 건강정책국 · 보건산업정책국 · 사회복지정책실 · 장애인정책국 · 인구정책실 · 연금정책국 및 사회보장위원회사무국을 둔다(보건복지부와 그 소속기관 직제 제14조 제1항)

㉡ 장관 밑에 대변인 1명, 장관정책보좌관 2명을 두고, 차관 밑에 기획조정실장 및 감사관 각 1명을 둔다(보건복지부와 그 소속기관 직제 제4조 제2항).

나. 보건복지부 소속기관

① 질병관리청

㉠ 직무 : 질병관리본부는 국민보건향상 등을 위한 감염병, 만성질환, 희귀난치질환 및 손상질환에 관한 방역 · 조사 · 검역 · 시험 · 연구업무 및 장기이식관리에 관한 업무를 관장한다(보건복지부와 그 소속기관 직제 제30조).

㉡ 하부조직 : 질병관리본부에 긴급상황센터, 감염병관리센터, 질병예방센터 및 장기이식관리센터를 두고, 본부장 소속하에 국립보건연구원, 국립검역소를 둔다(직제 제32조 등).

ⓐ 긴급상황센터에 센터장 1명을 두되, 센터장은 고위공무원단에 속하는 일반직공무원으로 보한다. 센터장은 감염병 위기의 대비 및 대응에 관한 사항을 분장한다(직제 제32조의2).

ⓑ 감염병관리센터에 센터장 1명을 두되, 센터장은 고위공무원단에 속하는 일반직공무원으로 보한다. 센터장은 감염병의 관리에 관한 사항을 분장한다(직제 제33조).

ⓒ 질병예방센터에 센터장 1명을 두되, 센터장은 식품의약품안전처에 속하는

일반직 또는 연구직공무원으로 보한다. 센터장은 질병의 예방 및 의료용 방사선 안전에 관한 사항을 분장한다(직제 제34조).

ⓓ 장기이식관리센터에 센터장 1명을 두되, 센터장은 질병예방센터장이 겸임한다. 센터장은 장기이식관리에 관한 사항을 분장한다(직제 제34조의2).

ⓔ 감염병, 만성질환, 희귀난치성질환 및 손상질환에 관한 시험 · 연구업무를 수행하기 위하여 본부장 소속하에 국립보건연구원을 둔다. 연구원에 원장 1명을 두되, 고위공무원단에 속하는 연구직공무원으로 보한다(직제 제35조).

ⓕ 질병관리본부의 소관사무를 분장하기 위하여 본부장 소속하에 국립검역소를 둔다. 검역소는 감염병의 국내 및 국외 전파방지에 관한 업무를 분장한다. 검역소에 소장 1명을 두되, 4급으로 보한다. 다만, 인천공항검역소장은 고위공무원단에 속하는 일반직공무원으로 보한다(직제 제36조).

② 국립정신건강센터 및 국립정신병원

㉠ 국립정신건강센터(구 국립서울병원)는 정신질환을 가진 사람에 대한 진료 · 조사 · 연구, 정신보건사업의 지원 · 수행, 정신건강의학과 의료요원 등의 교육 · 훈련 및 정신보건연구에 관한 업무를 관장한다.

㉡ 국립나주병원 · 국립부곡병원 · 국립춘천병원 및 국립공주병원(이하 "국립정신병원"이라 한다)은 정신질환을 가진 사람에 대한 진료 · 조사 · 연구, 정신보건사업의 지원 · 수행 및 정신건강의학과 의료요원 등의 교육 · 훈련에 관한 업무를 관장한다.

③ 국립소록도병원 : 한센인의 진료 · 요양 · 복지 및 자활 지원과 한센병에 관한 연구업무를 관장한다(보건복지부와 그 소속기관 직제 제22조).

④ 국립재활원 : 장애인의 복지증진을 위한 진료, 재활연구, 교육훈련, 사회복귀지원, 공공재활의료지원 및 지역사회중심재활사업에 관한 업무를 관장한다(보건복지부와 그 소속기관 직제 제39조).

⑤ 국립결핵병원

㉠ 직무 : 결핵환자의 진료 · 연구, 결핵전문가 양성 및 결핵관리요원의 교육 · 훈련에 관한 업무를 관장한다(보건복지부와 그 소속기관 직제 제25조)

㉡ 2개소 : 국립마산병원, 국립목포병원

⑥ 국립망향의동산관리원 : 해외동포의 유해안장, 유해안장을 위한 주선 및 합동위령제에 관한 사항과 망향의 동산 안의 수목 및 시설물 등의 관리, 국내외 참배 성묘객의 안내와 성묘객에 대한 모국소개 등에 관한 업무를 관장한다(보건복지부와 그 소속기관 직제 제28조).

⑦ 오송생명과학단지지원센터 : 오송생명과학단지의 지원 및 관리에 관한 다음 사무를 관장한다(보건복지부와 그 소속기관 직제 제27조의2)

㉠ 오송생명과학단지의 관리계획 수립, 청사 관리 · 방호 및 입주기관 지원에 관한 사항
㉡ 오송생명과학단지의 증축 · 개축, 청사 · 연구시설물의 유지 · 보수 및 관리에 관한 사항

참고하기

소속기관의 3가지 유형(보건복지부 및 그 소속기관 직제 제2조)

1. 보건복지부장관의 관장사무를 지원하기 이하여 보건복지부장관 소속하에 국립소록도병원, 오송생명과학단지지원센터 및 국립망향의동산관리원을 둔다.
2. 보건복지부장관의 소관사무를 분장하기 위하여 보건복지부장관 소속하에 질병관리본부를 둔다.
3. 보건복지부장관의 관사사무를 지원하기 위하여 「책임원영기관의 설치 · 운영에 관한 법률」 제4조 제1항, 같은 법 시행령 제2조 제1항 및 같은 영 별표 1에 따라 보건복지부장관 소속하에 책임운영기관으로 국립정신건강센터 · 국립나주병원 · 국립부곡병원 · 국립춘천병원 · 국립공주병원 · 국립마산병원 · 국립목포병원 및 국립재활원을 둔다. → 국립정신건강센터, 국립정신병원, 국립결핵병원, 국립재활원

다. 보건복지부 민간단체 및 산하기관

건강보험심사평가원, 국립암센터, 국민건강보험공단, 국민연금공단, 국립중앙의료원, 대한적십자사, 두드림, 사회서비스바우처, 한국보건산업진흥원, 한국보건복지인력개발원, 사회보장정보원, 한국국제보건의료재단, 한국사회복지협의회, 한국노인인력개발원, (재)한국장애인개발원, 한국보육진흥원, 한국보건의료인국가시험원, 한국건강증진개발원, 한국의료분쟁조정중재원, 한국보건의료연구원, 한국보건사회연구원

◈ 산하기관의 업무 비교

1. **한국보건의료연구원** : 의약품 · 의료기기 · 의료기술의 임상적 효과와 경제적 효율성 분석하여 과학적 근거 제공
2. **한국보건사회연구원** : 국책연구기관으로 보건의료 · 국민연금 · 건강보험 · 사회복지 및 사회정책에 대해 연구
3. **사회보장정보원(구 한국보건복지정보개발원)** : 2015년 7월 1일 출범
   ① 보건복지분야 정보시스템 통합 운영 · 관리 : 사회보장정보시스템(행복e음), 사회복지시설정보시스템, 지역보건의료정보시스템, 사회 · 보육서비스 통합정보시스템 등
   ② 보건복지분야 정보화 지원, 보건복지 정책 개발 지원, 보건복지분야 대국민 포털 운영 등
4. **한국건강증진개발원(구 한국건강증진재단)** : 2014년 7월 출범
   보건복지부장관은 국민건강증진기금의 효율적인 운영과 국민건강증진사업의 원활한 추진을 위하여 필요한 정책 수립의 지원과 사업평가 등의 업무를 수행할 수 있도록 한국건강증진개발원을 설립한다(국민건강증진법 제5조의3 제1항).
5. **두드림** : 장애가정청소년 대상으로 의료 및 교육 지원을 위한 기부사이트

5.2 지방보건의료조직

1 지방보건행정조직

가. 시 · 도 보건행정조직

① 서울특별시, 6개 광역시, 8개 도, 제주도특별자치도, 세종특별자치시

② 중앙행정조직인 보건복지부와 보건의료사업 수행 단위기관인 시 · 군 · 구의 보건소를 연결하는 중간보건행정조직이다(예 서울시 보건건강본부, 경기도 보건복지국).

나. 시 · 군 · 구 보건행정조직

보건의료사업을 수행하는 일선 행정기관인 보건소, 보건지소, 보건진료소를 관장한다.

> 국가와 지방자치단체의 책임(보건의료기본법 제4조)
>
> ① 국가와 지방자치단체는 국민건강의 보호 · 증진을 위하여 필요한 법적 · 제도적 장치를 마련하고 이에 필요한 재원을 확보하도록 노력하여야 한다.
>
> ② 국가와 지방자치단체는 모든 국민의 기본적인 보건의료 수요를 형평에 맞게 충족시킬 수 있도록 노력하여야 한다.
>
> ③ 국가와 지방자치단체는 식품, 의약품, 의료기기 및 화장품 등 건강관련 물품이나 건강관련 활동으로부터 발생할 수 있는 위해를 방지하고, 각종 국민건강 위해요인으로부터 국민의 건강을 보호하기 위한 시책을 강구하도록 노력하여야 한다.
>
> ④ 국가와 지방자치단체는 민간이 행하는 보건의료에 대하여 보건의료 시책상 필요하다고 인정하면 행정적 · 재정적 지원을 할 수 있다.

다. 지방보건행정조직의 현실

① 지방보건행정조직은 광역자치단체인 시 · 도와 기초자치단체인 시 · 군 · 구 보건행정조직으로 분류할 수 있다

② 시 · 도에서는 인력부족, 우선순위, 조직구조 등으로 인행 중앙정부의 보건행정사업을 시 · 군 · 구에 지휘 · 감독하거나 전달하는 수준에 머무는 경우가 많아 제한적인 사업을 할 수밖에 없는 것이 현실이다. 따라서 실제적인 보건행정업무를 담당하는 곳은 지역단위의 보건소라고 할 수 있다.

2 보건소 및 보건지소

가. 보건소의 발달과정

① 1945년 9월 24일 미군정령 제1호 공포 : 예방보건사업 중심의 보건사업 시작

② 보건소의 최초의 조직으로는 1946년 10월 서울 및 각 도의 대도시에 모범(시범) 보건소가 설립된 것이 보건소 시초를 이루게 되었다.

③ 1956년 12월 13일 우리나라에서 처음으로 「보건소법」이 제정되어 도지사 또는 서울시장이 보건소를 설치할 수 있도록 하였으나 명실상부한 보건소 조직이 이루어지지 못하고 폐지되었다.

④ 실질적인 의미의 보건소 설치는 1962년 9월 24일에 「보건소법」을 전면 개정하여 현재에 볼 수 있는 시·군에 보건소를 두도록 하였다.

⑤ 1980년 12월 「농어촌 등 보건의료를 위한 특별조치법」 제정 : 공공보건조직에 의사인력을 지원하도록 하였고, 1984년에 보건지소에 공중보건의 배치 완료, 보건진료소 설치 및 보건진료원 배치

⑥ 1995년 「보건소법」에서 「지역보건법」으로의 명칭변경(계기:지방자치제 본격 실시)

㉠ 지역보건의료계획이 종전의 상의하달(top-dowm) 방식에서 하의상달(bottom-up) 방식 전환

㉡ 지역사회전문가, 관련단체, 지역주민, 의회 등 여러 계층의 의견을 반영하도록 함

㉢ 보건소의 업무에 건강증진, 만성퇴행성 질환 관리, 재활, 정신보건사업 등 새로운 사업 추가

⑦ 2015년 5월 18일 「지역보건법」 전부개정

㉠ **지역사회 건강실태조사의 도입** : 지역사회의 건강 문제 및 문제발생의 원인 등을 조사·파악하기 위하여 현재 예산사업으로 하고 있는 지역사회 건강실태조사의 법적 근거를 마련함

㉡ **지역보건의료업무의 전자화의 근거 마련**

ⓐ 지역보건의료기관의 효율적인 업무수행을 위하여 지역보건의료정보시스템을 구축·운영할 수 있는 근거를 마련하고, 해당 시스템을 통한 정보의 보유·파기 등에 관한 규정을 두며, 사회복지사업법에 따른 전담기구가 시스템의 운영을 대행할 수 있도록 함

ⓑ 지역보건의료정보시스템의 구축·운영 및 대행에 대한 법적 근거를 명확히 함으로써 행정업무의 안정성을 도모하고, 정보의 보유 및 파기 등 관련 규정을 명확히 함에 따라 정보에 대한 자기 l 결정권을 보호할 수 있을 것으로 기대됨

㉢ **지역보건의료심의위원회의 도입** : 대통령령에 규정되어 있던 지역보건의료심의위원회의 설치를 법률에 명시하여 그 위상을 강화하고, 위원회의 기능을 자

문에서 심의로 변경하며, 지역주민의 건강관리를 위해 학교보건 및 사업안전·보건 관계자 등이 위원으로 참여하도록 함

ⓡ **보건소의 기능 및 업무 명시** : 종전처럼 보건소의 16개 단위 업무를 나열하는 대신 지역보건의료의 총괄기관으로써 보건소의 핵심적 기능을 법률에 명시함과 아울러 보건소의 기능 중 지역보건의료서비스 제공과 관련된 보건소의 건강증진 및 진료 등의 업무는 법률에 구체화하도록 함

ⓜ **건강생활지원센터의 설치** : 보건소의 업무 중에서 특별히 지역주민의 만성질환 예방 및 건강한 생활습관 형성을 지원하는 건강생활지원센터의 법적 근거를 명확히 함

참고하기

건강생활지원센터의 추진배경 및 필요성

1. 도시지역 주민의 보건의료서비스 필요 미충족 : 도시지역은 농어촌에 비해 취약인구가 집중되어 있으나, 대부분 보건소 1개소만으로 공공보건사업을 운영함에 따라 도시 취약지역 주민에 대한 질병예방, 건강증진 등 보건의료서비스 필요 미충족

① 전체인구 81.3%, 65세 이상 노인 69.0%, 기초생활수급자 83.1%, 중증장애인등록자 81.8% 도시지역에 거주(행정자치부, 2012 ; 보건복지부, 2011 ; 통계청, 2012)

② 도시지역 보건소 1개소당 관할인구 27만 3천명, 농촌지역 5만 5천명에 비해 약 4배 높음(통계청, 2012 ; 국가승인통계, 2012)

2. 도시보건지소의 큰 사업규모 및 진료기능 유인 등으로 지자체 확충 저조

① 2007년부터 도시지역 보건지소 확충 사업을 수행하였으나 큰 사업규모(82㎡)로 대지 확보가 어렵고, 인력 투입(15명)이 많아 지자체의 사업 참여 저조

② 큰 규모의 진료기능 유인이 존재하여 민간의료 기관과 지역 내 갈등으로 유발하는 등 전국 사업 확산 속도 미미

3. 설치규모 및 방식 등을 효율화하여 지역 밀착형 건강관리 전담기관으로서 '건강생활지원센터' 전환 추진

① 자치단체의 설치·운영비 부담 완화 및 진료기능을 둘러싼 민간과의 갈등 불식 등을 위해 인력, 설치규모, 설치방식 등을 효율화하여, 관할 지역에 특화된 건강증진사업에 집중하는 건강생활지원센터 모형으로 전환 추진 필요

② 이에 2013년 시범적으로 대상기관을 선정한 바, 지자체 수요 및 요구도가 상당하여 2014년부터 건강생활지원센터로 본격 개편 추진

나. 보건소 : 「지역보건법」에 의하여 설치

보건소의 설치(지역보건법 제10조)

① 지역주민의 건강을 증진하고 질병을 예방·관리하기 위하여 시·군·구에 대통령령으로 정하는 기준에 따라 해당 지방자치단체의 조례로 보건소(보건의료원을 포함한다. 이하 같다)를 설치한다.
② 동일한 시·군·구에 2개 이상의 보건소가 설치되어 있는 경우 해당 지방자치단체의 조례로 정하는 바에 따라 업무를 총괄하는 보건소를 지정하여 운영할 수 있다.

보건소의 설치(지역보건법 시행령 제8조))

① 법 제10조에 따른 보건소는 시·군·구별로 1개씩 설치한다. 다만, 지역주민의 보건의료를 위하여 특별히 필요하다고 인정되는 경우에는 필요한 지역에 보건소를 추가로 설치·운영할 수 있다.
② 제1항 단서에 따라 보건소를 추가로 설치하려는 경우에는 「지방자치법 시행령」 제75조에 따른다. 이 경우 행정자치부장관은 보건복지부장관과 미리 협의하여야 한다.

보건소장(지역보건법 시행령 제13조)

① 보건소에 보건소장(보건의료원의 경우에는 원장을 말한다. 이와 같다) 1명을 두되, 의사면허가 있는 사람 중에서 보건소장을 임용한다. 다만, 의사 면허가 있는 사람 중에서 임용하기 어려운 경우에는 「지방공무원 임용령」 별표1에 따른 보건·식품위생·의료기술·의무·약무·간호·보건진료(이하 "보건등"이라 한다) 직렬의 공무원을 보건소장으로 임용할 수 있다.
② 제1항 단서에 따라 보건등 직렬의 공무원을 보건소장으로 임용하려는 경우에 해당 보건소에서 실제로 보건등과 관련된 업무를 하는 보건등 직렬의 공무원으로서 보건소장으로 임용되기 이전 최근 5년 이상 보건등의 업무와 관련하여 근무한 경험이 있는 사람 중에서 임용하여야 한다.
③ 보건소장은 시장·군수·구청장의 지휘·감독을 받아 보건소의 업무를 관장하고 소속 공무원을 지휘·감독하며, 관할 보건지소, 건강생활지원센터 및 「농어촌 등 보건의료를 위한 특별조치법」 제2조 제4호에 따른 보건진료소(이하 "보건진료소"라 한다)의 직원 및 업무에 대하여 지도·감독한다.

다. 보건의료원 : 「지역보건법」에 의하여 설치

보건의료원(지역보건법 제12조)

보건소 중 의료법 제3조 제2항 제3호 가목에 따른 병원의 요건을 갖춘 보건소는 보건의료원이라는 명칭을 사용할 수 있다.

병원·치과병원·한방병원(의료법 제3조 제2항 제3호)

3. 병원급 의료기관 : 의사, 치과의사 또는 한의사가 주로 입원환자를 대상으로 의료행위를 하는 의료기관으로서 그 종류는 다음 각 목과 같다.
  가. 병원
  나. 치과병원
  다. 한방병원
  라. 요양병원(정신보건법 제3조 제3호에 따른 정신의료기관 중 정신병원, 장애인복지법 제58조 제1항 제2호에 따른 의료재활시설로서 제3조의2의 요건을 갖춘 의료기관을 포함한다. 이하 같다)
  마. 종합병원

라. 보건지소 :「지역보건법」에 의하여 설치

보건지소의 설치(지역보건법 제13조)

지방자치단체는 보건소의 업무수행을 위하여 필요하다고 인정하는 경우에는 대통령령으로 정하는 기준에 따라 해당 지방자치단체의 조례로 보건소의 지소(이하 "보건지소"라 한다)를 설치할 수 있다.

보건지소의 설치(지역보건법 시행령 제10조)

법 제13조에 따른 보건지소는 읍·면(보건소가 설치된 읍·면은 제외한다)마다 1개씩 설치할 수 있다. 다만, 지역주민의 보건의료를 위하여 특별히 필요하다고 인정되는 경우에는 필요한 지역에 보건지소를 설치·운영하거나 여러 개의 보건지소를 통합하여 설치·운영할 수 있다.

보건지소장(지역보건법 시행령 제14조)

① 보건지소에 보건지소장 1명을 두되, 지방의무직공무원 또는 임기제공무원을 보건지소장으로 임용한다.
② 보건지소장은 보건소장의 지휘·감독을 받아 보건지소의 업무를 관장하고 소속 직원을 지휘·감독하며, 보건진료소의 직원 및 업무에 대하여 지도·감독한다.

마. 건강생활지원센터 :「지역보건법」에 의하여 설치

건강생활지원센터의 설치(지역보건법 제14조)

지방자치단체는 보건소의 업무 중에서 특별히 지역주민의 만성질환 예방 및 건강한 생활습관 형성을 지원하는 건강생활지원센터를 대통령령으로 정하는 기준에 따라 해당 지방자치단체의 조례로 설치할 수 있다.

건강생활지원센터의 설치(지역보건법 시행령 제11조)

법 제14조에 따른 건강생활지원센터는 읍·면·동(보건소가 설치된 읍·면·동은 제외한다)마다 1개씩 설치할 수 있다.

건강생활지원센터장(지역보건법 시행령 제15조)

① 건강생활지원센터에 건강생활지원센터장 1명을 두되, 보건등 직렬의 공무원 또는 보건의료기본법 제3조 제3호에 따른 보건의료인을 건강생활지원센터장으로 임용한다.
② 건강생활지원센터장은 보건소장의 지휘·감독을 받아 건강생활지원센터의 업무를 관장하고 소속 직원을 지휘·감독한다.

바. 보건소의 기능 및 업무

보건소의 기능 및 업무(지역보건법 제11조)

① 보건소는 해당 지방자치단체의 관할 구역에서 다음 각 호의 기능 및 업무를 수행한다.
  1. 건강 친화적인 지역사회 여건의 조성

2. 지역보건의료정책의 기획, 조사 · 연구 및 평가
3. 보건의료인 및 보건의료기본법 제3조 제4호에 따른 보건의료기관 등에 대한 지도 · 관리 · 육성과 국민보건 향상을 위한 지도 · 관리
4. 보건의료 관련기관 · 단체, 학교, 직장 등과의 협력체계 구축
5. 지역주민의 건강증진 및 질병예방 · 관리를 위한 다음 각 목의 지역보건의료서비스의 제공
   가. 국민건강증진 · 구강건강 · 영양관리사업 및 보건교육
   나. 감염병의 예방 및 관리
   다. 모성과 영유아의 건강유지 · 증진
   라. 여성 · 노인 · 장애인의 건강유지 · 증진
   마. 정신건강증진 및 생명존중에 관한 사항
   바. 지역주민에 대한 진료, 건강검진 및 만성질환 등의 질병관리에 관한 사항
   사. 가정 및 사회복지시설 등을 방문하여 행하는 보건의료사업

② 제1항에 따른 보건소 기능 및 업무 등에 관하여 필요한 세부 사항은 대통령령으로 정한다.

보건소의 기능 및 업무의 세부 사항(지역보건법 시행령 제9조)

① 법 제11조 제1항 제2호에 따른 지역보건의료정책의 기획, 조사 · 연구 및 평가의 세부 사항은 다음 각 호와 같다.

1. 지역보건의료계획 등 보건의료 및 건강증진에 관한 중장기 계획 및 실행계획의 수립 · 시행 및 평가에 관한 사항
2. 지역사회 건강실태조사 등 보건의료 및 건강증진에 관산 조사 · 연구 관한 사항
3. 보건에 관한 실험 또는 검사에 관한 사항
4. 「농어촌 등 보건의료를 위한 특별조치법」에 따른 공중보건의사, 보건진료 전담공무원 및 보건진료소에 대한 지도 등에 관한 사항
5. 약사에 관한 사항과 마약 · 항정신성의약품의 관리에 관한 사항
6. 공중위생 및 식품위생에 관한 사항

참고하기

보건소의 3가지 기능

1. **보건기능과 평가기능** : 보건소는 해당 지역의 보건의료실태를 파악하고 문제를 진단하여 이를 해결하기 위한 지역보건의료계획을 수립 · 시행 · 평가한다.
2. **행정규제와 지원가능** : 병의원, 약국 등 관련 업소와 단체의 지도 및 감독과 지원기능을 맡고 있다.
3. **지역보건사업의 전개** : 건강증진, 질병예방, 치료, 재활서비스 등 포괄적인 보건의료서비스를 제공하고 있다.

<출처> 왕명자, 「지역사회간호학 총론」, 현문사, 2010, p.175~176

사. 지역보건의료서비스의 실시

지역보건의료서비스의 신청(지역보건법 제19조)

① 지역보건의료서비스 중 보건복지부령으로 정하는 서비스를 필요로 하는 사람(이하 "서비스대상자"라 한다)과 그 친족, 그 밖의 관계인은 관할 시장·군수·구청장에게 지역보건의료서비스의 제공(이하 "서비스 제공"이라 한다)을 신청할 수 있다.

② 시장·군수·구청장이 제1항에 따른 서비스 제공 신청을 받는 경우 제20조에 따라 조사하려 하거나 제출받으려는 자료 또는 정보에 관하여 서비스대상자와 그 서비스대상자의 1촌 직계혈족 및 그 배우자(이하 "부양의무자"라 한다)에게 다음 각 호의 사항의 알리고, 해당 자료 또는 정보의 수집에 관한 동의를 받아야 한다.

1. 법적 근거, 이용 목적 및 범위
2. 2. 이용 방법
3. 3. 보유기간 및 파기방법

③ 서비스 제공의 신청인은 서비스 제공 신청을 철회하는 경우 시장·군수·구청장에게 조사하거나 제출한 자료 또는 정보의 반환 또는 삭제를 요청할 수 있다. 이 경우 요청을 받은 시장·군수·구청장은 특별힌 사유가 없으면 그 요청에 따라야 한다.

④ 제1항부터 제3항까지의 규정에 따른 서비스 제공의 신청·철회 및 고지·동의 방법 등에 관하여 필요한 사항은 보건복지부령으로 정한다.

지역보건의료서비스 제공의 신청·철회 및 고지·동의(지역보건법 시행규칙 제8조)

① 법 제19조 제1항에서 "지역보건의료서비스 중 보건복지부령으로 정하는 서비스"란 소득, 재산, 건강상태 등에 따라 선별하여 제공하는 서비스를 말한다.

② 법 제19조 제1항 및 제3항에 따라 지역보건의료서비스의 제공(이하 "서비스 제공"이라 한다)을 신청하거나 철회하려는 자는 지역보건의료서비스 신청서나 철회서(전자문서를 포함한다)에 관련 서류(전자문서를 포함한다)를 첨부하여 시장·군수·구청장에게 신청하거나 철회하여야 한다. 다만, 첨부하여야 하는 관련 서류 중 전자정부법 제36조 제1항에 따른 행정정보의 공동이용을 통하여 관련 서류를 확인할 수 있는 경우에는 그 확인으로 첨부서류를 갈음하되, 신청인이 확인에 동의하지 아니하는 경우에는 그 서류를 첨부하여야 한다.

③ 시장·군수·구청장은 법 제19조 제2항에 따라 알리거나 자료 또는 정보의 수집에 관한 동의를 받아야 하는 경우에는 서면 또는 전자적인 방법으로 하여야 한다. 다만, 서면 또는 전자적인 방법으로 알리기 곤란한 경우에는 전화, 담당 공무원의 안내 등의 방법으로 알릴 수 있다.

신청에 따른 조사(지역보건법 제20조)

① 시장·군수·구청장은 제19조 제1항에 따라 서비스 제공 신청을 받으면 서비스대상자와 부양의무자의 소득·재산 등에 관하여 조사하여야 한다.

② 시장·군수·구청장은 제1항에 따른 조사에 필요한 자료를 확보하기 위하여 서비스대상자 또는 그 부양의무자에게 필요한 자료 또는 정보의 제출을 요구할 수 있다.

③ 제1항에 따른 조사의 실시는 사회복지사업법 제33조의3에 따른다.

서비스 제공의 결정 및 실시(지역보건법 제21조)

① 시장·군수·구청장은 제20조에 따른 조사를 하였을 때에는 예산 상황 등을 고려하여 서비스 제공의 실시 여부를 결정한 후 이를 서면이나 전자문서로 신청인에게 통보하여야 한다.

② 시장·군수·구청장은 서비스대상자에게 서비스 제공을 하기로 결정하였을 때에는 서비스 제공 기간 등을 계획하여 그 계획에 따라 지역보건의료서비스를 제공하여야 한다.

> 정보의 파기(지역보건법 제22조)
>
> ① 시장 · 군수 · 구청장은 제20조에 따라 조사하거나 제출받은 정보 중 서비스대상자가 아닌 사람의 정보는 5년을 초과하여 보유할 수 없다. 이 경우 시장 · 군수 · 구청장은 정보의 보유기한이 지나면 지체 없이 이를 파기하여야 한다.
>
> ② 시장 · 군수 · 구청장은 제1항에 따른 정보가 지역보건의료정보시스템 또는 사회복지사업법 제6조의2에 따른 정보시스템에 수집되어 있는 경우 보건복지부장관에게 해당 정보의 파기를 요청할 수 있다. 이 경우 보건복지부장관은 지체 없이 이를 파기하여야 한다.

아. 보건소의 문제점

① 조직상의 문제점

㉠ 현행 행정단위별 보건소의 설치로는 융통성을 발휘하기가 어렵다.

㉡ 보건소 조직은 보건소 직원의 인사권과 재정운영은 행정자치부의 관할이고, 지도감독은 보건복지부의 관할로 업무수행상 많은 문제점을 가지고 있다.

㉢ 수직적 업무체계로 인하여 지역주민의 요구나 주민의 자발적 참여가 어렵다.

② 업무상의 문제점

㉠ 국민의 건강요구나 변화하는 환경에 대한 대응능력이 부족하다.

㉡ 원래 보건소 기능은 예방보건서비스와 진료서비스 제공을 포함하는 포괄적인 기능을 수행하여야 하나, 보건의료원을 제외하고는 이러한 요구에 부응하지 못하고 있다.

㉢ 보건소의 이용률은 타 의료기관보다 낮으며, 이러한 이유로 의료서비스기관으로서의 보건소에 대한 주민의 인식이 매우 낮기 때문이다.

㉣ 업무에 대한 평가기준이 다양하므로 직원들은 실적위주의 업무추진에 의존하여 외형에만 치중하고 내실화는 기영하지 못하기 때문이다.

㉤ 전문인력이 부족할 뿐 아니라 지식이나 기술의 활용이 원활하지 못하고 이원화된 체계는 직원의 사기저하 및 업무의 효율화를 방해하는 요인으로 작용하고 있다.

3 보건진료소

가. 보건소의 발달과정

① 1977년 세계보건기구(WHO)에서 기본보건의료(Basic Health Service ; BHS)의 정책을 수정하여 "서기 2000년까지 일차보건의료를 통한 모든 주민에게 건강을" 이라는 목표를 설정하였다.

② 1978년 구소련 알마아타(Almaata)에서 개최된 국제회의에서 이를 선언함과 동시에, 각 회원국에 일차보건의사를 배치하도록 하였고 일차보건의료사업을 위한 조직으로서 보건소, 보건지소 및 보건진료소를 운영하도록 하였다.

③ 우리나라도 이 개념을 도입하여 1976년 시범사업을 거쳐 1980년 12월 31일 「농어촌 등 보건의료를 위한 특별조치법」을 공포하고 이를 근거로 1981년부터 전국 농어촌 의료 취약지역에 보건진료소를 설치하여 보건진료원으로 하여금 근무하게 하였다.

④ 즉, 농어촌 보건의료취약지역 보건의료서비스 이용의 접근성을 높이고 포괄적인 일차 보건의료서비스 제공을 통한 주민의 건강수준을 향상시키기 위하여 1980년 12월 「농어촌 등 보건의료를 위한 특별조치법」을 제정 · 공포하고, 농어촌 및 벽 · 오시 지역에 보건진료소를 설치하였다.

⑤ 보건진료소란 의사가 배치되어 있지 아니하고 계속하여 의사를 배치하기 어려울 것으로 예상되는 의료취약지역에서 보건진료전담공무원(간호사 또는 조산사)으로 하여금 의료행위를 하게 하기 위하여 시장 · 군수가 설치 · 운영하는 보건의료시설을 말한다. 보건진료소에 근무하는 사람을 보건진료담당공무원이라 한다.

나. 보건진료소의 설치 · 운영

① 설치목적(농어촌 등 보건의료를 위한 특별조치법 제1조)

농어촌 등 보건의료 취약지역의 주민 등에게 보건의료를 효율적으로 제공함으로써 국민이 고르게 의료혜택을 받게 하고 국민의 보건을 향상시키는 데에 이바지함을 목적으로 한다.

② 보건진료소의 설치 · 운영(동법 제15조)

① 시장(도농복합형태의 시의 시장을 말하며, 읍 · 면 지역에서 보건진료소를 설치 · 운영하는 경우만 해당한다) 또는 군수는 보건의료 취약지역의 주민에게 보건의료를 제공하기 위하여 보건진료소를 설치 · 운영한다. 다만, 시 · 구의 관할구역의 도서지역에는 해당 시장 · 구청장이 보건진료소를 설치 · 운영할 수 있으며, 군 지역에 있는 보건진료소의 행정구역이 행정구역의 변경 등으로 시 또는 구 지역으로 편입된 경우에는 보건복지부장관이 정하는 바에 따라 해당 시장 또는 구청장이 보건진료소를 계속 운영할 수 있다. ② 보건진료소에 보건진료소장 1명과 필요한 직원을 두되, 보건진료소장은 보건진료 전담공무원으로 보한다. ③ 보건진료소의 설치기준은 보건복지부령으로 정한다.

③ 보건진료소의 설치(동법 시행규칙 제17조)

> ① 법 제15조에 따른 보건진료소는 의료 취약지역을 인구 500명 이상(도서지역은 300명 이상) 5천명 미만을 기준으로 구분한 하나 또는 여러 개의 리·동을 관할구역으로 하여 주민이 편리하게 이용할 수 있는 장소에 설치한다. 다만, 군수(법 제15조 제1항 본문에 따라 읍·면 지역에 보건진료소를 설치·운영하는 도농복합형태의 시의 시장 및 법 제15조 제1항 단서에 따라 관할구역의 도서지역에 보건진료소를 설치·운영하는 시장·구청장을 포함한다. 이하 같다)는 인구 500명 미만(도서지역은 300명 미만)인 의료취약지역 중 보건진료소가 필요하다고 인정되는 지역이 있는 경우에는 보건복지부장관의 승인을 받아 그 지역에 보건진료소를 설치할 수 있다.
> ② 보건진료소의 시설 및 의료장비기준은 별표와 같다.
> ③ 군수는 보건진료소를 설치한 때에는 지체 없이 별지 제15호 서식에 따라 관할 시·도지사를 거쳐 보건복지부장관에게 보고하여야 한다.

④ 보건진료소 운영협의회(동법 제21조)

> ① 보건진료소 운영을 원활히 하기 위하여 보건진료소가 설치되어 있는 지역마다 주민으로 구성되는 보건진료소운영협의회를 둔다.
> ② 보건진료소 운영협의회는 다음의 업무를 수행한다.
> 1. 보건진료소의 운영 지원
> 2. 보건진료소 운영에 관한 건의
>
> ③ 보건진료소운영협의회의 조직과 운영에 필요한 사항은 해당 지방자치단체의 조례로 정한다.

⑤ 지도·감독(동법 제23조)

> ① 특별자치시장·특별자치도지사·시장·군수 또는 구청장은 보건진료소의 업무를 지도·감독한다.
> ② 특별자치시장·특별자치도지사·시장·군수 또는 구청장은 해당 보건소장 또는 보건지소장에게 보건진료 전담공무원의 의료행위를 지도·감독하게 할 수 있다.

다. 보건진료 전담공무원

① 보건진료 전담공무원의 자격(동법 제16조)

> ① 보건진료 전담공무원은 간호사·조산사 면허를 가진 사람으로서 보건복지부장관이 실시하는 24주 이상의 직무교육을 받은 사람이어야 한다.
> ② 제1항의 직무교육에 필요한 사항은 보건복지부령으로 정한다.

② 보건진료 전담공무원의 직무교육과정 등(동법 시행규칙 제22조)

① 보건진료 전담공무원 직무교육의 과정은 이론교육과정, 임상실습과정 및 현지실습과정으로 구분한다.
② 보건진료 전담공무원 직무교육은 다음 각 호의 구분에 따른 내용으로 한다.
  1. 이론교육과정 : 지역사회보건관리, 모자건강, 가정간호관리, 보건사업 운영관리 및 기술지도, 그 밖에 통상질환관리 및 소양에 관한 과목
  2. 임상실습과정 : 환자의 치료에 필요한 기본적인 임상실습
  3. 현지실습과정 : 지역사회 적응방법, 기존보건기관과의 연계방법 등 보건의료활동의 실습
③ 보건진료 전담공무원 직무교육의 기간은 이론교육과정 8주, 임상실습과정 12주, 현지실습과정 4주로 한다.

③ 보건진료 전담공무원의 업무(동법 시행령 제14조)

① 법 제19조에 따른 보건진료 전담공무원의 의료행위의 범위는 다음 각 호와 같다.
  1. 상병상태를 판별하기 위한 진찰·검사
  2. 환자의 이송
  3. 외상 등 흔히 볼 수 있는 환자의 치료 및 응급조치가 필요한 환자에 대한 응급처치
  4. 상병의 악화 방지를 위한 처치
  5. 만성병 환자의 요양지도 및 관리
  6. 정상분만 시의 분만개조
  7. 예방접종
  8. 제1호부터 제7호까지의 의료행위에 따르는 의약품의 투여
② 보건진료 전담공무원은 제1항 각 호의 의료행위 외에 다음 각 호의 업무를 수행한다.
  1. 환경위생 및 영양개선에 관한 업무
  2. 질병예방에 관한 업무
  3. 모자보건에 관한 업무
  4. 주민의 건강에 관한 업무를 담당하는 사람에 대한 교육 및 지도에 관한 업무
  5. 그 밖에 주민의 건강증진에 관한 업무
③ 보건진료 전담공무원은 제1항에 따른 의료행위를 할 때에는 보건복지부장관이 정하는 환자 진료지침에 따라야 한다.

4 지역보건의료계획

가. 지역보건의료계획의 수립

지역보건의료계획의 수립(지역보건법 제7조)

① 특별시장 · 광역시장 · 도지사(이사 "시 · 도지사"라 한다) 또는 특별자치시장 · 특별자치도지사 · 시장 · 군수 · 구청장(구청장은 자치구의 구청장을 말하며, 이하 "시장 · 군수 · 구청장"이라 한다)은 지역주민의 건강 증진을 위하여 다음 각 호의 사항이 포함된 지역보건의료계획을 4년마다 제3항 및 제4항에 따라 수립하여야 한다.
1. 보건의료 수요의 측정
2. 지역보건의료서비스에 관한 장기 · 단기 공급대책
3. 인력 · 조직 · 재정 등 보건의료자원의 조달 및 관리
4. 지역보건의료서비스의 제공을 위한 전달체계 구성 방안
5. 지역보건의료에 관련된 통계의 수집 및 정리

② 시 · 도지사 또는 시장 · 군수 · 구청장은 매년 제1항에 따른 지역보건의료계획에 따라 연차별 시행계획을 수립하여야 한다.

③ 시장 · 군수 · 구청장(특별자치시장 · 특별자치도지사는 제외한다. 이하 이 조에서 같다)은 해당 시 · 군 · 구(특별자치시장 · 특별자치도지사는 제외한다. 이하 이 조에서 같다) 위원회의 심의를 거쳐 지역보건의료계획(연차별 시행계획을 포함한다. 이하 이 조에서 같다)을 수립한 후 대항 시 · 군 · 구의회에 보고하고 시 · 도지사에게 제출하여야 한다.

지역보건의료계획의 수립 방법(지역보건법 시행령 제5조)

① 시 · 도지사 또는 특별자치시장 · 특별자치도지사 · 시장 · 군수 · 구청장(이하 "시장 · 군수 · 구청장"이라 한다)은 지역보건의료계획을 수립하기 전에 지역 내 보건의료실태와 지역주민의 보건의료의식 · 행동양상 등에 대하여 조사하고 자료를 수집하여야 한다.

② 시 · 도지사 또는 시장 · 군수 · 구청장은 제1항에 따른 지역 내 보건의료실태 조사 결과에 따라 해당 지역에 필요한 사업 계획을 포함하여 지역보건의료계획을 수립하되 국가 또는 특별시 · 광역시 · 도(이하 "시 · 도"라 한다)의 보건의료시책에 맞춰 수립하여야 한다.

③ 시 · 도지사 또는 시장 · 군수 · 구청장은 지역보건의료계획을 수립하는 경우에 그 주요 내용을 시 · 도 또는 시 · 군 · 구의 홈페이지 등에 2주 이상 공고하여 지역주민의 의견을 수렴하여야 한다.

지역보건의료계획의 제출 시기 등(징겨보건법 시행령 제6조)

① 시 · 도지사 또는 특별자치시장 · 특별자치도지사 · 시장 · 군수 · 구청장(이하 "시장 · 군수 · 구청장"이라 한다)은 지역보건의료계획을 수립하기 전에 지역 내 보건의료실태와 지역주민의 보건의료의식 · 행동양상 등에 대하여 조사하고 자료를 수집하여야 한다.

② 시 · 도지사 또는 시장 · 군수 · 구청장은 제1항에 따른 지역 내 보건의료실태 조사 결과에 따라 해당 지역에 필요한 사업 계획을 포함하여 지역보건의료계획을 수립하되 국가 또는 특별시 · 광역시 · 도(이하 "시 · 도"라 한다)의 보건의료시책에 맞춰 수립하여야 한다.

③ 시 · 도지사 또는 시장 · 군수 · 구청장은 지역보건의료계획을 수립하는 경우에 그 주요 내용을 시 · 도 또는 시 · 군 · 구의 홈페이지 등에 2주 이상 공고하여 지역주민의 의견을 수렴하여야 한다.

지역보건의료계획의 제출 시기 등(지역보건법 시행령 제6조)

① 시장 · 군수 · 구청장(특별자치시장 · 특별자치도지사는 제외한다. 이하 이 조 및 제7조에서 같다)은 법 제7조 제3항에 따라 지역보건의료계획(연차별 시행계획을 포함한다. 이하 이 조에서 같다)을 계획 시행연도 1월 31일까지 시 · 도지사에게 제출하여야 한다.

② 시 · 도지사(특별자치시장 · 특별자치도지사를 포함한다)는 법 제7조 제4항에 따라 지역보건의료계획을 계획 시행연도 2월 말일까지 보건복지부장관에게 제출하여야 한다.

③ 시장 · 군수 · 구청장은 지역 내 인구의 급격한 변화 등 예측하지 못한 보건의료환경 변화에 따라 지역보건의료계획을 변경할 필요가 있는 경우에는 시 · 군 · 구(특별자치시 · 특별자치도는 제외한다. 이하 이 조 및 제7조에서 같다) 위원회의 심의를 거쳐 변경한 후 시 · 군 · 구 의회에 변경 사실 및 변경 내용을 보고하고, 시 · 도지사에게 지체 없이 변경 사실 및 변경 내용을 제출하여야 한다.

④ 시 · 도지사(특별자치시장 · 특별자치도지사를 포함한다)는 지역 내 인구의 급격한 변화 등 예측하지 못한 보건의료환경 변화에 따라 지역보건의료계획을 변경할 필요가 있는 경우에는 시 · 도(특별자치시 · 특별자치도를 포함한다. 이하 이 조 및 제7조에서 같다) 위원회의 심의를 거쳐 변경한 후 시 · 도 의회에 변경 사실 및 변경 내용을 보고하고, 보건복지부장관에게 지체 없이 변경 사실 및 변경 내용을 제출하여야 한다.

지역보건의료계획의 수립(지역보건법 제7조)

① 지역보건법(이하 "법"이라 한다) 제7조 제7항에 따라 같은 조 제1항에 따른 지역보건의료계획(같은 조 제2항에 따른 연차별 시행계획을 포함한다. 이하 이 조에서 같다)의 내용에 대한 조정 권고가 필요한 경우는 다음 각 호의 어느 하나에 해당하는 경우로 한다.

1. 지역보건의료계획의 내용이 관계 법령을 위반한 경우
2. 지역보건의료계획의 내용이 국가 또는 특별시 · 광역시 · 특별자치시 · 특별자치도 · 도의 보건의료정책에 부합하지 아니하는 경우
3. 지방자치단체의 생활권역과 행정구역이 서로 다름에도 불구하고 해당 지방자치단체에서 그 사실을 고려하지 아니한 경우
4. 지방자치단체 간 지역보건의료계획의 내용에 현저한 불균형이 있는 경우

② 보건복지부장관 또는 특별시장 · 광역시장 · 도지사(이하 "시 · 도지사"라 한다)는 법 제7조 제7항에 따라 지역보건의료계획의 조정 권고를 하는 경우에는 해당 지방자치단체의 장에게 관련 자료의 제출을 요구할 수 있다.

나. 지역보건의료계획의 세부 내용(지역보건법 시행령 제4조)

① 특별시장 · 광역시장 · 도지사(이하 "시 · 도지사"라 한다) 및 특별시장 · 특별자치도지사는 법 제7조 제1항에 따라 수립하는 지역보건의료계획(이하 "지역보건의료계획"이라 한다)에 다음 각 호의 내용을 포함시켜야 한다.
1. 지역보건의료계획의 달성 목표
2. 지역현황과 전망
3. 지역보건의료기관과 보건의료 관련기관 · 단체 간의 기능 분담 및 발전 방향
4. 접 제11조에 따른 보건소의 기능 및 업무의 추진계획과 추진현황
5. 지역보건의료기관의 인력 · 시설 등 자원 확충 및 정비 계획
6. 취약계층의 건강관리 및 지역주민의 건강 상태 격차 해소를 위한 추진계획
7. 지역보건의료와 사회복지사업 사이의 연계성 확보

제1호~제7호는 공통사항

8. 지의료기관의 병상의 수요 · 공급
9. 정신질환 등의 치료를 위한 전문치료시설의 수요 · 공급
10. 특별자치시 · 특별자치도 · 시 · 군 · 구(구는 자치구를 말하며, 이하 "시 · 군 · 구"라 한다) 지역보건의료기관의 설치 · 운영 지원
11. 시 · 군 · 구 지역보건의료기관 인력의 교육훈련
12. 지역보건의료기관과 보건의료 관련기관 · 단체 간의 협력 · 연계
13. 그 밖에 시 · 도지사 및 특별자치시장 · 특별자치도지사가 지역보건의료계획을 수립함에 있어서 필요하다고 인정하는 사항

② 시장 · 군수 · 구청장(구청장은 자치구의 구청장을 말한다. 이하 같다)은 지역보건의료계획에 다음 각 호의 내용을 포함시켜야 한다.
1. 제1항 제1호부터 제7호까지의 내용
2. 그 밖에 시장 · 군수 · 구청장이 지역보건의료계획을 수립함에 있어서 필요하다고 인정하는 사항

다. 지역보건의료계획의 시행 및 결과평가

지역보건의료계획의 시행(지역보건법 제8조)

① 시 · 도지사 또는 시장 · 군수 · 구청장은 지역보건의료계획을 시행할 때에는 제7조 제2항에 따라 수립된 연차별 시행계획에 따라 시행하여야 한다.

② 시 · 도지사 또는 시장 · 군수 · 구청장은 지역보건의료계획을 시행하는 데에 필요하다고 인정하는 경우에는 보건의료 관련기관 · 단체 등에 인력 · 기술 및 재정을 지원할 수 있다.

지역보건의료계획 시행 결과의 평가(지역보건법 제9조)

① 제8조 제1항에 따라 지역보건의료계획을 시행한 때에는 보건복지부장관은 특별자치시 · 특별자치도 또는 시 · 도의 지역보건의료계획의 시행 결과를, 시 · 도지사는 시 · 군 · 구(특별자치시 · 특별자치도는 제외한다)의 지역보건의료계획의 시행 결과를 대통령령으로 정하는 바에 따라 각각 평가할 수 있다.

② 보건복지부장관 또는 시 도지사는 필요한 경우 제1항에 따른 평가 결과를 제24조에 따른 비용의 보조에 반영할 수 있다.

지역보건의료계획 시행 결과의 평가(지역보건법 시행령 제6조)

① 시장·군수·구청장은 법 제9조 제1항에 따른 지역보건의료계획 시행 결과의 평가를 위하여 해당 시·군·구 지역보건의료계획의 연차별 시행계획에 따른 시행 결과를 매 시행연도 다음 해 1월 31일까지 시·도지사에게 제출하여야 한다.
② 시·도지사(특별자치시장·특별자치도지사를 포함한다)는 법 제9조 제1항에 따른 지역보건의료계획 시행 결과의 평가를 위하여 해당 시·도 지역보건의료계획의 연차별 시행계획에 따른 시행 결과를 매 시행연도 다음 해 2월 말일까지 보건복지부장관에게 제출하여야 한다.
③ 보건복지부장관 또는 시·도지사는 제1항 또는 제2항에 따라 제출받은 지역보건의료계획의 연차별 시행계획에 따른 시행 결과를 평가하려는 경우에는 다음 각 호의 기준에 따라 평가하여야 한다.
  1. 지역보건의료계획 내용의 충실성
  2. 지역보건의료계획 시행 결과의 목표달성도
  3. 보건의료자원의 협력 정도
  4. 지역주민의 참여도와 만족도
  5. 그 밖에 지역보건의료계획의 연차별 시행계획에 따른 시행 결과를 평가하기 위하여 보건복지부장관이 필요하다고 정하는 기준
④ 보건복지부장관 또는 시·도지사는 제3항에 따라 지역보건의료계획의 연차별 시행계획에 따른 시행 결과를 평가한 경우에는 그 평가 결과를 공표할 수 있다.

라. 지역보건의료심의위원회

지역보건의료심의위원회(지역보건법 제6조)

① 지역보건의료에 관한 다음 각 호의 사항을 심의하기 위하여 특별시·광역시·도(이하 "시·도"라 한다) 및 특별자치시·특별자치도·시·군·구(구는 자치구를 말하며, 이하 "시·군·구"라 한다)에 지역보건의료심의위원회(이하 "위원회"라 한다)를 둔다.
  1. 지역사회 건강실태조사 등 지역보건의료의 실태조사에 관한 사항
  2. 지역보건의료계획 및 연차별 시행계획의 수립·시행 및 평가에 관한 사항
  3. 지역보건의료계획의 효율적 시행을 위하여 보건의료 관련기관·단체, 학교, 직장 등과의 협력이 필요한 사항
  4. 그 밖에 지역보건의료시책의 추진을 위하여 필요한 사항
② 위원회는 위원장 1명을 포함한 20명 이내의 위원으로 구성하며, 위원장은 해당 지방자치단체의 부단체장(부단체장이 2명 이상인 지방자치단체에서는 대통령령으로 정하는 부단체장을 말한다)이 된다. 다만, 제4항에 따라 다른 위원회가 위원회의 기능을 대신하는 경우 위원장은 조례로 정한다.
③ 위원회의 위원은 지역주민 대표, 학교보건 관계자, 산업안전·보건 관계자, 보건의료 관련기관·단체의 임직원 및 관계 공무원 중에서 해당 위원회가 속하는 지방자치단체의 장이 임명하거나 위촉한다.

④ 위원회는 그 기능을 담당하기에 적합한 다른 위원회가 있고 그 위원회의 위원이 제3항에 따른 자격을 갖춘 경우에는 시·도 또는 시·군·구의 조례에 따라 위원회의 기능을 통합하여 운영할 수 있다.
⑤ 제1항부터 제4항까지에서 규정한 사항 외에 위원회의 구성과 운영 등에 필요한 사항은 대통령령으로 정한다.

지역보건의료심의위원회의 구성과 운영(지역보건법 시행령 제3조)

① 법 제6조 제2항 본문에서 "대통령령으로 정하는 부단체장"이란 「지방자치법 시행령」 제73조 제2항에 따른 행정부시장이나 행정부지사를 말한다. 이 경우 행정부시장이나 행정부지사가 2명 있는 지방자치단체는 행정(1)부시장이나 행정(1)부지사를 말한다.
② 법 제6조에 따른 지역보건의료심의위원회(이하 "위원회"라 한다)에 출석한 위원에게는 예산의 범위에서 수당과 여비를 지급할 수 있다. 다만, 공무원인 위원이 그 소관 업무와 직접 관련되어 참석하는 경우에는 그러하지 아니하다.
③ 제1항 및 제2항에서 규정한 사항 외에 위원회의 구성과 운영에 필요한 사항은 해당 지방자치단체의 조례로 정한다.

5.3 기타 보건의료조직

1 민간보건의료조직

가. 보건의료에 관한 특정한 목적을 달성하기 위하여 민간인들로 구성된 조직이다.

나. 지역사회보건의료사업을 수행하는 데 있어 공공보건의료조직 못지않은 중요한 역할을 담당한다.

다. 민간의료기관(종합병원, 병원, 치과병원, 요양병원, 의원, 치과의원, 한의원 및 조산원), 비정부조직(NGO ; Non-Governmental Organization), 비영리민간단체(NPO ; Non-Profit Organization) 등이다.

2 국제보건

1 국제보건의 정의

가. 국제보건(International Health)은 국가 간의 보건의료협력에 관한 내용과 후진국 및 개발도상국에 관한 보건의료문제를 연구하는 분야이다.

나. 우리나라는 국제화가 진행될수록 보건의료 분야에서 국제협력이 점차 증가하고 있으며, 국제보건 분야 또한 중요성이 높아지고 있다.

2 국제보건의 역사

연도	내 역
1830	콜레라가 전 유럽을 휩쓸었다.
1851	국제위생회의(ISC)가 파리에서 최초로 개최되었다.
1902	파리에 국제공중보건소(OIHP)가 설립되었다.
1920	제네바에 국제연맹보건기구가 설립되었다.
1945	샌프란시스코에 국제보건기구 설립이 통과되었다.
1946	WHO헌장이 1946년 뉴욕에서 개최된 국제보건회의에서 채택되었다.
1948.4.7	세계보건기구(WHO)가 탄생, 세계보건의 날
1978	알마아타, 카자흐스탄에서 세계보건기구/국제아동기구 국제연합은 건강의 목표를 달성하기 위한 열쇠로서 일차보건의료를 채택하였다.
1979	국제연합은 전 세계적으로 천연두 전멸을 확인하였다.
1987	국제연합은 전 세계적으로 유행하는 AIDS의 확산에 관한 명백한 영향을 주었다. AIDS(후천성 면역결핍증)에 관한 전 세계적인 계획은 세계보건기구에서 시작되었다.

3 세계보건기구(WHO)의 보건표어

세계보건기구는 매년 4월 7일 세계보건의 날을 기념하여 보건표어(보건캠페인 슬로건)를 발표하고 있다.

연도	보건표어(Slogan)
1987	Immunization : A chance for every child(예방접종)
1988	• A world no-smoking day(세계금연의 날) • Health for All-All for Health(모든 사람을 위한 건강) : 40주년 기념표어 • The first World Day on AIDS(세계AIDS의 날)
1989	Let's talk health(건강에 대하여 이야기하사)
1990	• Our planet, Our health(우리의 지구, 우리의 건강) • Think global, act locally(생각은 세계적으로, 행동은 현지에 맞게)
1992	Heartbeat-The rhythm of health(심장병 예방)
1993	Handicapped life with care(장애자 보호)

1994	Oral health for a healthy life(건강한 생활을 위한 구강보건)
1995	Without polio(소아마비 박멸)
1996	Healthy cities-Healthy islands(건강한 도시)
1997	Prevent communicable disease-protect yourself, protect others(감염병 예방)
1998	Healthy mother, Healthy family(건강한 어머니에 건강한 가족)
1999	Active and healthy aging(활력 있고 건강한 노년)
2000	Safe Blood Starts with Me(나와 함께 안전한 혈액운동을 시작하자)
2001	Mental Health : Stop exclusion-Dare to care(정신건강의 날)
2002	Move for Health(건강운동)
2003	Shape the Future of Life Healthy Environments for Children (모자보건-세상의 모든 엄마와 아이를 소중히)
2004	Road Safety(도로안전)
2005	Make Every Mother and Child Count (미래설계 아동을 위한 건강환경)
2006	Working together for Health(건강을 위하여 모두 다 함께)
2007	international health security(건강보장을 위한 국제 간 협력)
2008	Protecting health from climate change(기후변화로부터의 건강보호)
2009	Save lives. Make hospitals safe in emergencies (생명을 구합시다. 응급상황에서 안전한 병원을 만들어요)
2010	Urbanization and health make cities healthier (도시화와 건강: 도시를 건강하게 만들자)
2011	Anti-microbial resistance : no action today, no cure tomorrow (항생제 내성 : 오늘 행동하지 않으면 내일 치료방법이 없다)
2012	Good health adds life to years (건강이 수명을 연장한다)
2013	Healthy heart beat, Healthy blood pressure(건강한 심장박동, 건강한 혈압)
2014	Vector-borne diseases small bite, big threat(매개감염병:작은 물림, 큰 위협)
2015	From farm to plate, make food safe(농장에서 식탁까지 식품안전)
2016	Beat Diabetes(당뇨, 단맛 줄이기 : 단맛을 줄이세요, 인생이 달콤해집니다)

4 WHO 이전 기구

가. 국제공중보건사무국(International Office Public Health)

1851년 파리에서 지중해 연안 12개국이 모여 감염병 예방을 위하여 국제적인 협력의 필요성을 논의한 후 그 결과 1907년 파리에서 국제보건을 위한 국제공중보건사무국이 설립되었다가 후에 WHO에 흡수되었다.

나. 범미보건기구(PAHO ; Pan-American Health Organization)

미주 국제회의가 1889년 워싱턴에서 개최되었고, 1902년 멕시코의 제2차 회의에서 범미위생국을 창설하였다. 그 후 1949년에 범미보건기구는 세계보건기구의 미주지역사무소 역할을 하였다.

다. 국제연합부흥행정처(UNRRA)

제2차 세계대전 이후 경제문제와 보건문제의 해결을 위하여 1943년에 미국을 비롯한 44개국이 모여 설립하였으며, 1946년에 세계보건기구의 기초를 마련하였다.

5 세계보건기구(WHO ; World Health Organization)

가. 설립

1948년 4월 7일 설립한 UN(United Nations ; 국제연합) 보건상태의 개선을 위해 국제적인 협력을 목적으로 하는 보건분야 전문기구

나. 본부 및 지역사무소

① 본부 : 스위스 제네바

② 6개 지역사무소

㉠ 동지중해지역사무소 : 알렉산드리아(이집트)

㉡ 동남아시아지역사무소 : 뉴델리(인도) → 북한 소속

㉢ 서태평양지역사무소 : 마닐라(필리핀) → 우리나라 소속

㉣ 미주지역사무소 : 워싱턴(미국)

㉤ 유럽지역사무소 : 코펜하겐(덴마크)

㉥ 아프리카지역사무소 : 브라자빌(콩고)

③ 가입국가 : 어느 나라든 가입할 수 있으며, 2010년 현재 가맹국은 193개국 한국은 1949년 8월 17일 제2차 로마총회에서 65번째로 가입, 북한은 1973년에 138번째로 가입하였다.

다. 목적(세계보건기구 헌장 제1조 ; Article 1)

모든 사람에게 가능한 최고의 건강수준을 달성하는 데 있다(The objective of the World Health Organization shall be the attainment by all people of the highest possible level of health).

라. 세계보건기구 헌장에 명시된 WHO의 임무

① 국제보건사업의 지도, 조정
② 감염병과 질병의 퇴치 지원
③ 영양, 주택, 위행, 레크리에이션, 근로조건, 환경위생 상태의 개선
④ 모자보건증진
⑤ 정신보건사업의 촉진
⑥ 생체의학과 보건서비스 연구지원, 보건의료인의 훈련기준 개발
⑦ 국제질병, 사인의 분류 및 개정
⑧ 진단방법의 표준화, 생물학제품과 약품에 대한 국제적 표준화
⑨ 식품, 생물제제의 국제기준 발전 및 향상

마. WHO의 주요 보건사업

① 결핵관리사업
② 모자보건사업
③ 영양개선사업
④ 환경위생사업
⑤ 보건교육사업
⑥ 성병, AIDS사업
⑦ 말라리아근절사업

바. 제 기관

① 세계보건총회(WHA ; World Health Assembly) : 최고의사결정기구로, 매년 5월에 스위스 제네바에서 개최된다.
② 집행이사회 : 34개 회원국에서 지명한 개인들로 구성되어 있다.
③ 사무국 : 지배구조의 결정사항을 이행하는 기관으로 사무총장과 6개 지역 사무본부의 지역사무처장들이 이끌고 있다. 사무총장과 지역사무처장은 모두 회원국의 선거로 선출된다.

사. 회원분담금 등

① 세계보건기구(WHO)의 임무를 완수하기 위한 예산은 회원국의 분담금으로 구성되는 정규예산과 회원국의 자발적 기여금으로 이루어지는 비정규예산으로 구성된다. 연간 예산은 약 20억 달러인데, 회원국이 의무적으로 납부하는 비자발적 회원분담금이 25%를 차지하고, 나머지는 자발적 기여금으로 조성되는데, 비정규 예산의 비중이 계속 증가되어 오고 있다.

② WHO 회원분담금은 보건복지부장관이 관리한다.

③ WHO 예산은 2년 단위로 편성된다.

④ WHO는 국제연합의 17개 전문기구 중 하나로 정부간 기구이며, 또한 일정 정도의 주권 제약을 통해 국가 상호 간의 협력을 추구하기 위해 설립된 협력기구로 범세계적 기구에 해당한다.

⑤ WHO는 국제연합과는 별도의 헌장, 본부, 독립된 예산체계, 회원국을 갖고 있는 독립기구이기 때문에 국제연합체계에 속하나, 국제연합의 하부 구성요소에 해당하지 않는다. 국제연합과는 국제연합헌장 제57조, 제63조에 근거하여 특별협정을 체결하고 특별한 협력관계를 구축하고 있다.

⑥ WHO는 국제연합체계 안에서 보건문제를 지도하고 조정하는 기관이다.

⑦ 사무총장의 임기는 5년으로, 집행이사회에서 재적과반수 이상의 득표와 세계보건총회의 인준을 받아 임명된다.

⑧ 현 사무총장은 챈(Margaret Chan)이다.

참고하기

WHO의 담배규제기본협약(Framework Convention on Tobacco Control)

1. 2003sus 5월 21일 제56차 세계보건총회(WHA)에서 채택(스위스 제네바)
2. 주요내용
   ① 담배에 대한 수요감소를 위하여 적절한 조세 · 가격 정책을 실시
   ② 실내작업장, 대중교통수단 및 공공장소에서 담배연기에 대한 노출을 방지하기 위한 조치 시행
   ③ 3년 이내에 담배제품의 유해성에 대한 잘못된 인상을 조장하는 용어를 담배포장지에 사용하는 것을 금지
   ④ 5년 이내에 모든 담배 광고 · 판촉 및 후원을 포괄직으로 금지 또는 제한
   ⑤ 담배제품의 불법거래를 근절하기 위하여 원산지 및 판매지를 포장지에 표시

6 보건과 관련된 국제기구

가. 유엔아동기금(UNICEF)

① 1946년 국제연합국제아동긴급기금이라는 명칭으로 전쟁피해아동의 구호, 저개발국 아동의 복지향상을 위해 설립, 본부소재지는 미국 뉴욕

② 주요 활동으로는 아동의 긴급구호 및 보건·영양·교육·직업훈련·가정과 복지문제 등에 관한 여러 계획의 보조

나. 국제연합환경계획(UNEF)

① 1972년 환경분야에 있어서 국제협력을 촉진하기 위해 국제연합총회 산하에 설치된 환경관련 종합조정기관, 본부소재지는 케냐의 나이로비

② 지구 환경상태 점검, 환경상태에 관한 연례보고서 작성

다. 국제연합식량농업기구(FAO)

① 1945년에 개발도상국의 기근과 빈곤을 제거하기 위해 설립된 국제연합전문기구, 본부소재지는 이탈리아의 로마

② 목적 : 식량과 농산물의 생산 및 분배능률 증진, 농민의 생활개선

③ 주요활동 : 세계농업발전의 전망 연구, 각종 기술원조계획, 농업·임산물·어업 등에 관한 통계연감 발행, '세계식량계획 설립

라. 국제노동기구(ILO)

① 1919년 노동자의 노동조건 개선 및 지위를 향상시키기 위하여 설치한 국제연합의 전문기구, 본부소재지는 스위스의 제네바

② 목적 : 노동자의 노동조건 개선 및 지위 향상

③ 주요활동 : 사회정책과 행정·인력자원 훈련 및 활용에 대한 기술지원, 노동 통계자료 수집, 고용·노사관계 연구

마. 세계무역기구(WTO)

① 1995년 1월 1일 GATT(General Agreement on Tariffs and Trade ; 관세 및 무역에 관한 일반협정) 체제를 대신하여 세계무역질서를 세우고 UR(Uruguay Round of Multinational Trade Negotiation ; 우루과이라운드) 협정의 이행을 감시하는 국제기구, 본부소재지는 스위스의 제네바

② 목적 : 세계교역증진

③ 주요활동 : 국가 간 경제분쟁에 대한 판결권과 그 판결의 강제집행권 이용, 규범에 따라 국가 간 분쟁이나 마찰 조정

참고하기

WTO DDA

1. 2001년 11월 카타르 도하에서 개최된 WTO 제4차 각료회의에서 새로운 다자간 무역협상 출범을 선언하면서 '도하개발아젠다(Doha Development Agenda, DDA)' 발표

2. 협상의제
   ① 시장개방 관련 의제 : 농업, 의료서비스 등, 비농산물(공산품, 임수산물)
   ② 신규법 제정 : 무역원활화
   ③ 기타 : 환경, 지적재산권
   ④ 협상과 병행하여 개도국 개발문제를 별도로 검토

3. 협정의 대상이 되는 서비스의 4가지 공급방식(Mode of Supply) : ㉮ 보건의료서비스
   ① Mode 1(국경 간 공급, Cross-Border Supply) : 한 국가에서 다른 국가로 공급되는 서비스를 의미한다. ㉮ 원격진료서비스
   ② Mode 2(해외소비, Consumption Abroad) : 한 국가의 개인 또는 기업이 다른 나라에서 서비스를 이용하는 것을 의미한다. ㉮ 환자가 해외에 나가서 치료를 받는 것
   ③ Mode 3(상업적 주재, Commercial Presence) : 외국기업이 다른 국가에서 자회사나 지사를 설립하여 서비스를 공급하는 것을 의미한다. ㉮ 해외 의료기관의 설립
   ④ Mode 4(자연인의 이동, Movement of Natural Persons) : 어떤 국가의 자연인(개인)이 다른 국가로 이동하여 서비스를 공급하는 것을 의미한다. ㉮ 전문의료인, 의료기관 경영진의 이동

7 보건복지분야 주요 국제기구 현황

기구명	설립목적	협력사업 형태	활동내용
세계보건기구 (WHO)	전 인류의 건강달성	• 연구 · 자문사업 • 세미나 및 회의 • 국외훈련사업 • 국내장학사업	• 국제보건사업 지도, 조정, 권고, 연구 및 평가 • 보건의료발전 협력사업 공동 수행 • 감염병예방, 건강증진, 취약계층 건강증진
UN경제사회이사회 (UNECOSOC)	빈곤, 자연재해 관리, 취약계층 보호 등 경제 사회개발을 통해 조화로운 지구촌 건설	• 경제사회현안토의 • 정책권고 • 연구사업	• 유엔회원국에 대한 정책적 권고사항 제시 • 경제 · 사회, 문화, 교육, 보건에 관한 연구 · 보고

유엔개발계획 (UNDP)	개발도상국의 경제·사회개발 지원	• 조사·평가사업 • 양성·훈련사업 • 기술협력	• 개발도상국의 경제적·사회적 개발을 촉진하기 위한 기술원조 제공
유엔인구기금 (UNFPA)	인구 및 가족계획	• 기술훈련사업 • 자문과 지원 • 물자지원	• 인구 및 가족계획분야에서 각국 정부와 연구기관 등의 활동 지원
유엔아동기금 (UNICEF)	아동의 보건 및 복지 향상	• 연구사업 지원 • 세미나 및 회의 개최 지원	• 아동의 보건·복지향상을 위한 원조사업 전개 • 개발도상국 모자보건사업, 사회개발 사업 원조
유엔마약류 통제계획 (UNDCP)	효과적인 국제사회의 마약관리	• 마약퇴치사업 소요비용 충당과 배정 • 마약퇴치기술 개발	• 마약에 관한 국제협력 이행 감시 • UN 마약남용 방지 추진
경제협력 개발기구 (OECD)	회원국의 경제성장 촉진, 세계무역의 확대, 개도국 원조	• 연구사업 • 정보교환 • 정책권고	• 경제·사회·복지문제를 망라하는 포괄적 경제협의 • 회원국 간 경제·산업·사회정책 등에 대한 정보교류와 공동연구 및 정책 협조
아시아·태평양 경제사회이사회 (ESCAP)	아태지역의 빈곤감소, 노령화, 인구문제, 자연재해 등 경제사회 개발 협력	• 기술훈련사업 • 세미나, 워크숍 • 국제기구 협력사업	• 역내국의 경제재건 발전을 위한 협력 촉진 • 경제적·기술적 문제의 조사·연구사업의 실시 및 원조 • 역내 경제문제에 관하여 UN 경제사회 이사회를 보좌
아시아·태평양 경제협력체 (APEC)	무역·투자자유화 및 경제·기술협력강화로 지역 공동번영 추구	• 각 분야별 실무회의 • 각료회의·정상회의를 통한 협력방안 강구	• 무역·투자 자유화, 인적 자본 개발 • 경제기술협력, 거시 및 금융이슈 등을 위한 협력 촉진 및 이행방안 마련 • 경제위기 대처를 위해 회원경제의 사회안전망 능력 배양
국제의약품 구매기구 (UNITAID)	3대 질병(에이즈, 결핵, 말라리아)에 대한 국제사회의 지원	• 물자지원	• 양질의 의약품을 저가로 개도국에 제공

◈ 참고자료 _ [공공의료협력 및 지원체계]

수도권·대도시가 아닌 지역은 양질의 의료서비스에 대한 접근성이 낮아 진료를 위해 다른지역으로 이동(지역 내 의료이용률(전문진료질병군 입원진료) : 서울 93% vs 경북 23%('17))하고 있는 현실이며, 특히 생명과 직결되지만 수익성이 낮은 필수의료* 분야의 공급 부족 및 지역 서비스 연계 미흡 등으로 지역 간 건강 격차가 발생하고 의료 공공성 저하되고 있어 지역보건의료기관 간 공공보건의료 협력체계 구축의 필요성이 제기되었다.

* 필수의료범위 : ①응급·외상·심뇌혈관 등 중증의료, ②산모·신생아·어린이 의료, ③재활, ④지역사회 건강관리(만성질환, 정신, 장애인), ⑤감염 및 환자안전 등

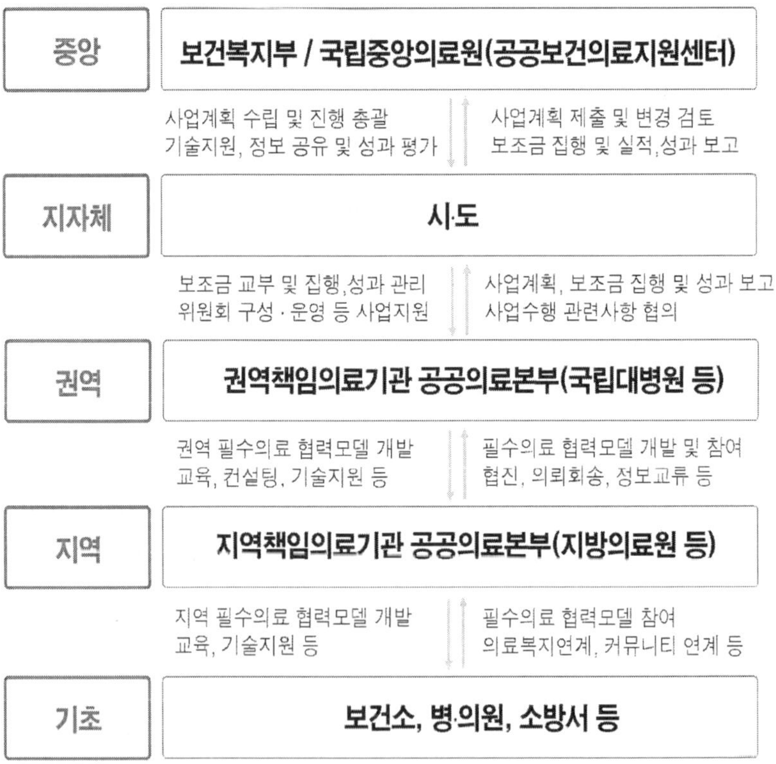
중앙
보건복지부 / 국립중앙의료원(공공보건의료지원센터)
사업계획 수립 및 진행 총괄
기술지원, 정보 공유 및 성과 평가
사업계획 제출 및 변경 검토
보조금 집행 및 실적,성과 보고
지자체
시·도
보조금 교부 및 집행,성과 관리
위원회 구성 · 운영 등 사업지원
사업계획, 보조금 집행 및 성과 보고
사업수행 관련사항 협의
권역
권역책임의료기관 공공의료본부(국립대병원 등)
권역 필수의료 협력모델 개발
교육, 컨설팅, 기술지원 등
필수의료 협력모델 개발 및 참여
협진, 의뢰회송, 정보교류 등
지역
지역책임의료기관 공공의료본부(지방의료원 등)
지역 필수의료 협력모델 개발
교육, 기술지원 등
필수의료 협력모델 참여
의료복지연계, 커뮤니티 연계 등
기초
보건소, 병·의원, 소방서 등

<공공의료 협력 및 지원체계>

<출처 : 보건복지부, 2020년 공공보건의료 협력체계 구축 사업안내 지침서 2020.07.30>
https://www.mohw.go.kr/board.es?mid=a10409020000&bid=0026&tag=&act=view&list_no=358791

Chapter 6

병원조직의 이해

6.1 병원행정 조직의 개요

6.2 병원조직의 특성

6.3 병원업무와 주요지표

6.4 병원관리서비스의 특성

6
Chapter

병원조직의 이해

개요

이 장에서는 병원의 개념 및 유형별 특성을 이해하고 병원 업무관리와 병원정보시스템, 최근 개방병원제도 도입과 병원관리의 주요 지표를 통한 의료의 질관리에 접근하기 위해 정착한 의료기관인증 제도에 대하여 학습한다.

학습목표

1. 병원의 개념 및 유형을 설명할 수 있다.
2. 병원조직의 기능과 특성을 설명할 수 있다.
3. 보건의료서비스의 특성을 설명할 수 있다.

61 병원조직의 개요

1 병원의 정의

가. 법률상의 정의

의료기관이란 의료인이 공중 또는 특정 다수인을 위하여 의료 · 조산의 업(의료업)을 하는 곳을 말한다(의료법 제3조).

나. 기능적 정의(세계보건기구 전문가회의의 정의)

병원은 사회 및 의료조직의 불가결한 역할을 수행하는 기관으로서 그 기능을 지역사회 주민들에게 치료와 예방을 통합하는 포괄적인 의료를 서비스하고 외래진료 활동에 있어서는 가족의 건강증진은 물론 환경개선의 노력까지 포함하여야 하며, 병원은 의료종사자들의 훈련과 생물학적 · 사회학적 연구의 중심기관이다.

① 사회 · 의료조직의 핵심적 기관
② 지역사회주민들에게 치료와 예방을 통합한 완전한 보건의료서비스를 제공하는 기관
③ 가족, 가정환경까지 다루는 외래진료서비스를 제공하는 기관
④ 보건의료인력의 교육과 생물 및 사회학적 연구의 중심기관

2 병원의 유형

가. 진료내용(의료서비스 기능)

의료서비스 기능에 따라서 일반병원과 특수병원으로 구분한다.

① 일반병원(General Hospital) : 다양한 임상 증상을 가진 환자들에게 진단, 치료, 외과적 수술을 하는 병원을 말한다. 제한된 진료를 하는 경우는 제외한다. 종합병원, 대학병원 등이 일반병원에 속하고, 여러 진료과목을 둔 중소병원도 해당될 수 있다.
② 특수병원(Specialty Hospital) : 특정 질환을 대상으로 하는 정신병원, 결핵병원, 나병원 등이 있고, 특정 장기를 대상으로 하는 안과병원 등이 있으며, 특정 집단을 대상으로 하는 어린이병원, 여성병원, 산재병원, 노인병원 등 특수 서비스를 하는 병원을 말한다. 의료법에 신설된 전문병원이 특수병원으로 볼 수 있다.

<출처> 유승흠, 「병원경영」(수정증보판), 계축문화사, 2011, p.27

나. 의료전달체계 및 의료기관

① 의료전달체계

㉠ 1차진료 : 의원급 및 안과, 이비인후과, 피부과, 가정의학과, 재활의학과

㉡ 2차진료 : 입원과 외래의사의 진료서비스를 필요로 하는 진료

㉢ 3차진료 : 대학병원, 고난도·고가의 의료장비 및 시설

② 의료기관

㉠ 1차기관 : 외래 또는 1~2일 정도의 최단기 입원으로 진단과 치료가 가능하면서 난이도가 낮은 진료이다.

ⓐ 2, 3차진료 후 1차에서 추후관리가 가능한 상태로 완화된 의료이다.

ⓑ 의원, 보건소 등이다.

ⓒ 일반의사(GP, General Practitioner)의 영역이다.

㉡ 2차기관 : 입원이 필요하며 난이도가 중간 정도인 진료이다.

ⓐ 1차진료에 적합한 것이라도 2차진료가 필요한 합병증이 발생한 진료이다.

ⓑ 병원, 종합병원 등이다.

ⓒ 전문의(SP, Specialist)의 영역이다.

㉢ 3차기관 : 진단과 치료의 난이도가 높아서 진단, 치료에 전문의들의 공동협조가 필요한 희귀하고 고가의 의료장비가 필요한 진료이다.

ⓐ 1, 2차진료에 적합한 것이라도 3차진료가 필요한 합병증이 발생한 일부기관에 집중해 진료하는 것이 경제적 효율성이 높은 것, 의학적 연구의 대상이 되는 것을 기준으로 분류한다.

ⓑ 대형종합병원(700병상 이상), 대학병원(500병상 이상)

◈ 위의 병상 수는 과거 기준이다. 현행 의료법상 대형종합병원은 상급종합병원에 해당하며, 의료법상 상급종합병원의 지정요건에 병상 수 기준은 없다. 상급종합병원은 지정요건에 20개 이상 진료과목 요건이 있는데, 종합병원 중 9개 진료과목 이상을 두려면 300병상 초과 요건이 있으므로, 상급종합병원은 최소한 300병상 초과 기준을 갖추어야 한다.

ⓒ 대분과전문의(Sub-SP)의 영역이다.

<출처> 김기훈 외, 「보건행정학」, 계축문화사, 2012, p.95~98

다. 병원재원일수(입원기간)

입원기간에 따라 급성기병원(단기병원)과 장기요양병원(장기병원)으로 구분한다.

① 장기병원 : 만성적인 신체적 또는 정신적 질환을 치료하기 위하여 일반적으로90일 이상의 진료를 하는 병원을 말한다.

② 단기병원 : 중증의 급성질환이나 상해를 치료하기 위하여 단기간의 진료를 하는

병원을 말한다. 일반적으로 단기병원은 30일 또는 90일 이내로 한다.

라. 설립운영 주체

① 국공립병원 : 국가 또는 지방자치단체에서 설립 · 운영하는 병원을 말하며, ㉠ 국립병원, ㉡ 시 · 도립병원, ㉢ 보건의료원인 공립병원 등이 있다.

② 공공병원 : 정부투자기관, 특수법인 등 공공단체에서 설립 · 운영하는 병원을 말한다. 한국보훈복지공단에서 운영하는 보훈병원, 특별법에 의한 특수법인병원인 국립중앙의료원 등이 있다.

◈ 국립의료원(국립병원) → 국립중앙의료원(공공병원, 「국립중앙의료원의 설립 및 운영에 관한 법률」에 따라 설립 · 운영)

③ 사립병원(민간병원) : 민간법인 또는 개인이 설립 · 운영하는 병원을 말한다. ㉠ 학교법인, ㉡ 재단법인, ㉢ 사단법인, ㉣ 사회복지법인, ㉤ 의료법인 등 각종 법인이 설립 · 운영하는 개인병원으로 구분된다.

<출처> 유승흠, 「병원경영」(수정증보판), 계축문화사, 2011, p.25~26

마. 영리 측면

의료는 비영리적 성격을 갖으며, 부가가치세가 면제된다. 우리나라에서 개인병원을 제외한 각급 병원(의료법인과 비영리법인)은 의료업을 할 때 영리를 추구하면 안 된다.

① 영리병원(for-profit hospital) : 개인 또는 법인이 이윤추구를 목적으로 운영하는 병원을 말한다. 개인병원이나 영리법인이 개설한 병원에서 이익이 생기면 이를 가져갈 수 있다. 요즘 우리나라에서 영리법인의 허용여부를 두고 논란이 많다.

② 비영리병원(not-for-profit hospital) : 교회 또는 다른 비영리기관에 의해 운영되는 병원을 말한다. 재단법인, 사회복지법인, 학교법인 등이 병원을 개설 · 운영할 수 있다.

<출처> 유승흠, 「병원경영」(수정증보판), 계축문화사, 2011, p.26

바. 병원 운영 형태

개방병원(개방형 병원)과 폐쇄병원(폐쇄형 병원)의 구분에는 두 가지가 있다. 하나는 의료기관에 전속(상주)하는 전문의 여부에 따라 구분하는 방법이고, 다른 하나는 의료시설과 자원의 공동사용 여부에 따라 구분하는 방법이다. 구분기준이 다를 뿐이지 결과적으로는 거의 비슷하다.

① 전문의의 전속(상주) 여부

㉠ **폐쇄병원** : 전문의가 의료기관에 전속하는 병원형태를 말한다(전문의 상주).

㉡ **개방병원** : 전문의가 의료기관에 전속하지 않는 병원형태를 말한다(전문의 비

상주), 미국의 개방형 병원(open hospital)이 이러한 유형에 해당한다.

<출처> 김기훈 외, 「보건행정학」, 계축문화사, 2012, p.98

② 시설과 자원의 공동사용 여부

㉠ **개방형 병원** : 미국에서는 개원하는 의사들에게 의료시설을 개방하여 자기 환자를 입원시키거나 수술을 하고 있는데 이런 제도를 어텐딩 시스템(Attending System)이라 하고, 이런 병원을 개방형 병원(open hospital)이라고 한다. 우리나라 의료법에도 개방병원을 두고 있다(「의료법 제39조」 의료시설의 공동사용).

㉡ **폐쇄형 병원** : 의료시설과 의료자원을 공동으로 사용하지 않는 병원 형태를 말하고, 우리나라 병원들이 폐쇄형 병원에 해당한다.

<출처> 유승흠, 「병원경영」(수정증보판), 계축문화사, 2011, p.27

3 병원의 기능(역할)

가. 병원기능의 변천

병원의 기능은 의학의 발전과 더불어 변천되어 왔다.

① 의학(의료)의 변천

㉠ 본능적 의료(고대)

㉡ 경험적 의료(중세)

㉢ 과학적 의료(근세)

㉣ 환자치료뿐만 아니라 예방 · 재활 · 건강증진을 위한 서비스를 포함하는 포괄적 의료(현대)로 발전되었다.

② 병원기능의 변천

㉠ 종교적 시설(고대)

㉡ 자선적 수용시설(중세)

㉢ 과학적 의료실습시설과 의료서비스 제공기능(근세)를 거쳐서 포괄적 의료서비스를 제공하는 (현대)병원으로 변화되었다.

나. 근대병원의 기능(역할)

① 세계보건기구에 의한 병원의 기능

㉠ 환자의 진단치료

㉡ 의학의 연구

㉢ 의료인력의 교육 · 훈련

㉣ 질병예방, 건강증진, 기타 공중보건기능

② 일반적인 병원의 기능

㉠ 의료기능 : 병원이 가지는 고유기능

㉡ 기업으로서의 기능 : 양질의 진료기능을 수행할 수 있는 바탕이 되는 경제적 효율성과 건전성을 달성하려는 기업적 기능

㉢ 지역적 기능 : 의학의 연구소적 역할, 보건요원과 공중에 대한 보건교육기능과 지역사회에 의료를 제공하는 기능

4 병원행정의 개념 및 대상

가. 병원행정의 정의

① 정의의 다양성 : 병원행정은 학자마다 또는 보건관련 단체마다 매우 다양하게 정의되고 있다. 그 이유는 병원의 정의와 행정의 정의가 각각 다양하게 이루어지기 때문이다.

② 병원행정과 병원관리의 의미 : 행정(Administration)과 관리(Management)가 같은 의미가 아니고 구분되는 개념이라면, 이 두 용어는 다음과 같이 정의된다.

㉠ 병원행정(행정학적 개념) : 병원의 정책과 운영방침을 정하는 기능

㉡ 병원관리(경영학적 개념) : 병원의 목적을 달성하기 위하여 인력 · 기술 · 재정 등을 효율적으로 활용하는 제반 기능

나. 병원행정의 범위(대상)

① 병원의 사회적 역할

② 병원에 관련된 의료제도와 법규

③ 병원계획

④ 병원조직과 기능

⑤ 병원의 경영이념과 경영목적 · 목표

⑥ 병원운영에 관한 의사결정

⑦ 병원의 투입 구조

⑧ 병원의 업무과정과 내부관리체계

⑨ 병원의 성과와 산출

⑩ 구성인력의 집단의 행위

6.2 병원조직의 특성

1 병원조직의 정의

병원조직은 국민의 보건향상과 병원의 목적달성을 위하여 의료인력을 비롯한 각각의 구성인력들이 협동하여 환자진료 · 의학교육 · 의학연구 · 공중보건활동을 수행하는 사회 단위의 하나이다.

2 병원조직의 목적과 구성요소

가. 병원조직의 목적

① 의료이용자(환자)에게 양질의 의료를 가급적 저렴하게 제공
② 의료제공자(직원)에게 직업생활이 질을 보장
③ 병원설립자(경영주)에게 설립목적의 달성과 투입자본의 안정성을 보장
④ 의학발전에의 공헌
⑤ 의료인 공급, 의료제도 개선 등 사회조직의 일원으로서 임무수행

나. 병원 구성원

① 의료인력 : 의사, 간호사, 조산사, 약사, 의료기사, 영양사, 의무기록사 등
② 행정인력 : 관리자, 사무원, 사무보조원 등
③ 기술인력 : 의공, 건축, 기계, 전기 등
④ 기능인력 : 청소, 세척, 운전, 조리, 배식, 영안, 교환, 목공, 보일러공, 원예공, 경비 등
⑤ 기타 전문인력 : 심리학자, 물리학자, 의공학자, 경영학자, 목사, 사회사업가, 승려 등

3 병원조직의 특성

가. 경영체로서의 특성

① 고도로 자본집약적이면서도 노동집약적인 경영체이다.
② 다양한 사업목적을 가진 조직체이다.
③ 복잡한 전환과정을 거쳐 서비스를 생산하는 조직체이다.
④ 생산된 서비스의 품질관리나 업적평가가 극히 곤란한 조직체이다.
⑤ 자본의 투자율이 높은 반면 투자자본의 회수율이 낮다.

⑥ 임금의 격차가 크다
⑦ 여성 인력의 비율이 높다.

나. 병원조직 요소의 특성

① 경영목적의 상충성 : 의료서비스와 병원의 이윤추구의 상충성
② 조직구성의 다양성 : 구성원의 다양성
③ 업무(과업)의 불확실성 : 진료결과의 불확실성
④ 지배구조의 이원성(이중적 지휘체계) : 의료전문가에 의한 지배권위체제와 일반 직원에 의한 일반관리체제
⑤ 업무의 양과 종류의 변동이 커서 조직을 통제하기 어렵다.
⑥ 업무의 긴급성과 낮은 대체성으로 스트레스 강도가 높다.

6.3 병원의 업무와 주요지표

1 병원의 업무

가. 환자진단과 진료

① 외래 · 입원진료와 간호
② 일상 병리검사, 방사선 촬영, 특수검사
③ 조제 · 투약, 물리치료 · 재활, 영양관리

나. 진료지원 업무

① 의료기기, 의료재료, 물품의 공급유지(중앙공급, 의공)
② 의무기록관리
③ 세탁, 린넨류 공급, 환자운송

다. 교육 · 연구업무

① 의학계 학생 및 의료인 교육
② 직원교육
③ 의학, 간호학, 의료기술에 관련된 각종 연구
④ 병원관리 연구

라. 관리업무

① 환자 · 진료비 관리, 의료사회사업

② 인사, 노무, 회계, 재무, 물자, 비상계획
③ 기획, 예산, 경영분석, 감사 등

마. 기술업무

① 건축, 토목, 원예
② 시설, 설비 운영

2 병원정보 시스템

가. 병원정보시스템의 필요성

① **병원업무의 신속성과 정확성에 대한 요구** : 업무에 대한 신속성과 정확성이 필요
② **병원정보의 대량성** : 처리해야 할 정보의 다량
③ **의료기술의 발달** : 검사기술, 진단기술, 진료기술의 발달

나. 병원정보시스템의 구성

① 진료와 진료지원 정보시스템
② 의료사무 정보시스템
③ 관리 정보시스템
④ 기타 : 의학연구, 수련과 교육

3 병원표준화사업

가. 병원표준화의 목적

보건의료의 수준을 유지하고 보건의료의 질적 향상을 도모한다.

나. 병원표준화의 내용

① 진료윤리에 입각한 환자진료
② 병원시설의 안전관리와 유지
③ 병원조직의 기능과 관리향상
④ 병원 내의 감염방지대책
⑤ 병리실험의 정도관리
⑥ 의사진료업무의 분석과 학술활동
⑦ 의사의 수련 및 직원의 교육훈련

⑧ 의무기록과 진료통계의 정확한 유지
⑨ 간호업무 및 환자급식 향상

다. 병원표준화의 목표

① 적정진료의 보장
② 최신 진료수준의 수용성 증대
③ 병원경영관리의 효율성 제고
④ 회원병원 권익향상을 위한 정보체계 확립

라. 병원표준화의 기대효과

① 진료윤리의 확립
② 환자진료의 질적 향상
③ 병원관리의 과학화 및 합리화
④ 병원의료원가 상승의 억제
⑤ 의료사고의 미연방지 등

4 병원관리의 주요지표

병상이용의 효율성을 판단하는 병원통계 중 병상회전율, 병상이용률, 병상점유율, 100병상당 일평균재원환자수는 높아져야 병원경영의 효율성이 높아진다. 즉, 병원에 환자들이 많이 와야 병상수입이 늘어난다. 반면, 평균재원일수는 낮아야 병원에 유리하다. 즉, 환자들이 빨리 치료를 받고 퇴원해야 좋다는 뜻이다.

가. 입원율

대상인구 1,000명당 연간 입원수를 나타내는 것이다.

입원율 = (대상인구 중 연간 입원환자수 / 대상인구) × 1,000

나. 병상점유율

단위인구가 하루에 점유하고 있는 병상의 비로서 보통 1,000명당 1일간의 재원일수로 계산한다.

병상점유율 = (1일 평균 병상점유수 / 인구) ×1,000

다. 병상회전율

일정기간 내에 한 병상을 통과해 간 평균환자수를 나타낸다.

$$\text{병상회전율(회)} = \frac{\text{입원(퇴원)환자 실인원수}}{\text{평균가동병상수}} \text{ 또는 } \frac{(\text{퇴원환자 실인원수} + \text{입원환자 실인원수})/2}{\text{평균가동병상수}}$$

① 일정기간 동안 병원에서 실제 입원 또는 퇴원한 환자수를 평균가동병상수로 나눈 지표이다.

② 일정기간 동안 병원에서 가동한 병상이 평균적으로 1병상당 몇 명의 입원환자를 수용하였는가를 의미하는 것으로서 병상이용률이 높을 경우에는 병상회전율이 증가할수록 수익성 측면에서 바람직하다.

③ 병상회전율은 병원경양의 실질적 수익성을 비교하는 병원통계이다.

④ 동일 종류의 질병군을 위급하고 있는 병원 간의 병원시설 이용의 생산성 비교에 이용된다.

⑤ 병원회전율이 높을수록 병원경영의 수익성(효율성)이 좋다.

라. 병상회전간격

일정기간 내에 한 병상을 통과해 간 평균환자수를 나타낸다.

$$\text{병상회전간격(日)} = \frac{\text{연유휴병상수}}{\text{퇴원 실인원수}} = \frac{\text{연가동병상수} - \text{퇴원환자 총재원일수}}{\text{퇴원실인원수}}$$

① 일정기간 동안 연유휴병상수를 퇴원 실인원수로 나눈 지표이다.

② 환자가 퇴원하고 나서 다음 환자가 입원할 때까지 병상이 평균적으로 며칠간 유휴상태에 있는가(평균유휴일수)를 나타낸다.

③ 병상회전간격이 짧을수록 병상이용률이 높나는 것을 의미한다.

라. 병상회전기간

$$\text{병상회전기간(日)} = \frac{\text{평균가동병상수}}{\text{입원(퇴원)환자 실인원수}} \times 365$$

① 1병상의 환자 입원(퇴원) 후 다음 환자가 입원(퇴원)할 때까지의 평균기간이다.

② 병상회전기간을 평균재원일수보다 높게 나타나며, 병상이용률이 높을수록 평균재원일수와 가깝게 나타난다. 입원대기환자가 많은 경우 병상회전율과 병상회전기간을 비슷하게 나타난다.

바. 병상이용률

① 가용병상수에 대한 병상사용 환자수의 비율을 병상이용률이라고 하는데, 가용병상수와 실제로 사용되고 있는 병상수의 비율을 의미한다.

② 병원운영의 합리화를 측정하는 기본적인 지표이다.

③ 병상이용률은 병원인력 및 시설의 활용도를 간접적으로 나타낸다. 병원의 경영실태를 나타내는 가장 기본적인 지표라고 할 수 있다.

- **병상이용률** = (1일 평균 재원환자수/병상수)×100
- **연간 병상이용률** = (연간 총 누적재원일수/365×병상수)×100

사. 100병상당 일평균 외래환자수

하루 평균 외래환자수가 얼마나 되는지를 측정하는 지표이다.

$$\textbf{100병상당 일평균 외래환자수} = \frac{\text{연외래환자수} \div \text{외래진료일수}}{\text{병상수} \div 100\text{병상}}$$

㉠ 연외래환자수 285,000명, 외래진료일수 285일, 병상수 1,000개

100병상당 일평균 외래환자수 =

$$\frac{\text{연외래환자수} \div \text{외래진료일수}}{\text{병상수} \div 100\text{병상}} = \frac{285{,}000 \div 285}{1{,}000 \div 100} = \frac{1{,}000}{10} = 100\text{명}$$

아. 100병상당 월평균 외래환자수

월평균 외래환자수가 얼마나 되는지를 측정하는 지표이다.

$$\textbf{100병상당 월평균 외래환자수} = \frac{\text{연외래환자수} \div 12\text{월}}{\text{병상수} \div 100}$$

㉠ 연외래환자수 300,000명, 병상수 1,000개

100병상당 월평균 외래환자수 =

$$\frac{\text{연외래환자수} \div 12\text{월}}{\text{병상수} \div 100} = \frac{300{,}000 \div 12}{1{,}000 \div 100} = \frac{25{,}000}{10} = 2{,}500\text{명}$$

자. 100병상당 일평균 재원환자수

하루 평균 입원환자수가 얼마나 되는지를 측정하는 지표이다.

$$\textbf{100병상당 일평균 재원환자수} = \frac{\text{연입원환자수} \div 365\text{일}}{\text{병상수} \div 100\text{병상}}$$

㉮ 연입원환자수 365,000명, 병상수 1,000개

100병상당 일평균 재원환자수 =

$$\frac{\text{연입원환자수} \div 365\text{일}}{\text{병상수} \div 100\text{병상}} = \frac{365{,}000 \div 365}{1{,}000 \div 100} = \frac{1{,}000}{10} = 100\text{명}$$

<출처> 대한예방의학회, 「예방의학과 공중보건학」, 계축문화사, 2013, p.780~781

차. 평균재원일수

$$\textbf{평균재원일수} = \frac{\text{총재원일수}(=\text{연입원환자수})}{\text{실입원환자수}(=\text{입원실인원})}$$

평균재원일수는 한마디로 1명의 환자가 병원에 입원한 평균일수를 가리킨다. 평균재원일수는 입원환자의 총재원일수(연입원환자수로 표현한다)를 실제 입원(퇴원)한 환자수로 나눈 비율이다. 평균재원일수가 길면 병상이용률은 높아지나 병상회전율이 낮아지고, 입원환자 1인당 일당진료비가 감소되므로 병원에서는 수익증대를 위해 평균재원일수를 단축하려고 한다.

5 개방병원제도

가. 개방병원의 의의

지역사회의 개원의사에게 2 · 3차 의료기관의 시설과 장비 및 인력을 이용하여 개원의가 자신의 환자에게 의료서비스를 지속적으로 제공하는 의료전달체계로 주 이용형태는 CT와 MRI 등 고가의료장비를 이용한 정밀검사와 수술 또는 입원이 필요한 경우 개방병원의 유휴 수술실과 입원실을 활용해 환자를 치료하는 내용을 담고 있다.

나. 개방병원 도입배경

의약분업, 의약품실거래가상환제 등 각종 정책의 변화와 환자들의 의료이용패턴 변화 등으로 병원경영 환경은 날이 갈수록 악화되고, 특히 의료기관 간 경쟁이 치열해지고 막대한 비용을 투자한 고가의료장비의 이용률 및 병상가동률이 저조해짐에 따라 개방형 병원 제도 도입을 통한 장비와 시설, 인력의 공동활용이 관심사로 부각되고 있다.

다. 개방병원의 장 · 단점

■ 장점

① 환자의 입장에서 볼 때 검사 및 수술 등에서 신속한 서비스를 제공받을 수 있으며 저렴한 의료비로 양질의 진료혜택을 기대할 수 있다. 또 동네의원 의사로부터 진단과 수술, 요양에 이르는 포괄적인 의료서비스를 제공받음으로써 체계적

인 병력관리와 안정성 확보가 가능하다는 것도 이점으로 꼽힌다.

② 개원의의 입장에서는 개원에 대한 투자부담이 없으면서 진료능력의 지속적인 향상과 단골환자 확보가 가능하며, 개방병원에는 유휴시설과 장비를 활용해 수입을 높이면서 진료범위 확대와 의료서비스 개선이 가능하다는 점을 장점으로 들 수 있다.

■ 단점

전문의의 개원이 용이해짐에 따라 종합병원에서 전속전문의를 구하기 어려워지는 현상이 나타날 수 있으며, 의료사고 발생 시 환자와 개원의 간의 다툼 이외에 개방병원과 개원의 간 분쟁이 생길 수 있어 분쟁해결이 복잡·장기화될 우려가 제기되고 있다.

라. 개방병원의 기대효과

기대효과는 1·2차 의료기관 중심의 효율적인 의료전달체계 구축이 가능하고 의료기관의 과잉·중복투자를 막음으로써 국민의료비를 절감할 수 있으며 의료인의 진료능력 향상으로 의료서비스의 질적 수준 제고를 가져온다는 것이다.

6.4 병원관리서비스의 특성

1 의료의 질 구성요소

1 의료의 질의 개념

질(Quality)이란 일반적으로 우수성 또는 수월성(excellence)을 말한다. 의료의 질 개념은 여러 가지 측면을 갖는 개념으로, 주위 상황이나 개인에 따라 또한 어떤 측면을 강조하느냐에 따라 그 정의가 달라지는 다의적인 개념이다.

가. 의료공급자 측면에서의 질 개념

① 의료 분야에서는 보통 과학적·기술적 용어로 질을 정의하고 있는데, 이때 질은 환자를 진료할 때 현재 사용 가능한 의학지식과 기술을 정확하게 적용하는지를 뜻하며, 이는 의료제공자 측면에서의 질 개념이라고 볼 수 있다.

② 이러한 과학적·기술적 정의는 질 보장(Quality assurance)을 개발하기 위한 시도에서 지침이 되어 왔으나 의료제공자 입장을 강조하는 반면에 의료소비자의 입장을 소홀히 하는 단점이 있다.

나. 의료소비자 측면에서의 질 개념

① 일반 산업체에서 질을 정의할 때는 소비자의 요구와 비용에 대한 인식을 포함하기도 하는데, 이와 마찬가지로 의료에서도 질에 대하여 정의할 때 의료소비자 요구와 비용적 관점을 반영하기도 한다.

② 의료소비자 측면에서의 질 개념은 "각 환자에 대해서 의료행위로 인한 합병증이 없이, 환자와 가족의 필요에 대한 관심을 가지고 비용효과적이고 증명된 방법으로 적정 수준의 성취 가능한 결과를 확보하는 것"으로 정의할 수 있다.

③ 도나베디안(Donabedian, 1980)은 양질의 의료를 "의료서비스의 모든 과정에서 자원의 투입과 그로 인해 발생되는 이익이 균형을 이룬 상태에서 환자의 건강과 만족을 가장 높은 수준으로 유지시킬 수 있는 상태"로 정의하였다.

다. JCAHO의 의료의 질 개념

① 질은 다차원적이고 추상적인 개념이기 때문에 의료의 질을 보다 구체적으로 정의내리기 위해서 의료의 질을 관리할 때 실무에서 무엇에 중점을 둘 것인가 하는 것을 고려하기도 한다.

② 미국의 병원인증기구인 의료기관인증합동위원회(JCAHO, 2005)에서는 의료의 질을 "특정 서비스나 절차, 진단 또는 임상적 문제에서 일반적으로 인정된 좋은 실무에 대한 현행 표준과 예상되는 결과의 달성에 부합되는 정도"로 정의하였다.

<출처> 이병숙 외, 「간호관리학」, 정담미디어, 2016, p.468~464

2 의료의 질 구성요소

의료의 질은 여러 학자가 다양한 정의를 내리고 있고, 환자나 정부, 보험자 등의 입장에 따라서도 각기 다른 시각의 차이를 보이고 있다. 이처럼 의료의 질은 어느 한 측면만으로 정의될 수 없는 다양한 개념이다. 따라서 여러 학자가 의료의 질에 포함하여 언급한 구성요소에 대해 이해할 필요가 있다.

가. 효능(efficacy)

상품이나 서비스가 정상적인 상황에서 기대되는 결과를 나타내는 능력이다. 즉, 보건의료의 과학과 기술을 바람직한 환경 하에서 사용하였을 때 건강을 항상시키는 능력을 말한다. 즉, 어떤 약이 병원과 같은 임상실험실 밖에서도 효과를 보이는 것이다.

나. 효과(effectiveness)

상품이나 서비스가 기대되는 결과를 나타내는 능력을 말한다(㉮수명연장, 기능개선,

안녕 등). 즉, 건강수준의 향상을 위한 진료행위의 수행 정도로, 효능과는 대조적으로 의료서비스를 제공하는 일상적인 환경에서 성취하는 건강수준의 향상을 의미한다.

다. 효율(efficiency)

어떤 효과와 그 효과를 얻기 위하여 사용되는 비용 간의 관계를 말한다. 즉, 효율은 특정 건강수준을 획득하는 데 사용한 비용을 측정하는 것으로 특정 의료서비스가 동일한 효능과 효과를 보였을 때 비용이 적게 든 서비스가 보다 효율적이라고 평가한다.

라. 적절성(적정성, optimality)

적절성은 비용에 대한 상대적인 의료의 효과 또는 편익을 말한다. 편익은 어느 시점까지 계속 증가하다가 나중에는 거의 증가하지 않는 반면, 비용은 계속 증가하게 된다. 결과적으로 편익에서 비용을 보면 어느 시점 최댓값을 가진 후 다시 감소하게 된다. 최댓값을 갖는 지점을 의료의 적절성이 가장 높다고 말한다.

마. 수용성(acceptability)

수용성은 의료의 효과에 대한 환자와 환자 가족의 기대를 말한다. 여기에는 의료의 접근성, 환자와 의료제공자와의 관계, 쾌적한 환경, 의료의 효과에 대한 환자의 선호도, 의료비용에 대한 환자의 선호도 등 5가지 속성이 포함된다.

① 접근성(accessibility) : 환자에게 의료서비스를 쉽고 편리하게 제공하는 능력이다.
② 환자와 의료제공자와의 관계(patient-practitioner relationship) : 의료서비스를 제공하는 과정에서 환자와 의료제공자가 맺게 되는 관계를 말하는 것으로 환자 만족도에 중요한 영향을 미친다.
③ 쾌적한 환경(amenities of care) : 편리하고 안락한 의료 환경을 말한다.
④ 의료의 효과에 대한 환자의 선호도 : 환자가 인지하는 의료서비스의 효과를 말한다. 이는 의료인이 판단하는 의료의 효과와 항상 일치하는 것은 아니다.
⑤ 의료비용에 대한 환자의 선호도 : 환자가 인지하는 의료서비스의 비용을 말한다.

바. 합법성(legitimacy)

사회적 선호도(윤리적 원칙, 가치, 법, 규제)와 개인의 수용성이 일치 정도를 말한다.

사. 형평성(equity)

의료서비스의 분포와 의료의 편익이 인구집단에게 얼마나 공평하게 제공되는가를 말한다.

<출처> 이해정 외, 「간호관리와 리더십의 이해」, 서원미디어, 2013, p.220~221

2 의료의 질 평가

1 구조평가(구조 측면의 질관리접근법)

가. 개념

① 의료서비스를 위해 사용되는 재료와 수단을 통한 평가로서, 여기에는 인력, 검사 약품, 장비, 시설, 물자 등이 있다.

② 조직원들이 일하는 조직체 내에서 갖추고 있는 도구와 치료제공자들의 적정 속성을 담은 각급 요원의 수, 자격, 직급별 구성, 이들의 조직과 관리, 각종 시설과 장비 등 이와 관련된 사항에 대한 평가를 말한다.

③ 의료적 치료에 필요한 인적 · 물적 · 재정적 재원의 평가를 말한다.

나. 전제조건

① 구조평가에서는 인력, 재무구조, 시설, 장비, 물자, 조직의 수준이 더 높으면 높을수록 더 좋은 의료서비스가 가능하다는 전제조건이 깔려 있다.

② 인력, 시설, 장비, 물자, 조직 등에 관하여 무엇이 중요한지, 그리고 어떤 것이 좋은지를 파악할 수 있다는 전제조건이 깔려 있다.

다. 구체적 사례

① 면허증, 자격증 발급 실태 평가

② 의료기관 신임제도

③ 시설, 장비 등의 설치요건 설정 평가

④ 병원표준화사업을 통한 평가

⑤ 수련병원 지정기준 평가

라. 장 · 단점

장점	단점
① 신속한 평가가 가능하고, 쉬우며, 경제적이다. ② 접근방법이 용이하기 때문에 훈련요원을 둘 필요가 없다. ③ 객관적이고, 생산적이며, 시행가능성이 높다. ④ 현존 자료를 사용하기 때문에 쉽게 접근할 수 있고, 관찰이 용이하며, 정보획득이 쉽다.	물리적 항목 또는 행정구조 항목에만 국한된다.

2 과정평가(과정 측면의 질관리접근법)

가. 개념

의료인의 환자관리활동을 대상으로 하여 진단 및 치료과정을 평가하는 것이다.

나. 평가방법

① 직접관찰법 : 주관부서에서 직접관찰을 통하여 평가하는 것으로, 환자치료 과정을 보다 정확하게 판단할 수 있는 장점이 있는 반면, 시간 및 비용이 많이 들고, 관찰자의 주관이나 편견이 개입될 소지가 많은 단점이 있다.

② 의무기록 평가법 : 현존 의무기록 자료를 이용해서 평가하는 것으로, 직접관찰법에 비해 시간 및 비용이 적게 소요되는 장점이 있는 반면, 기록내용이 불충분할 수 있고, 그만큼 정확성이나 신뢰성이 결여될 수 있는 단점이 있다.

다. 구체적 사례

① 의료이용심사(UR)

② 동료의사에 의한 검토(Peer Review)

③ 의료감사(Medical Audit)

④ 진료비 청구심사(Claims Review)

라. 장 · 단점

장점	단점
① 의사 같은 전문가들이 만족해하는 기법이다. ② 치료과정상의 문제점을 시정할 수 있다. ③ 전문가가 수용하고 변화 가능한 평가이므로 피드백 및 질 증진에 가장 유효한 접근법이다. ④ 직접관찰을 하므로 구조적 평가에서 얻을 수 없는 정보도 획득 가능하다.	환자의 치료과정에만 관심을 두므로, 치료결과에는 무관심하여 진료의 궁극적 목표에는 소홀할 수 있다는 비판이 있다.

3 결과평가(결과 측면의 질관리접근법)

가. 개념(내용)

① 환자 건강과 만족도의 평가 : 진단결과, 치료결과, 환자의 병원 및 의사에 대한 만족도 평가, 즉 건강의 회복, 기능의 복구, 생존 여부 등을 평가한다.

② 치료결과 : 의사의 치료와 부작용, 질병의 진행정도에 따라 다르게 나타날 수 있고, 비용이 많이 들며, 장기간을 요하므로 인력, 시설, 장비의 투여비용이 많다.

③ 부정적 결과(6D) : 사망(Death), 질병(Disease), 활동불능(Disability), 불편(Discomfort), 불만족(Dissatisfaction), 생산적 사회활동의 깨어짐(Disruption Production Activity)

나. 전제조건

① 환자의 치료결과 및 측정시기가 바르게 선정될 수 있다.
② 결과는 과정 및 구조 요소와 서로 관련되어 있다.
③ 평가자가 결과를 나타내는 타당성 있는 지표를 제시할 수 있다.

다. 장 · 단점

장점	단점
① 질 평가의 회종 관심 항목을 측정 평가한다. ② 평가자(치료자) 스스로 질을 측정할 수 있다.	① 환자의 치료결과를 지켜보아야 하므로 장기적인 시간이 필요하다. ② 자료를 수집하는 데 상당한 주의를 요한다.

참고하기

보건의료서비스의 질평가

구조평가(구조적 접근) 투입	과정평가(과정적 접근) 전환	결과평가(결과적 접근) 산출
① 면허증, 자격증 발급 실태 평가 ② 의료기관 신임제도 ③ 시설, 장비 등의 설치요건 설정 평가 ④ 병원표준화사업을 통한 평가 ⑤ 수련병원 지정기준 평가 ⑥ 신입교육	① 의료 이용도 조사 ② 동료의사에 의한 검토 ③ 의료감사 ④ 진료비 청구심사 ⑤ 임상진료지침 ⑥ 보수교육 ⑦ 의무기록평가	① 고객(환자) 만족도 조사 ② 의료서비스 평가 ③ 진료결과평가 ④ 사망률 합병증 치료 ⑤ 비용편익분석 (산출중심적) ⑥ 합병증지표 산출공개

<출처> 문상식 · 최만규, 「보건행정학」, 보문각, 2010, p.450

3 의료기관 인증제도

1 의료기관 인증제도의 도입과 법적 근거

가. 의료기관 인증제도의 도입

① 2010년 7월, 의료법 개정을 통하여 의료기관 인증제 시행의 법적 근거를 마련하고, 2010년 10월에 인증전담기관인 의료기관평가인증원을 설립하였다.
② 2011년 1월 24일부터 의료기관의 자율신청에 의한 의료기관 인증제도를 시작하였다.

나. 의료기관 인증제도의 법적 근거

의료기관인증(의료법 제58조)

① 보건복지부장관은 의료의 질과 환자 안전의 수준을 높이기 위하여 병원급 의료기관에 대한 인증(이하 "의료기관인증"이라 한다)을 할 수 있다.

② 보건복지부장관은 대통령령으로 정하는 바에 따라 의료기관인증에 관한 업무를 관계 전문기관(이하 "인증전담기관"이라 한다)에 위탁할 수 있다. 이 경우 인증전담기관(의료기관평가인증원)에 대하여 필요한 예산을 지원할 수 있다.

③ 보건복지부 장관은 다른 법률에 따라 의료기관을 대상으로 실시하는 평가를 통합하여 인증전담기관으로 하여금 시행하도록 할 수 있다.

의료기관인증업무의 위탁(의료법 시행령 제29조)

① 법 제59조 제2항에 따라 보건복지부장관은 의료기관인증을 목적으로 보건복지부장관의 허가를 받아 설립된 비영리법인(이하 이 조에서 "인증전담기관"이라 한다. 의료기관평가인증원)에 다음 각 호의 업무를 위탁한다.

1. 법 제58조의3 제2항에 따른 인증기준의 충족 여부 평가
2. 법 제58조의3 제3항에 따른 평가결과와 인증등급의 통보
3. 법 제58조의3 제6항에 따른 조건부인증을 받은 의료기관에 대한 재인증
4. 법 제58조의4 제1항 및 제2항에 따른 인증신청의 접수
5. 법 제58조의5에 따른 이의신청의 접수 및 처리 결과의 통보
6. 법 제58조의6 제1항에 따른 인증서 교부
7. 법 제58조의7 제1항에 따른 인증을 받은 의료기관의 인증기준, 인증 유효기간 및 법 제58조의3 제2항에 따라 평가한 결과 등의 인터넷 홈페이지 등에의 공표

② 인증전담기관의 장은 위탁받은 업무의 처리 내용을 보건복지부령으로 정하는 바에 따라 보건복지부장관에게 보고하여야 한다.

제58조의1(의료기관인증위원회)

① 보건복지부장관은 의료기관인증에 관한 주요 정책을 심의하기 위하여 보건복지부장관 소속으로 의료기관인증위원회(이하 이 조에서 "위원회"라 한다)를 둔다.

② 위원회는 위원장 1명을 포함한 15인 이내의 위원으로 구성한다.

③ 위원회의 위원장은 보건복지부차관으로 하고, 위원회의 위원은 다음 각 호의 사람 중에서 보건복지부장관이 임명 또는 위촉한다.

1. 제28조에 따른 의료인 단체 및 제52조에 따른 의료기관단체에서 추천하는 자
2. 노동계, 시민단체(「비영리민간단체지원법」 제2조에 따른 비영리민간단체를 말한다), 소비자단체(「소비자기본법」 제29조에 따른 소비자단체를 말한다)에서 추천하는 자
3. 보건의료에 관한 학식과 경험이 풍부한 자
4. 보건복지부 소속 3급 이상 공무원 또는 고위공무원단에 속하는 공무원

④ 위원회는 다음 각 호의 사항을 심의한다.

1. 인증기준 및 인증의 공표를 포함한 의료기관인증과 관련된 주요 정책에 관한 사항
2. 제58조 제3항에 따른 의료기관 대상 평가제도 통합에 관한 사항
3. 제58조의7 제2항에 따른 의료기관인증 활용에 관한 사항
4. 그 밖에 위원장이 심의에 부치는 사항

⑤ 위원회의 구성 및 운영, 그 밖에 필요한 사항은 대통령령으로 정한다.

의료기관인증위원회의 구성(의료법 시행령 제30조)

법 제59조의2 제1항에 따른 의료기관인증위원회(이하 "인증위원회"라 한다)의 위원은 다음 각 호의 구분에 따라 보건복지부장관이 임명하거나 위촉한다.

1. 법 제28조에 따른 의료인 단체 및 법 제52조에 따른 의료기관단체에서 추천하는 사람 5명
2. 노동계, 시민단체(「비영리민간단체지원법」 제2조에 따른 비영리민간단체를 말한다), 소비자단체(「소비자기본법」 제29조에 따른 소비자단체를 말한다)에서 추천하는 사람 5명
3. 보건의료에 관한 학식과 경험이 풍부한 사람 3명
4. 보건복지부 소속 3급 이상 공무원 또는 고위공무원단에 속하는 공무원 1명

위원의 임기(의료법 시행령 제31조)

① 제30조 제1호부터 제3호까지의 위원의 임기는 2년으로 한다.
② 위원의 사임 등으로 새로 위촉된 위원의 임기는 전임 위원 임기의 남은 기간으로 한다.

인증위원회의 운영(의료법 시행령 제31조의2)

① 위원장은 인증위원회를 대표하고 인증위원회의 업무를 총괄한다.
② 인증위원회의 회의는 재적위원 3분의 1 이상의 요구가 있는 때 또는 위원장이 필요하다고 인정하는 때에 소집하고, 위원장이 그 의장이 된다.
③ 인증위원회의 회의는 재적위원 과반수의 출석으로 개의하고 출석위원 과반수의 찬성으로 의결한다.
④ 위원장이 부득이한 사유로 직무를 수행할 수 없을 때는 위원장이 미리 지명한 위원이 그 직무를 대행한다.
⑤ 제1항부터 제4항까지에서 규정한 사항 외에 인증위원회의 운영 등에 필요한 사항은 인증위원회의 의결을 거쳐 위원장이 정한다.

의료기관인증기준 및 방법 등(의료법 제58조의3)

① 의료기관인증기준은 다음 각 호의 사항을 포함하여야 한다.
1. 환자의 권리와 안전
2. 의료기관의 의료서비스 질 향상 활동
3. 의료서비스의 제공과정 및 성과
4. 의료기관의 조직·인력관리 및 운영
5. 환자 만족도

② 보건복지부장관은 인증을 신청한 의료기관에 대하여 제2항에 따른 인증기준의 충족 여부를 평가하여야 한다.
③ 보건복지부장관은 제2항에 따라 평가한 결과와 인증등급을 지체 없이 해당 의료기관의 장에게 통보하여야 한다.
④ 인증등급은 인증, 조건부인증 및 불인증으로 구분한다.
⑤ 인증의 유효기간은 4년으로 한다. 다만, 조건부인증의 경우에는 유효기간을 1년으로 한다.
⑥ 조건부인증을 받은 의료기관의 장은 유효기간 내에 보건복지부령으로 정하는 바에 따라 재인증을 받아야 한다.
⑦ 제1항에 따른 인증기준의 세부 내용은 보건복지부 장관이 정한다.

의료기관의 재인증(의료법 시행규칙 제63조)

① 법 제58조의3 제6항에 따라 재인증을 받으려는 의료기관의 장은 별지 제23호의4서식의 인증

신청서와 별지 제23호5서식의 의료기관 운영현황을 인증전담기관의 장에게 제출하여야 한다.

② 의료기관의 재인증 절차는 다음 각 호와 같으며, 재인증 절차의 세부적인 사항은 보건복지부장관의 승인을 받아 인증전담기관의 장이 정한다.

1. 인증신청
2. 조사계획 수립
3. 서면 및 현지조사 실시
4. 평가결과 부석 및 인증등급 결정
5. 이의신청 심의 및 처리결과 통보
6. 평가결과 및 인증등급 확정 및 공표

의료기관인증의 신청(의료법 제58조의4)

① 의료기관인증을 받고자 하는 의료기관의 장은 보건복지부령으로 정하는 바에 따라 보건복지부장관에게 신청할 수 있다.

② 제1항에도 불구하고 제3조 제2항 제3호에 따른 요양병원(「장애인복지법」 제58조 제1항 제2호에 따른 의료재활시설로서 제3조의2에 따른 요건의 갖춘 의료기관은 제외한다)의 장은 보건복지부령으로 정하는 바에 따라 보건복지부장관에게 인증을 신청하여야 한다.

③ 인증전담기관은 보건복지부장관의 승인을 받아 의료기관인증을 신청한 의료기관의 장으로부터 인증에 소요되는 비용을 징수할 수 있다.

요양병원(의료법 제3조 제2항 제3호 라목)

라. 요양병원(「정신보건법」 제3조 제3호에 따른 정신의료기관 중 정신병원, 「장애인복지법」 제58조 제1항 제2호에 따른 의료재활시설로서 「의료법」 제3조의2 요건을 갖춘 의료기관을 포함한다. 이하 같다) → 의료기관인증을 반드시 받아야 하는 병원급 의료기관은 요양병원인데, 관호 안에 정신병원이 포함되어 있다는 점을 주의하여야 한다. 법 제58조의4 제2항에서 의료재활시설(흔히 재활병원)은 제외한다는 점도 알아두자.

의료기관 인증의 신청 등(의료법 시행규칙 제64조)

① 법 제58조의4 제1항에 따라 인증을 받으려는 의료기관의 장은 별지 제23호의4서식의 인증신청서와 별지 제23호의5서식의 의료기관 운영현황을 인증전담기관의 장에게 제출하여야 한다.

② 제1항에 따른 인증 절차는 제63조 제2항을 준용한다.

③ 보건복지부장관은 법 제58조의4 제2항에 따른 요양병원의 장에게 인증신청기간 1개월 전에 인증신청 대상 및 기간 등 조사계획을 수립 · 통보하여야 한다.

④ 제3항에 따라 조사계획을 통보받은 요양병원의 장은 신청기간 내에 인증전담기관의 장에게 별지 제23호의4서식의 인증신청서와 별지 제23호의5서식의 의료기관 운영현황을 인증전담기관의 장에게 제출하여야 한다.

⑤ 인증전담기관의 장은 별지 제23호의6서식의 인증신청 접수대장과 별지 제23호의7서식의 인증서 교부대장을 작성하여 최종 기재일로부터 5년간 보관하여야 한다. 이 경우 해당 기록은 전자문서로 작성 · 보관할 수 있다.

조사일정 통보(의료법 시행규칙 제64조의2)

인증전담기관의 장은 제64조 제1항에 따른 의료기관 인증 신청을 접수한 날로부터 30일 내에 해당 의료기관의 장과 협의하여 조사일정을 정하고 이를 통보하여야 한다.

인증비용의 승인(의료법 시행규칙 제64조의3)

법 제58조의4 제3항에 따라 인증전담기관의 장은 의료기관의 종류 및 규모별로 인증에 소요되는 비용을 다음 각 호에 따라 산정하여 보건복지부장관의 승인을 받아야 한다.

1. 조사수당, 여비 등 현지조사에 드는 직접비용
2. 인건비, 기관운영비 등 인증전담기관 운영에 드는 간접비용
3. 그 밖에 의료기관 인증기준을 충족하도록 지원하는 전문가의 진단 및 기술 지원 등에 드는 컨설팅 비용

이의신청(의료법 제58조의5)

① 의료기관인증을 신청한 의료기관의 장은 평가결과 또는 인증등급에 관하여 보건복지부장관에게 이의신청을 할 수 있다.

② 제1항에 따른 이의신청은 평가결과 또는 인증등급을 통보받은 날로부터 30일 이내에 하여야 한다. 다만, 책임질 수 없는 사유로 그 기간을 지킬 수 없었던 경우에는 그 사유가 없어진 날부터 기산한다.

③ 제1항에 따른 이의신청의 방법 및 처리 결과의 통보 등에 필요한 사항은 보건복지부령으로 정한다.

이의신청의 방법 및 처리 결과 통보(의료법 시행규칙 제64조의4)

① 의료기관의 장은 법 제58조의3 제3항에 따라 통보받은 평가결과 및 인증등급에 대하여 이의가 있는 경우에는 그 통보받은 날부터 30일 내에 이의신청의 내용 및 사유가 포함된 별지 제23호의8서식의 이의신청서에 주장하는 사실을 증명할 수 있는 서류를 첨부하여 인증전담기관의 장에게 제출하여야 한다.

② 인증전담기관의 장은 제1항에 따른 이의신청을 받은 경우 그 이의신청 내용을 조사한 후 처리결과를 이의신청을 받은 날부터 30일 내에 해당 의료기관의 장에게 통보하여야 한다.

인증서와 인증마크(의료법 제58조의6)

① 보건복지부장관은 인증을 받은 의료기관에 인증서를 교부하고 인증을 나타내는 표시(이하 "인증마크"라 한다)를 제작하여 인증을 받은 의료기관이 사용하도록 할 수 있다.

② 누구든지 제58조 1항에 따른 인증을 받지 아니하고 인증서나 인증마크를 제작·사용하거나 그 밖의 방법으로 인증을 사칭하여서는 아니 된다.

③ 인증마크의 도안 및 표시방법 등에 필요한 사항은 보건복지부령으로 정한다.

인증서 교부 및 재교부(의료법 시행규칙 제64조의5)

① 인증전담기관의 장은 법 제58조의6 제1항에 따라 의료기관 인증을 받은 의료기관에 별지 제23호의9서식의 의료기관 인증서를 교부하여야 한다.

② 제1항에 따라 의료기관 인증서를 교부받은 자가 다음 각 호의 어느 하나의 사유로 의료기관 인증서의 재교부를 받으려는 경우에는 별지 제23호의10서식의 의료기관 인증서 재발급 신청서에 의료기관 인증서(의료기관 인증서를 잃어버린 경우는 제외한다)와 증명서류(제2호의 경우만 해당한다)를 첨부하여 인증전담기관의 장에게 제출하여야 한다.

1. 인증서를 잃어버리거나 헐어 사용하지 못하게 된 경우
2. 개설자 변경

③ 제2항에 따른 의료기관 인증서 재교부 신청을 받은 인증전담기관의 장이 의료기관 인증서를 재교부한 때에는 별지 제23호의7서식의 인증서 교부대장에 그 내용을 적어야 한다.

인증마크의 도안 및 표시방법(의료법 시행규칙 제64조의6)

① 제58조의6 제3항에 따른 인증을 나타내는 표시(이하 "인증마크"라 한다)의 도안 및 표시방법은 별표 9와 같다.
② 인증마크의 사용기간은 법 제58조의3 제5항에 따른 의료기관 인증의 유효기간으로 한다.

인증의 공표 및 활용(의료법 제58조의7)
① 보건복지부장관은 인증을 받은 의료기관에 관하여 인증기준, 인증 유효기간 및 제58조의3 제2항에 따라 평가한 결과 등 보건복지부령으로 정하는 사항을 인터넷 홈페이지 등에 공표하여야 한다.
② 보건복지부장관은 제59조의3 제3항에 따른 평가 결과와 인증등급을 활용하여 의료기관에 다음 각 호에 해당하는 행정적·재정적 지원 등 필요한 조치를 할 수 있다.
  1. 제3조의4에 따른 상급종합병원 지정
  2. 제3조의5에 따른 전문병원 지정
  3. 그 밖에 다른 법률에서 정하거나 보건복지부장관이 필요하다고 인정한 사항
③ 제1항에 따른 공표 등에 필요한 사항은 보건복지부령으로 정한다.

의료기관 인증의 공표(의료법 시행규칙 제64조의7)
인증전담기관의 장은 법 제59조의7 제1항에 따라 다음 각 호의 사항을 인터넷 홈페이지 등에 공표하여야 한다.
1. 해당 의료기관의 명칭, 종별, 진료과목 등 일반현황
2. 인증등급 및 인증의 유효기간
3. 인증기준에 따른 평가결과
4. 그 밖에 의료의 질과 환자 안전의 수준을 높이기 위하여 보건복지부장관이 정하는 사항

자료의 제공요청(의료법 제58조의8)
① 보건복지부장관은 인증과 관련하여 필요한 경우에는 관계 행정기관, 의료기관, 그 밖의 공공단체 등에 대하여 자료의 제공 및 협조를 요청할 수 있다.
② 제1항에 따른 자료의 제공과 협조를 요청받은 자는 정당한 사유가 없는 한 요청에 따라야 한다.

의료기관인증의 취소(의료법 제59조의9)
① 보건복지부장관은 다음 각 호의 어느 하나에 해당하는 경우에는 의료기관인증 또는 조건부인증을 취소할 수 있다. 다만, 제1호 및 제2호에 해당하는 경우에는 인증 또는 조건부인증을 취소하여야 한다.
  1. 거짓이나 그 밖의 부정한 방법으로 인증 또는 조건부인증을 받은 경우
  2. 제64 제1항에 따라 의료기관 개설 허가가 취소되거나 폐쇄명령을 받은 경우
  3. 의료기관의 종별 변경 등 인증 또는 조건부인증의 전제나 근거가 되는 중대한 사실이 변경된 경우
② 제1항 제1호에 따라 인증이 취소된 의료기관은 인증 또는 조건부인증이 취소된 날부터 1년 이내에 인증 신청을 할 수 없다.

제64조의8(의료기관 인증서의 반납)
법 제58조의9에 따라 의료기관 인증 또는 조건부인증이 취소된 의료기관의 장은 지체없이 인증서를 인증전담기관의 장에게 반납하여야 한다.

2 의료기관인증 조사기준과 인증등급

가. 의료기관 인증 조사기준

4개 영역(체계)	세부 장(章)
1. 기본가치체계	① 안전보장 활동 ② 지속적인 질 향상
2. 환자진료체계	① 진료전달체계와 평가 ② 환자진료 ③ 수술 및 마취진정관리 ④ 약물관리 ⑤ 환자권리존중 및 보호
3. 행정관리체계 또는 지원체계	① 경영 및 조직운영 ② 인적자원관리 ③ 감염관리 ④ 안전한 시설 및 환경관리 ⑤ 의료정보관리
4. 성과관리체계	① 임상질지표

① 인증을 받기 위해서는 전반적인 인증기준들을 충족하여야 한다. 특히 안전보장 활동의 '환자안전' 및 '직원안전' 범주에 속하는 5개의 기준은 인증을 받기 위한 필수 기준으로서 반드시 충족되어야 한다.

② 인증기준은 모든 의료기관에 공통적으로 적용 가능한 보편적인 기준을 근간으로 구성되어 있으나, 의료기관의 규모 및 특성에 따라 일부 기준 및 조사항목들을 선택적으로 또는 단계적으로 적용하도록 구성하였다.

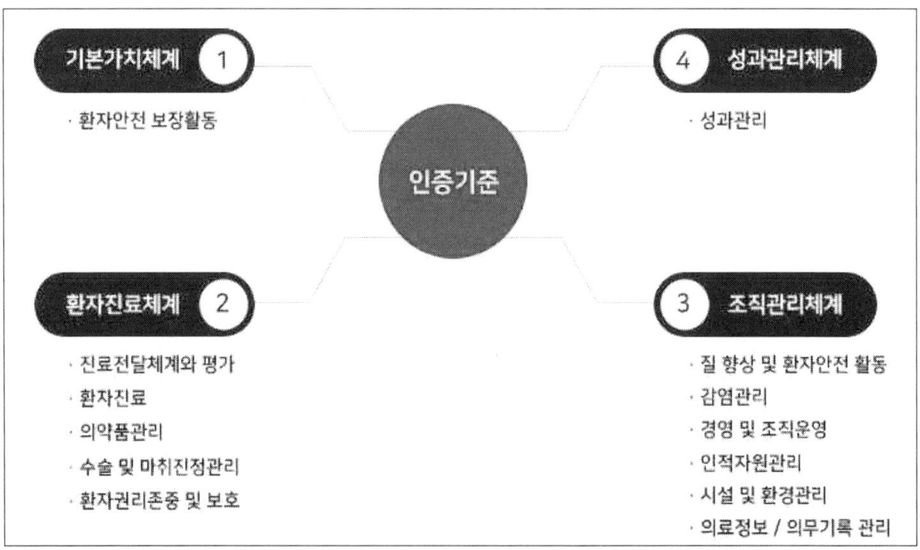

◈ 의료기관평가인증원 홈페이지 인증 조사기준

나. 인증등급 및 인증기간

구분	의미	인증기간
인증	각 영역별 기준 충족률이 모두 80% 이상이고, 환자안전 및 직원 안전 범주에 포함된 조사항목에 "무" 또는 "하"가 없는 경우 (모든 의료서비스 제공 과정에서 환자의 안전보장과 적정 수준의 의료 질 달성)	4년
조건부인증	모든 영역별 기준 충족률이 60% 이상인 경우 (질 향상을 위하여 노력하였으나, 일부 영역에서 인증 수준에는 다소 못 미치는 기관으로, 향후 부분적 노력을 통해 인증을 받을 수 있는 가능성이 있는 경우)	1년
불인증	기준 충족률이 60% 미만인 영영이 1개 이상 있는 경우	-

3 의료기관 인증제도의 시행 및 절차, 기대효과

가. 의료기관 인증제도의 시행

① 보건복지부장관은 의료기관 인증에 관한 주요 정책을 심의하기 위하여 보건복지부장관 소속으로 의료기관인증위원회를 두어 의료인단체, 의료기관단체, 노동계, 시민단체, 소비자단체, 보건의료전문가, 정부 등의 참여 아래 의료기관 인증에 관한 주요정책을 결정하고 있다.

② 실제로 의료기관 인증을 목적으로 보건복지부장관의 허가를 받아 설립된 비영리 법인 인증전담기관인 "의료기관평가인증원"에 인증제 개발 및 시행, 조사위원 교육, 결과 분석·종합 및 평가결과 공표 등의 업무를 위탁함으로써 의료기관 인증제의 전문성과 공정성을 기하고 있다.

나. 의료기관 인증절차

① 인증신청(접수 후 30일 이내 조사일정 통보)
② 서면 및 현지조사
③ 평가결과 이의신청(통보받은 날부터 30일 이내) 및 결과 분석
④ 인증심의위원회 인증등급 판정
⑤ 인증등급 이의신청(통보받은 날부터 30일 이내) 및 인증등급 결정
⑥ 인증등급 통보 및 공표

다. 의료기관 인증제도의 기대효과

① 의료기관 인증제도를 통해 의료기관의 자발적 질 향상 노력을 유도함으로써 환

자안전수준 제고와 의료의 질 향상을 도모할 수 있다.
② 인터넷을 통해 인증결과를 공표함으로써 소비자의 알권리가 강화된다.
③ 환자들의 의료기관 이용에 따른 환자만족도가 증가한다.
④ 의료기관은 인증마크를 활용한 홍보 등을 통해 경쟁력을 확보할 수 있게 된다.

◈ **참고자료 _** [병원행정조직_서울대병원]

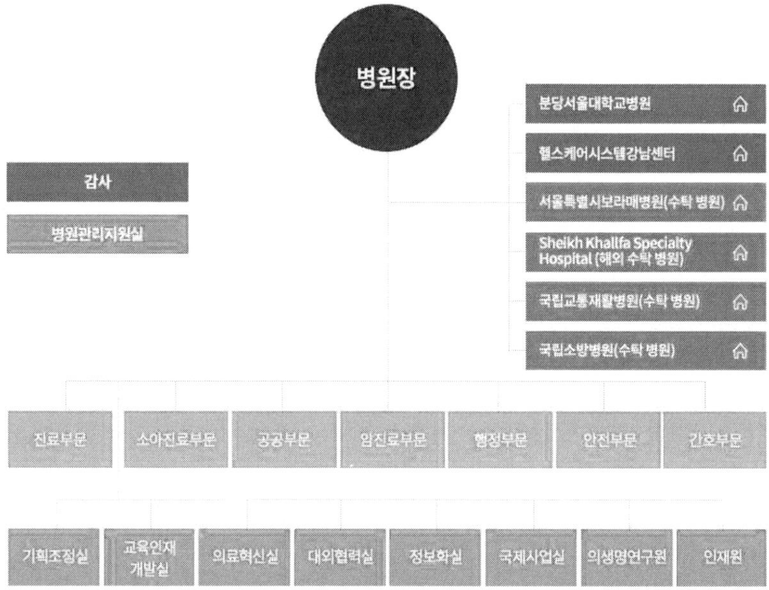

행정부문 부서안내	안전부문 부서안내	기획조정실 부서안내	교육인재개발실 부서안내	의료혁신실 부서안내	대외협력실 부서안내	정보화실 부서안내	인재원 부서안내
<총무부>	<안전총괄부>	<기획조정실>	<교육인재개발실>	<의료혁신실>	<대외협력실>	<정보화실>	<인재원 행정팀>
총무과	비상계획과	기획예산팀	교육수련팀	PI팀	홍보팀	정보기획팀	
노사협력과	안전보건관리팀	경영분석팀	인사팀	QPS팀	발전후원팀	정보개발팀	
<원무부>	중대재해예방팀			CS팀		정보보호팀	
입원원무과						정보보안팀	
원무2과 (외래원무)						의무기록팀	
재무회계과							
<시설부>							
건축과							
설비과							
<법무팀>							

<출처 : 서울대학교 병원>
http://www.snuh.org/content/M005004001.do

Chapter 7

사회보장과 의료보장

7 Chapter 사회보장과 의료보장

개요

이 장에서는 사회보장의 개념과 의료보장의 개념을 학습한다. 사회보장의 정의와 필요성, 의료보장의 변천과정과 구성요소 및 우리나라 국민건강보험제도에 대하여 이해한다.

학습목표

1. 사회보장의 개념 및 필요성에 대하여 설명할 수 있다.
2. 의료보장의 개념 및 유형에 대하여 설명할 수 있다.

7.1 사회보장

1 사회보장의 정의와 원칙

1 사회보장의 정의

가. 우리나라 「사회보장기본법」은 '사회보장'이란 질병 · 장애 · 노령 · 실업 · 사망 등의 사회적 위험으로부터 모든 국민을 보호하고 빈곤을 해소하며 국민생활의 질을 향상시키기 위하여 제공되는 사회보험 · 공공부조 · 사회복지 서비스 및 관련 복지제도를 말한다."(사회보장기본법 제3조 제1호)고 하였다.

나. 사회보장은 국가 또는 지방자치단체(주체)가 모든 국민(대상)에 대하여 사회보험과 공공부조를 통하여(방법 · 수단) 최저생활(수준 · 정도)을 물질적(내용)으로 보장해 주는 제도이다. 사회보장은 국가에 의한 국민의 최저생활보장 프로그램을 말한다. 우리나라 「헌법」은 "국가는 사회보장 사회복지의 증진에 노력할 의무를 진다."(제34조 제2항)고 규정하고 있다. 「사회보장기본법」은 '국가 및 지방자치단체의 책임'을 규정(제5조)하고 "국가 및 지방자치단체는 국가발전의 수준에 부응하는 사회보장제도를 확립하고 매년 이에 필요한 재원을 조달하여야 한다."고 했다. 따라서 사회보장의 주체는 국가와 지방자치단체가 된다. 사회보장의 대상은 모든 국민이다. 「헌법」은 "모든 국민은 인간다운 생활을 할 권리를 가진다."(제34조 제1항)고 하여 사회보장의 대상자가 전체국민임을 명확히 하고 있다.

◈사회복지와 사회보장

구분	사회복지(광의)	사회보장
목표	인간다운 생활의 보장	최저 생활의 보장
개념	모든 사회적 요구 및 문제에 대하여 국민에게 생활과 건강의 만족한 표준을 확보해 주기 위하여 마련된 모든 제도 · 시책 및 개인적 · 사회적 유대관계의 총칭	모든 사회적 사고에 대처하여 국민의 최저 생활을 보장해 주는 국가적 · 사회적 조치 및 제도

<출처> 김기훈 외, 「보건행정학」, 계축문화사, 2012, p.137

2 사회보장의 원칙

가. 베버리지(Beveridge)의 원칙

① 균일한 생계급여의 원칙(Flat-rate of Subsistence Benefit) : 어떤 이유로 소득이 중단되었거나, 어느 정도의 소득이 중단되었거나 간에 꼭 같은 보험금을 지급한다는 원칙이다.

② 균일한 기여금의 원칙(Flat-rate of Contribution) : 소득의 고하를 막론하고 누구나 꼭 같은 기여금(갹출금)을 내야 한다는 원칙이다.

③ 행정적 책임의 단일화 원칙(Unification administration Responsibility) : 당시 영국에서는 기존의 사회보험과 그에 관련된 사회보험은 여러 상이한 중앙부처와 각 지방자치단체, 그리고 각양각색의 수많은 공익 조합들에 의해 운영되고 있어 각 기관마다 상이한 원칙과 절차에 따라 처리되고, 자금과 노력의 낭비도 많았다. 따라서 경비절감과 부처 및 제도 간의 상호 모순을 없애기 위해 운영기관을 통일(단일화)해야 한다는 것이다.

④ 충분한 급여의 원칙(Adequacy of Benefit) : 급여는 국민의 최저생활을 보장하는데 그 금액과 기간에 있어 충분한 것이어야 한다는 원칙이다.

⑤ 적용범위 및 사고의 포괄성 원칙(Comprehensiveness) : 사회보험의 적용대상이 포괄적이어야 된다는 것이다. 여기에는 적용대상과 적용사고가 모두 포괄적이어야 한다.

㉠ **대상의 포괄성** : 신분이나 수입에 관계없이 전 국민이 대상이 되어야 한다는 원칙이다.

㉡ **사고의 포괄성** : 모든 Needs를 포괄해야 한다는 원칙이다.

⑥ 피보험자의 분류의 원칙(Classification) : 이것은 최저생활의 차이 그리고 발생사고의 종류에 따라 구분하여 보험을 조정해야 한다는 것이다.

㉠ 피고용인, 즉 평소의 직업이 고용계약에 의하여 고용되어 있는 자

㉡ 고용주, 상인 기타 독립 노동자를 포함한 자영업자

㉢ 가정주부처럼 중요하지만 무보수에 종사하는 자

㉣ 그 밖에 취업연령에 속하는 비취업자(Non-employed)

㉤ 취업연령 미달자(15세 미만) → 아동수당을 지급

㉥ 취업연령을 초과한 퇴직자(남자 : 65세, 여자 60세 이상) → 퇴직연금을 지급

참고하기

베버리지 보고서(1942, Beveridge Report)

1. **베버리지 5대 해악** : 베버리지는 사회재건을 막는 5대 해악으로 ① 빈곤, ② 질병, ③ 무지, ④ 불결, ⑤ 나태를 들고, 빈곤은 소득보장으로, 질병은 의료보장으로, 무지는 의무교육으로, 불결은 주택정책으로, 나태는 직업 및 노동정책으로 대처하도록 사회보장의 체계를 수립했다.

2. **빈곤의 원인** : 빈곤의 원인은 실업 · 질병 · 노령 · 사망 등에 의한 소득의 중단 및 상실과 특별한 지출에 있으며 이에 대처하기 위해서 ① 기본적 수요충족을 위한 사회보험, ② 특별히 긴급을 요하는 수요충족을 위해 국민부조를 제안하고, ③ 이를 초과하는 개개인의 개별적인 수요는 자발적 저축에 기대해야 한다고 하였다.

3. 베버리지 계획은 생존권을 처음으로 사회보장에 받아들여, 자력조사에 의한 차별감과 치욕감을 수급에 대한 당연한 보상으로 여겨왔던 구빈법상을 근본적으로 전환시켰다. 또 적용자의 범위를 임금노동자로 한정한다는 그때까지의 사고방식에 대항하여 전 국민에게까지 확대하는 포괄주의를 취한 것도 획기적이었다. 이 2가지 점에서 베버리지 보고서는 제2차 세계대전 후 세계에서 사회보장의 지도원리가 되었다. 그러나 균일평등주의는 갹출수준이 저소득자의 부담능력에 따라 한정되므로 제공수준의 향상을 억제하여 영국에서도 이 원칙에서 벗어난 차츰 소득비례형으로 이행하고 있다.

나. ILO의 사회보장 원칙

1952년 제35회 ILO총회에서 채택된 제102호 조약이「사회보장의 최저기준에 관한 조약」이다. 이 조약은 사회보장의 발전에 획기적인 전기를 마련하였다. 이 조약은 사회보장에 있어서 중요한 세 가지 원칙을 결의했다.

① **수혜대상의 보편적 보호원칙** : 사회보장에 있어 국민의 각계각층을 망라하는 전체국민을 포괄적으로 적용대상으로 한다는 원칙을 말한다.

② **비용부담의 공평성 원칙** :「사회보장의 최저기준에 관한 조약」(1952) 제 71조에는 사회보장의 재정에 관한 기본원칙이 3개항으로 규정되어 있다.

㉠ 사회보장은 공동부담으로 하되 그 원칙은

ⓐ 재원은 보험료(Insurance Contribution) 또는 세금으로 충당한다.

ⓑ 자산이 적은 자에게 과중한 부담이 되지 않도록 하여야 한다.

ⓒ 피보험자의 경제적 상태를 고려하여 결정해야 한다.

㉡ 보험료에 대한 피고용자의 부담한계는 피보험자계층의 직접보호를 위해서 지급되는 전체재원의 50%를 초과해서는 안 된다. 그 나머지는 사용자부담, 특별세수입, 일반재정으로부터의 보조금, 자본수입 등으로 충당되어야 한다.

㉢ 어떤 경우든 보험 자체의 수지로는 운영이 어려울 경우에는 궁극적으로 국가가 책임을 져야 한다는 원칙이다.

③ 보험의 급여수준 및 급여방법에 관한 원칙 : 급여수준의 적절성 원칙은 보험의 급여수준 및 급여방법에 관한 원칙을 말한다. 사회보장은 현금급여를 원칙으로 하고 부득이한 경우를 제외하고는 일시급여 대신 정기적 급여를 권장한다.

㉠ **부양수준의 원칙** : 보험급여의 총액과 수익자의 자력을 합한 것이 최저생활이 되도록 하려는 원칙이다.

㉡ **균일급여의 원칙** : 보험급여는 어느 수급자에게도 동액의 급여를 행한다는 원칙이다.

㉢ **비례급여의 원칙** : 급여수준은 각 개인이 사회적으로 영위하는 생활의 정도가 모두 다르기 때문에 그것에 상응하는 정도의 급여수준이 되어야 한다는 것이다.

다. 세계노동조합연맹(WFTU)의 원칙

ILO가 UN관련 국가 간 기구인 데 반해, 세계노동조합연맹(the World Federation of Trade Unions ; WFTU)은 비정부 민간기구이다. 이러한 점을 감안해서 볼 때 사회보장에 대한 태도는 훨씬 진보적이고 노동자의 편에 훨씬 유리한 주장을 담고 있다. WFTU는 1961년 모스크바 제5회 세계노동조합대회에서 '사회보장헌장'을 채택하였다.

① 노동자 무갹출의 원칙

② 의료의 사회화 원칙 : 전액무료의 의료제도 확립

③ 사회적 위험의 포괄 원칙 : 질병, 출산, 신체장애, 실업, 사망

④ 적용대상의 포괄성 원칙 : 농업노동자, 가사노동자, 계절노동자, 견습공, 소농민, 소작인, 학생, 자영업

⑤ 무차별 적용의 원칙

라. 우리나라의 사회보장원칙

우리나라 「사회보장기본법」에서는 사회보장제도의 운영원칙을 다음과 같이 제시하였다.

① 보편성 : 국가 및 지방자치단체는 사회보장제도를 운영함에 있어서 이를 필요로 하는 모든 국민에게 적용하여야 한다.

② 형평성 : 사회보장제도의 급여기준 및 비용부담 등에서 형평성을 유지하여야 한다.

③ 민주성 : 사회보장에 대한 정책결정 및 시행과정에 공익대표자 및 이해관계인 등을 참여시켜야 한다.

④ 연계성·전문성 : 국가 및 지방자치단데는 사회보장제도를 운영함에 있어서 국민의 다양한 복지욕구를 효율적으로 충족시키기 위하여 연계성과 전문성을 높여야 한다.

2 사회보장의 필요성 및 기능

1 사회보장의 필요성

가. 전통적 상호부조제도의 붕괴

① 물질문명의 발달, 인구의 증가, 개인주의의 발달 등으로 점차 붕괴
② 산업사회에 있어서 대도시의 형성, 핵가족화

나. 산업구조의 변화로 근로자수의 증가

다. 사회체제 및 국민생활의 안정

라. 국민의 생존권 실현

> 「헌법」 제34조
> ① 모든 국민은 인간다운 생활을 할 권리를 가진다.
> ② 국가는 사회보장 · 사회복지의 증진에 노력할 의무를 진다.
> ③ 국가는 여자의 복지와 권익의 향상을 위하여 노력하여야 한다.
> ④ 국가는 노인과 청소년의 복지향상을 위한 정책을 실시할 의무를 진다.
> ⑤ 신체장애자 및 질병 · 노령 기타의 사유로 생활능력이 없는 국민은 법률이 정하는 바에 의하여 국가의 보호를 받는다.
> ⑥ 국가는 재해를 예방하고 그 위험으로부터 국민을 보호하기 위하여 노력하여야 한다.

2 사회보장의 기능

사회보장은 인간의 시장노출성(Exposition to Market) 또는 시장의존성(Dependence on Market)의 정도를 최소화함으로써 노동력의 상품화를 최대한 줄이고자 하는 목적을 지니고 있다.

가. 긍정적 기능

① 인간다운 생활보장기능 : 보건의료와 최저소득을 보장함으로써 인간의 존엄성을 유지케 하고 있다. 의식주와 보건의료에 대한 최소한의 보장을 통해 개인이 가지고 있는 능력과 재능의 개발이 경제적 이유로 좌절되지 않도록 하는 적극적인 기능을 지니고 있다.

② 사회적 기능 : 사회보장을 통한 소득재분배의 과정은 규모가 크고 지속적이다. 능력에 따른 부담과 욕구에 따른 수혜는 사회정의의 실현에 기여하고 있다.
③ 경제적 기능 : 실업수당과 연금 등과 같은 소득보장은 구매력의 증진을 초래하여 경기회복에 기여하며, 노사문제의 해소에도 기여하여 산업생산성을 향상시킨다. 결국 사회보장은 이러한 기능을 통해 국민경제의 조절능력을 향상시킨다. 사회보장의 경제적 효과는 자본주의 경제의 자동안정화와 자본축적에 있다.

나. 부정적 기능

① 사회보장을 통해 개인은 소득이 보장되고 생활이 안정됨에 따라 개인주의 경향을 만연시키고 있다. 이는 전통적 대가족제도의 와해를 국가가 재정적으로 뒷받침해 주고 있는 것이다.
② 사회보장의 과용과 남용의 문제이다. 과도한 사회보장은 근로의욕을 감퇴시키거나 무위도식을 하게 되어 소위 '사회보장의 기생충'이라고 혹평하기도 한다.
③ 사용자의 사회보장비 부담이 과도할 경우 이를 벗어나기 위해 임시직, 시간제 근무 등 노동시장이 왜곡되거나 암시장이 형성되어 건전한 국민경제발전에 장애요인으로 작용하기 쉽다.

다. 사회보장은 긍정적 · 부정적 기능을 동시에 지니고 있다. 따라서 긍정적 · 부정적 기능만 따로 분리하여 논의하는 것은 의미가 없다. 긍정적 · 부정적 효과를 상호비교하여 검토할 필요가 있다.

참고하기

사회보장의 긍정적 기능과 부정적 기능 비교

긍정적 기능(순기능)	부정적 기능(역기능)
• 생존권 보장, 최저생활 보장, 최저임금 보장 • 완전고용 보장 • 소득재분배, 경제정의 및 사회정의 실현 • 국민통합(국민연대) • 정치 · 사회 안정화 • 실업수당과 연금 등의 소득보장이 구매력을 증진시켜 경기회복에 기여 • 자본주의 경제의 자동안정화와 자본축적	• 국가재정 증가, 세금 증가 • 과도한 사회보장으로 인한 근로의욕 감퇴 • 빈곤의 함정과 도덕적 해이 • 사회보장의 확대로 인한 개인저축의 감소 • 낮은 생산성과 경제성장률 하락

3 사회보장의 역사

1 세계 최초의 사회보장제도

가. 근대적 형태의 사회보장제도

19세기 말 독일 비스마크르(Bismarck)의 3대 보험이 모체 - 근로자의 질병보호법(질병보험법)(1883), 산업재해보험법(1884), 노령폐질보험법(1889)

나. 사회보장프로그램의 발달

1942년 영국 베버리지 보고서(Beveridge Report)에 입각한 영국의 사회보장제도로 인해 1945년 이후 영국에서 종합적인 사회보장제도 실시 후 발달

2 세계 최초 사회보장법(Social Security Act)

가. F. D. Roosevelt 대통령은 1934년 6월 8일 미국 의회에 New Deal 정책을 설명하면서 'Social Security'라는 용어를 사용하였다.

나. Social Security Act는 New Deal 정책의 한 부분이었다. 이 법은 이듬해인 1935년에 의회를 통과함으로써 세계 최초의 사회보장법(Social Security Act)이 되었다. 그 수 1938년 New Zealand가 Social Security Act를 제정하였다.

다. 1952년 제35회 ILO총회에서 '사회보장의 최저기준에 관한 조약'을 채택하였다.

3 우리나라

가. 우리나라에서는 1960년 제4차 개정헌법에서 처음으로 국가의 사회보장에 관한 노력을 규정하였고, 1963년 11월 5일 법률 제1,437호로 전문 7개조의 「사회보장에 관한 법률」을 제정하였다.

나. 그 후 1980년 10월 27일 개정된 헌법에서 '사회보장'이라는 용어와 함께 '사회복지'라는 용어를 최초로 사용하였다. 1955년 12월 30일 「사회보장기본법」이 법률 제5,134호로 공포됨에 따라 「사회보장에 관한 법률」은 폐기되었다.

참고하기

엘리자베스 구빈법(The Elisabeth Poor Law of 1601)

1. 영국의 엘리자베스 구빈법은 종전에 산발적이었던 구빈법들을 집대성하여 최초로 구빈에 대한 국가(지방정부)의 책임을 명시했다는 점에서 근대적 사회복지의 출발점이다.

2. 주요내용

① 빈민구제를 정부의 책임으로 인식
② **행정기관의 수립** : 구빈행정의 체제확립(지방기금에 의한, 지방관리에 의한, 지방빈민에 대한 구빈행정의 원칙)
③ **세금을 활용** : 교구단위로 주민들의 구빈세(Poor Rate)를 재원으로 사용
④ **노동능력의 유무에 따라 빈민을 구분하여 대처** : 노동능력이 있는 빈민은 노역장에 강제수용 하여 이들에게 노동의 재료를 주어 노동을 강제하였다. 노동능력이 없는 빈민은 구빈원에 수용하여 보호하였고 신체장애인 · 노인 · 맹인 등을 공비로 구제하였다.
⑤ 요보호아동의 보호와 교육을 동시에 해결할 수 있는 도제제도를 도입하였다.
⑥ 빈민에 대한 친족부양의 책임을 강조하였으며, 걸인을 귀향조치하였다.

4 사회보장의 형태

1 사회보장의 형태

가. 사회보험

① 소득보장 : 연금보험, 고용보험, 산재연금(산재보험)
② 의료보장 : 건강보험, 산재보험, 노인장기요양보험

나. 공공부조(공적부조)

① 소득보장 : 기초생활보장, 기초연금
② 의료보장 : 의료급여(의료보호)

다. 사회복지서비스

노인복지, 장애인복지, 아동복지, 가정복지

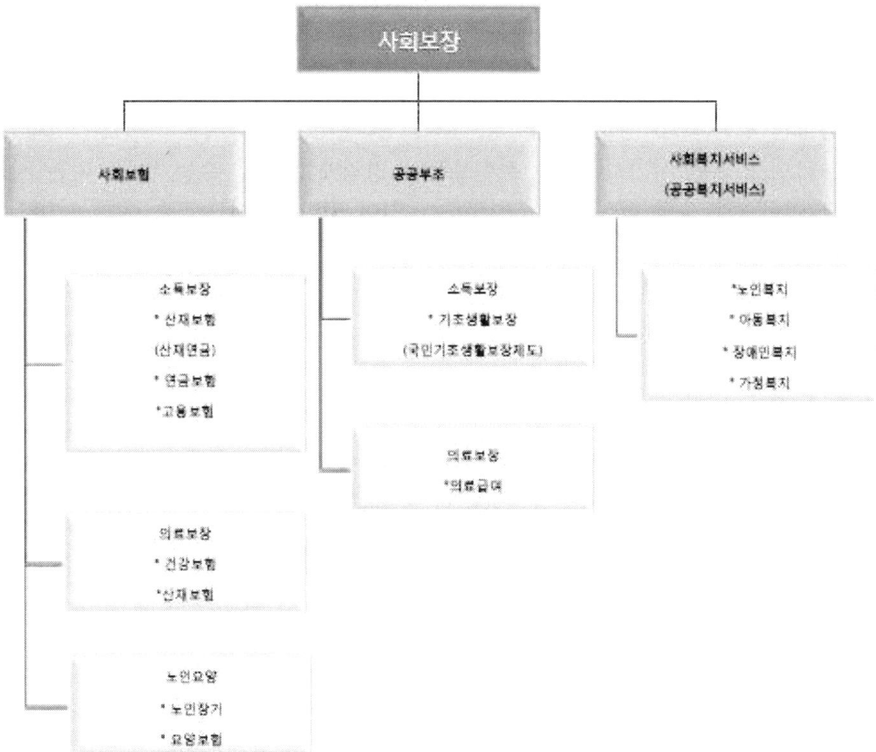

◈ **사회보장의 구분** ◈

라. 사회보장의 재원을 기준으로 한 구분

① 사회보험 : 독일에서 최초로 사회보험 방식이 도입된 이후 사회보장의 가장 흔한 재원조달 방식이 되었다. 사회보험은 제도마다 구체적인 모습이 다양하지만, ㉠ 피용자와 고용주(사업주)의 공동 재정부담, ㉡ 의무적 가입, ㉢ 목적에 따른 별도의 기금, ㉣ 기여 기록에 기초한 권리, ㉤ 임금에 연동된 기여(보험료 등)와 급여수준 등을 특징으로 한다.

② 공공부조 : 공공부조의 가장 중요한 특징은 재원을 일반 조세로 조달한다는 것이다. 노인, 환자, 장애인, 유족 등이 주 대상이고, 급여를 받기 위해서는 자산조사(means test)를 거쳐야 하는 경우가 대부분이다. 그러나 각종 수당의 경우 공공부조와 비슷하지만 차이점은 어린이, 노인, 장애인 등의 대상자에게 별도의 자산조사를 통하지 않고 동등한 급여(수당)를 제공하는 것이다. 예를 들어 아동수당은 아동을 양육하고 교육하는 데 드는 비용을 보조하기 위한 가족에게 지급되는 급여로 가족수당으로도 불린다.

③ 사회서비스(공공서비스) : 현물 형태의 사회보장이다. 예를 들어 의료, 재활, 보육, 노인장기요양 서비스 등이 모두 여기에 속한다. 사회서비스는 이윤추구를 일차적 목적으로 하지 않으면서 사회적 욕구 충족에 초점을 두는 집합적이고 관계지향적인 활동으로, 정부가 재정을 부담하는 서비스로 정의할 수 있다. 그러나 현실적으로 모든 사회서비스를 사회보장의 영역에 포함할 수는 없고, 다른 사회보장 영역과 관계된 현물급여에 한정하는 것이 일반적이다.

◈ **사회보험, 공공부조, 사회복지서비스의 비교**

구분	사회보험	공공부조	사회복지서비스
주체	정부, 보험자	정부(중앙ㆍ지방)	사회복지법인
대상	전 국민	빈민	요보호자(또는 전국민)
내용	연금보험, 산재보험, 건강보험, 가족수당, 고용보험, 노인장기요양보험	생계보호, 의료급여, 자활보호, 교육보호, 고용보호, 해상보호	수용보호, 아동복지, 노인복지, 장애인복지, 부녀복지, 청소년복지
재원	기여금ㆍ갹출금(보험료)	일반조세	재정보조금, 현금(국가ㆍ민간)

<출처> 문상식ㆍ최만규, 「보건행정학」, 보문각, 2011, p.418 / 문재우 외, 「보건행정학」, 계축문화사, 2010, p.357

참고하기

국민기초생활보장제도와 복지서비스제도의 비교

구분	국민기초생활보장제도	복지서비스제도
설립연도	생활보호법(1961) → 국민기초생활보장법(1999)	사회복지사업법(1970)
대상위험	빈곤	심리ㆍ정서적 부적응, 위기ㆍ장애
적용대상	최저생계비 이하의 빈곤자	모든 국민 : 욕구와 연령에 따라
보장형태	소득과 의료서비스	상담, 재활, 직업훈련 등
관리운영	국가	국가, 법인시설, 기관
관할부처	보건복지부(주민센터)	보건복지부(주민센터)
재원부담	국가 : 일반조세	국가, 민간, 이용료
사회복지사의 개입	사회복지전담공무원	사회복지사의 활약이 중요함
문제점	빈곤자 선정의 까다로움	서비스 범위와 내용 빈약

<출처> 고성진 외, 「유비쿼터스 보건행정학병원경영학」, 수문사, 2012, p.286

2 사회보험

가. 사회보험의 정의

① 사회정책을 위한 보험으로서 국가가 사회정책을 수행하기 위해서 보험의 원리와 방식을 도입하여 만든 사회경제제도로 국민을 대상으로 질병 · 사망 · 노령 · 실업 · 기타 신체장애 등으로 인하여 활동능력의 상실과 소득의 감소가 발생하였을 때에 보험방식에 의하여 그것을 보장하는 제도이다.

② 사회보험이란 국민에게 발생하는 사회적 위험을 보험방식에 의하여 대처함으로써 국민건강과 소득을 보장하는 제도를 의미한다(사회보장기본법 제3조 제2호).

나. 사회보험의 원리

① 최저생활보장의 원리

② 소득재분배의 원리

③ 보편주의의 원리

④ 보험료분담의 원리

⑤ 강제가입의 원리

⑥ 국가관리의 원리

⑦ 국고부담의 원리

다. 사회보험의 특성

① 사회성 : 사회보험은 사회평등, 사회정의, 사회평화 등의 사회성을 띠므로, 개인이나 어떤 집단의 개별적 이익을 추구하기보다는 사회전체의 공익을 추구하는 사회적 제도이다.

② 보험성 : 사회보험은 사회구성원의 우발적 사고에 기인하여 발생하는 경제적 불안에 대비하기 위한 경제준비의 사회적 한 형태인 보험의 원리에 근거를 두고 있다. 즉, 공통된 위험에 대한 공동부담을 원칙으로 한다.

③ 강제성 : 사회보험은 국민의 기본욕구 충족을 목적으로 하기 때문에 보험수혜의 보편성 원칙을 살리기 위해 당연적용이라는 강제성을 지니고 있다. 민간보험은 임의가입 및 임의탈퇴의 원칙이 적용되는 데 비해, 사회보험은 보험가입과 탈퇴가 법에 의해 강제되고 있다.

④ 부양성 : 사회보험의 재원은 가입자가 능력에 따라 부담한 보험료로 조달되는 것이 원칙이나, 보편적 보험적용의 원칙을 지켜나가기 위해서 사회보험 재원의 상당부분은 보조금의 형식으로 국가나 지방자치단체가 부담하게 된다. 이를 사회보험의 부양성 원칙이라고 한다.

라. 사회보험의 형태

① 4대 사회보험 : 업무상의 재해에 대해서는 산업재해보상보험, 질병과 부상에 대해서는 건강보험, 폐질 · 사망 · 노령 등에 대해서는 국민연금, 그리고 실업에 대해서는 고용보험제도가 있으며 이를 4대 사회보험이라 한다.

② 우리나라 사회보험의 종류와 특성

구분	산업재해 보상보험	건강보험 (의료보험)	국민연금	고용보험	노인장기 요양보험
도입연도	1964년7월1일	1977년7월1일	1988년7월1일	1995년7월1일	2008년7월1일
가입대상 (적용대상)	모든 사업 · 사업장	국내거주 국민	18세 이상 60세 미만의 국내거주 국민	모든 사업 · 사업장	국민보험 가입자(국내거주 국민)
가입자 (피보험자) 의 종류	• 근로자, 사업주	• 직장가입자 • 피부양자 • 지역가입자	• 사업장가입자 • 지역가입자 • 임의가입자 •임의계속가입자	•근로자, 사업주 • 자영업자	<수급자> • 65세 이상 노인 • 65세 미만 노인 • 성질병을 가진 자
급여내용	• 요양급여 • 휴업급여 • 장해급여 • 간병급여 • 유족급여 • 상병보상연금 • 장의비 •직업재활급여	• 요양급여 • 건강검진 • 요양비 • 장애인보장구급여비 • 부가급여 (임신 · 출산 진료비)	• 노령연금 • 장애연금 • 유족연금 • 반환일시금 (사망일시금 포함)	• 고용안정사업 • 직업능력 개발사업 • 실업급여 • 육아휴직급여 • 육아기근로 시간단축급여 • 출산전후 휴가급여	• 재가급여 • 시설급여 • 특별현금급여
관리운영	근로복지공단	국민건강 보험공단	국민연금공단	고용노동부 장관	국민건강 보험공단
보험료징수	국민건강 보험공단	국민건강 보험공단	국민건강 보험공단	국민건강 보험공단	국민건강 보험공단
주무부처	고용노동부	보건복지부	보건복지부	고용노동부	보건복지부
관련법	산업재해 보상보험법	국민건강 보험법	국민연금법	고용보험법	노인장기요양 보험법

마. 사회보험과 민간보험

① 공통점

㉠ 두 제도 모두 위험전가와 위험의 결합에 기초한 제도이다.

㉡ 두 제도 모두 부보범위(보장범위), 급여, 재원조달과 관련된 모든 조건들을 자세히 정하고 있다.

㉢ 두 제도 모두 급여자격과 급여내역에 대한 정확한 수리적(확률적) 계산을 요한다.

㉣ 두 제도 모두 제도운영에 필요한 비용을 충당하기에 충분한 보험료를 요한다.

㉤ 두 제도 모두 경제적 도움이 필요하다는 확인을 받을 필요가 없이 미리 정해진 급여를 제공한다.

㉥ 두 제도 모두 경제적 안전을 제공함으로써 전체적으로 사회에 도움이 된다.

② 사회보험과 민간보험의 차이점

구분	사회보험	민간보험(사보험)
제도의 목적	최저생계보장 또는 기본적 의료보장	개인적 필요에 따른 보장
보험가입	강제가입	임의가입
부양성	국가 또는 사회부양설	없음
보험 보호대상	질병 · 분만 · 산재 · 노령 · 실업 · 폐질에 국한	발생위험률을 알 수 있는 모든 보험
수급권	법적 수급권	계약적 수급권
독접/경쟁	정부 및 공공기관 독점	자유경쟁
공동부담여부	공동부담의 원칙	본인부담 위주
재원부담	능력비례 부담	능력무관(동액부담)
자립도	불완전자립체계	완전자립체계
보험료 부담방식	주로 정률제	주로 정액제
보험료 수준	위험률 상당 이하 요율	위험률 비례요율(경험률)
보험자의 위험선택	할 수 없음	할 수 있음
급여수준	균등급여	차등급여(기여비례 보장)
인플레이션대책	가능	취약함
보험사고 대상	주로 대인보험	주로 대물보험
성격	집단보험	개별보험

3 공공부조(공적부조)

가. 공공부조의 정의

공공부조는 스스로 생활유지능력이 없는 사람들에게 국가나 지방자치단체가 인간다운 생활을 영위할 수 있도록 지원하는 사회복지제도의 하나이다. 우리나라 「사회보장기본법」에서 공공부조를 국가 및 지방자치단체의 책임하에 생활유지능력이 없거나 생활이 어려운 국민의 최저생활을 보장하고 자립을 지원하는 제도라고 규정하고 있다.

나. 공공부조의 기본원리

① 국가책임의 원리 : 빈곤의 사회적 책임을 국가가 인정하고 대책을 강구한다.
② 자립보장의 원리(자활조성의 원리) : 자력으로 사회생활에 적응하도록 조력한다.
③ 최저생활보장의 원리 : 최소한의 욕구가 충족되는 수준에서 보호해야 한다.
④ 생존권보장의 원리 : 국민이 건강하고 문화적인 최소한의 생활을 보호하는 데 조력해야 한다.
⑤ 보충성(보완성)의 원리
　㉠ 복지는 1차적으로 개인이 책임지도록 조력해야 한다는 원리이다.
　㉡ 보충성의 원리는 수급자가 최대한의 노력을 해도 최저한도의 생활을 유지할 수 없는 경우에 자산조사를 하여 최종적으로 부족분을 보충하는 원칙을 말한다.
　㉢ 「국민기초생활보장법」에서는 수급자가 자신의 생활을 유지향상을 위해 그 소득, 재산, 근로능력 등을 활용하여 최대한 노력하는 것을 전제로 이를 보충·발전시킴을 기본원칙으로 하고 있다.
⑥ 무차별(평등)의 원리 : 빈곤의 원인이나 성별·인종·종교 등 귀속적 요인과 관계없이 평등하게 지원해야 한다.
⑦ 국가부담의 원리
⑧ 보장청구권의 원리

다. 사업내용

국민기초생활보장사업, 의료급여사업, 이재민구호사업, 의상자예우사업, 부랑인보호사업 등

라. 공공부조의 특성

① 국가의 공적인 최저생활보장의 경제부조
② 사회조직과 제도의 변천에 따른 국가책임에 의한 생활보호대책
③ 현대 산업사회의 경제적 불안에 대한 보완책
④ 민주주의 정신에 입각한 기본권 존중사상에 근거
⑤ 요보호자의 건전한 성장과 생활에 기여함

마. 공공부조의 유형(행정체제)

구분	생활보호(→생활보장)	의료보호(→의료급여)	재해구호
법적근거	조선구호령(1944) → 생활보호법(1969) → 국민기초생활보장법(1999)	의료보호법(1977) → 의료급여법(2001)	재해구호법(1962)
적용대상	18세 미만 아동, 65세 이상 노인, 임산부, 폐질 또는 심신장애자, 저소득자 등	「국민기초생활보장법」상 수급자, 이재민, 의상자 및 의사자유족, 국내에 입양된 18세 미만의 아동, 국가유공자와 가족, 중요 무형문화재 보유자와 가족 등	태풍 · 홍수 · 호우 · 강풍 · 풍랑 · 해일 · 대설 · 가뭄 · 지진 · 황사 · 적조 등 재해로 인한 이재민
급여내용	• 생계급여 • 주거급여 • 의료급여 • 교육급여 • 해산급여 • 장제급여 • 자활급여	• 1종 수급권자 • 2종 수급권자	• 임시주거시설 제공 • 생활필수품의 제공 • 의료서비스의 제공 • 감염병 예방 · 방역 • 위생지도 • 장사의 지원 등
관장기구	보건복지부, 시 · 군 · 구	보건복지부, 시 · 군 · 구	행정자치부, 보건복지부, 시 · 도, 시 · 군 · 구

바. 사회보험과 공공부조의 차이점

<출처> 문상식 · 최만규, 「보건행정학」, 보문각, 2011, p.403

구분	사회보험	공공부조
기원	공제조합에 기원	빈민법
목적	빈곤을 예방하고 모든 계층의 취약성과 경제적 비보장을 경감시키기 위함	빈곤의 완화
재정 예측성	용이	곤란
자산조사	불필요	반드시 필요
지불능력	보험료 지불능력이 있는 국민을 대상으로 함	보험료 지불능력이 없는 계층을 대상으로 함
개별성	의료, 질병, 실업, 노동재해, 폐질 등을 개별적으로 제도화	의료, 질병, 실업, 노동재해, 폐질 등을 종합하여 하나의 제도로 행함
재원	가입자의 보험료	조세로 재정확보
대상	모든 참여자로 대상자가 많다.	일정기준의 해당자로 대상자가 적다.
급여수준	자격을 갖춘 사람에게 급여 지급	필요한 사람에게 지급하되 최저 필요범위 한정
사회보장에서의 위치	사회보장의 핵심	사회보장의 보완장치

4 사회복지서비스

가. 사회복지서비스의 정의

사회복지서비스라 함은 국가 · 지방자치단체 및 민간부문의 도움을 필요로 하는 모든 국민에게 상담 · 재활 · 직업소개 및 지도 · 사회복지시설 이용 등을 제공하여 정상적인 사회생활이 가능하도록 지원하는 제도를 말하며, 관련복지제도라 함은 보건 · 주거 · 교육 · 고용 등의 분야에서 인간다운 생활이 보장될 수 있도록 지원하는 각종 복지제도를 말한다(사회보장기본법).

나. 사회복지서비스의 대상

정상적인 일상생활수준에서 탈락 · 낙오되었거나 또는 그럴 가능성이 있는 불특정개인이나 가족

다. 사회복지서비스의 목적

대상자에게 정상적인 일반생활 상태로 회복 · 보존하도록 도와주는 것

라. 사회복지서비스의 원칙

① 통합화의 원칙
② 제도화의 원칙
③ 전문화의 원칙
④ 선별화의 원칙

마. 사회복지서비스의 유형(행정체제)

구분	노인복지	아동복지	장애인복지	모자복지
법적 근거	노인복지법(1981)	아동복리법(1961 → 아동복지법(1983)	심신장애자복지법(1981)→장애인복지법(1989)	모자복지법(1989)→ 모 · 부자복지법(2002) →한부모가족지원법(2007)
적용 대상	65세 이상 노인	18세 미만 아동 임산부	신체적 · 정신적 장애인	배우자가 없거나 도동능력을 상실한 경우
급여 내용	• 생업지원 • 경로우대 • 건강진다 • 기초연금 • 치매관리 • 노인재활용양 등	• 일반아동 (싱담지도 · 보육) • 요보호아동 · 임산부 (생계보호, 의료보호, 시설보호 등)	• 검진 · 상담 • 재활시설보호 • 생업지원 • 장애인보조기구교부 • 의료비지급 등	• 생계비지급 • 아동양육 · 교육비 지급 • 직업훈련/취업알선 • 시설보호 등
관장 기구	보건복지부, 시 · 도, 시 · 군 · 구	보건복지부, 시 · 도, 시 · 군 · 구	보건복지부, 고용노동부, 시 · 도, 시 · 군 · 구	보건복지부, 시 · 도, 시 · 군 · 구

참고하기

기초연금(← 기초노령연금)

1. **목적** : 노인에게 기초연금을 지급하여 안정적인 소득기반을 제공함으로써 노인의 생활안정을 지원하고 복지를 증진함을 목적으로 한다.
2. **법적 근거** : 기초연금법
3. **수급대상** : 만 65세 이상인 사람 중 소득하위 79%
4. **대상자 선정기준** : 소득인정액이 보건복지부장관이 정하여 고사하는 선정기준액 이하인 사람에게 지급한다.
5. **기준연금액** : 20만원(보건복지부장관이 적국소비자물가병동률을 반영하여 매년 고시)
6. **기초연금액** : 기준연금액과 국민연금급여액 등을 고려하여 산정한다.

5 현대복지정책의 변화와 방향

1 현대복지정책의 변화 추세(Romanyshin, 1971)

가. 잔여적 · 보충적 · 응급적 개념 → 제도성의 지향

나. 자선적 · 구빈적 차원 → 시민권리의 차원

다. 빈민에 대한 특별프로그램 → 전체인구의 보편적 욕구에 대한 관심

라. 개인의 치료 → 사회의 개혁

마. 민간후원, 자발성의 차원 → 정부후원, 공공성의 차원

바. 특수한 서비스 → 보편적 서비스

2 사회보장의 바람직한 방향

가. 경제능력에 맞고 경제성장정책과의 조화

나. 사회보장비의 급격한 증가 억제

다. 소득재분배의 기능 강화

라. 공공부조와 사회복지서비스의 강화

7.2 의료보장

1 의료보장의 개념 및 목표

1 의료보장의 개념

가. 개인적인 측면에서의 개념(협의의 개념, 광의의 개념)

① 정의 : 의료보장은 질병으로 인한 수입의 중단과 질병치료를 위한 치료비 지출이 생활의 위협이 되기 때문에 이에 대처하기 위하여 보장하는 제도를 말한다.

② 목적 : 의료보장은 개인의 능력으로 해결할 수 없는 건강문제를 사회적 연대책임으로 해결하여 사회구성원 누구나 건강한 삶을 향유할 수 있도록 하는 데 목적이 있다.

나. 국가적 측면에서의 개념

의료보장은 국민의 건강권을 보장하기 위하여 요구되는 필요한 보건의료서비스를 국가나 사회가 제도적으로 제공하는 것을 의미한다.

2 의료보장의 목표

가. 의료보장의 일반적 목표지향(지향)

① 보건의료비의 적정수준을 유지한다(국민의료비의 증가억제).

② 국민 간의 보건의료서비스를 균등하게 분배한다(의료혜택의 균등분배).

③ 보건의료사업의 극대화를 추구한다(국민의료의 효과성과 능률성 제고).

④ 예기치 못한 의료비의 부담으로부터 국민을 경제적으로 보장한다(의료비로 인한 가정경제의 파탄방지).

나. 데이비스(Karen Davies)의 의료보장의 주요목표와 부차적 목표

① 주요목표

㉠ 의료비의 상승을 억제한다.

㉡ 국민이 의료혜택을 쉽게 받을 수 있도록 한다.

㉢ 국민이 의료혜택을 받는 데 있어서 비용상의 문제를 제거한다.

② 부차적 목표

㉠ 국민은 보험급여에 있어서 평능한 혜택을 누린나.

㉡ 각종 행정을 안배하여 의료공급자와 수익자가 모두 만족할 수 있도록 한다.

㉢ 의료의 질을 통제하여 국민에게 공정 · 균등하며 질 좋은 보건의료서비스를 제공한다.

2 의료보장제도의 필요성

가. 개인이 통제할 수 없는 또는 아직도 규명되지 않은 원인에 기인하는 질병과 사고에 대한 책임을 개인에게 지우기보다는 사회전체가 집단적으로 해결하는 것이 훨씬 더 효과적이다.

나. 현대 의료서비스의 비용은 개인이 부담하기에는 너무 과도하다. 따라서 의료보장 문제는 기존의 시장기전에만 의존할 수는 없다. 의료비가 개인의 소득과 능력 밖에 있어서 개인들이 각자 해결하지 못한다면 사회전체가 공동으로 해결하는 길밖에 없다.

다. 건강상실과 질병으로 인한 사회 · 경제적 손실은 막대하므로 의료보장에 의한 의료욕구의 해결은 결코 소비가 아니고 생산과 투자라고 보아야 한다.

3 의료보장의 기능

1 의료보장의 기능

의료보장의 기능에는 ① 국민들의 노동생산성 향상과 이동성의 증대를 통해 경제성장을 증진시키는 기능, ② 각종 위험이나 재해를 예방하거나 보호하는 기능, ③ 국민화합과 사회통합에 기여하는 기능, ④ 경제제도로부터 야기되는 소득의 불평등을 교정하고, ⑤ 소득재분배를 통해 사회적 충격을 경감시키는 기능 등이 있다.

2 의료보장 기능의 구분

가. 일차적 기능

국민이 경제적 어려움을 느끼지 않는 범위 내에서 필수의료를 확보해 주는 기능

나. 이차적 기능

① 사회 연대성 제고 기능 : 국민 계층 간의 최저 생활을 보호하는 유무상통의 원리를 동원하여 사회적 연대를 통한 사회통합을 도모하는 기능

② 소득재분배 기능 : 부담과 관계없는 균등한 급여를 통해 질병 발생 시 가계에 지워지는 경제적 부담을 경감하는 소득재분배 기능

③ 비용의 형평성 기능 : 필요한 비용을 개인별 부담능력과 형편에 따라 공평하게

부담하는 기능

④ 급여의 적적성 기능 : 피보험자 무도에게 필요한 기본적 의료를 적정한 수준까지 보장함으로써 그들의 의료문제를 해결하고 누구에게나 균등한 적정 수준의 급여를 제공하는 기능

⑤ 위험분산의 기능 : 많은 인원을 집단화하여 위험분산기능의 수행

<출처> 전국대학보건관리학교육협의회, 「보건교육사를 위한 보건학」, 한미의학, 2009, p.137

4 의료보장의 종류

1 건강보험

가. 건강보험의 개념

건강보험이란 예측이 불가능하고 우발적인 질병 및 사고로 인한 경제적 위험에 대비하기 위하여 재정적 준비를 필요로 하는 다수인이 자원을 결합해서 확률계산에 의해 의료수요를 상호 분담·충족하는 결제준비의 사회적 형태라고 정의할 수 있다.

나. 건강보험의 5가지 구성요소

① 일정한 우연적 사고(질병)의 발생

② 경제적 불안에 대한 대비

③ 다수 경제주체의 결합

④ 확률계산에 의한 갹출

⑤ 경제적 제도

2 의료급여

건강보험과 함께 2대 지주로서 소득수준이 낮아서 의료비를 부담할 능력이 없는 주로 생활무능력자 및 일정수준 이하에 있는 저소득층을 대상으로 하여 그들이 스스로 의료문제를 해결할 수 없는 경우에 국가재정(조세)으로 의료를 제공하는 공공부조제도이다.

3 산업재해보상보험

가. 산업재해보상보험의 의의

① 1964년에 도입된 우리나라 최초의 사회보험제도이다.

② 산업현장에서 여러 요인으로 인하여 일어나는 신체적·정신적 건강위해를 산업재해라고 하며, 이를 위한 보험이 산업재해보상보험이다.

③ 국가가 책임을 지는 의무보험으로 국가가 사업주로부터 보험료를 징수하여 사업주를 대신하여 산업재해 근로자에게 보상하는 제도이다.
④ 소득보장과 의료보장을 동시에 보장한다.

나. 산업재해보상보험의 특징

① 보험료의 부담 : 산업재해보상보험의 보험사업에 소요되는 재원인 보험료는 원칙적으로 사업주가 전액을 부담한다.
② 산재보험급여는 재해 발생에 따른 손해 전부를 보상하는 것이 아니라 평균임금을 기초로 하는 정률보상방식을 채택한다.
③ 자신신고와 자진납부가 원칙이다.
④ 무과실책임주의 : 근로자의 업무상 재해에 대하여 사용자(고용주)에게는 고의·과실의 유무를 불문하는 무과실책임주의이다.
⑤ 산재보험에 의한 요양급여는 업무상 상병을 치료하여 직장에 복귀시키는 이른바 원상회복을 목적으로 한다.

다. 산업재해의 판단 : 업무수행성과 업무기인성

① 업무수행성 : 업무를 수행하는 과정에서 재해가 일어나야 한다는 의미
② 업무기인성 : 업무로 인하여 재해가 일어나야 한다는 의미

라. 산업재해보상보험의 급여 종류별 수급요건과 급여수준

급여의 종류	수급요건	급여수준
요양급여	산재로 인한 부상 또는 질병의 치료를 위하여 요양비 지불(3일 이내에 치유되는 부상, 질병인 경우에는 산재보험 급여를 지급하지 않고 근로기준법에 의하여 사용자가 재해보상)	치료비 전액
휴업급여	산재로 인한 휴업기간 중 지급 (요양급여와 같이 3일 이내는 예외)	1인당 평균급여의 70/100
장해급여	산재로 인한 부상·질병이 치유 후 장해가 남아 있는 경우, 장해 1~3급은 연금으로, 4~7급은 연금·일시금 중 선택, 8~14일은 일시금으로 지급	• 일시금 : 평균임금의 1,474일분(1급)~55일분(14급) • 연금 : 329일분(1급)~138일분(7급)
유족급여	피재근로자 사망시 유가족에게 연금 또는 일시금으로 지급	• 평균임금의 1,300일분(일시금 • 기본연금 : 평균임금의 52~67% 지급
상병보상연금	2년 이상 장기요양을 받은 피재근로자가 폐질자로 판정된 경우, 요양급여와 함께 지급(휴업급여와 병급 불가)	장해급여 1~3급과 동일

간병급여	요양이 종결된 자가 의학적으로 상시 또는 수시로 간병이 필요하여 실제로 간병을 받는 자 (상시 간병급여대상과 수시 간병급여대상)	
장의비	근로자가 업무상 사유로 사망한 경우	평균임금의 120일분
직업재활 급여	• 장해급여자 중 훈련대상자에 대하여 실시하는 직업훈련에 드는 비용 및 직업훈련수당 • 복귀한 장해급여자에 대하여 지급하는 직장복귀지원금, 직장적응훈련비 및 재활운동비	

5 의료보장의 유형

1 의료보장제도의 형태(OECD)

가. 국가(국민)보건서비스(NHS ; National Health Service)방식

나. 국민건강보험(사회보험)(NHI ; National Health Insurance)방식

다. 민간보험방식(Consumer Sovereignty Model)

2 국가(국민)보건서비스제도(NHS) : 1948년 영국에서 시작

가. 국민의 의료문제는 국가가 책임져야 한다는 관점에서 정부의 일반조세로 재원을 마련하여 모든 국민에게 필요한 보건의료서비스를 국가가 무료로 제공하는 제도이다. 일명 조세방식, 베버리지방식이라고도 한다.

나. 국가(국민)보건서비스제도의 특징

① 소득수준에 관계없이 모든 국민에게 포괄적이고 균등한 보건의료서비스를 제공한다.
② 정부가 관리주체이므로 의료공급이 공공화되어 의료비 증가에 대한 통제가 강하다.
③ 조세제도를 통한 재원조달로 비교적 소득재분배 효과가 강하다.
④ 정부의 과다한 복지비용 부담
⑤ 의료수요자 측의 비용의식 부족, 장기간 진료대기 문제

다. NHS를 실시하는 국가

대부분의 영연방국가, 이탈리아

3 국민건강보험제도(사회보험방식, NHI)

가. 의료비에 대한 국민의 자기 책임의식을 견지하되 이를 사회화하여 정부기관이 아닌 보험자가 보험료로 재원을 마련하여 의료를 보장하는 제도로, 일명 비스마르크 방식이라고도 한다. 정부는 지원과 감독을 한다.

나. 국민의료보험제도

① 조합원이 의료보험운영에 관한 의사결정에 참여하므로 민주성을 기할 수 있다.
② 국민의 비용의식이 강하게 작용
③ 상대적으로 양질의 의료제공
④ 재정은 보험료에 의하여 충당하거나 국가, 고용주가 일부 부담한다. 보험료를 부담하기 어려운 계층에 대해서는 국가의 일반재정을 충당한다.
⑤ 보험료 부과의 형평성 부족, 의료비 증가에 대한 억제기능 취약

◈ **NHS(국가보건서비스)와 NHI(사회보험방식)의 비교**

구분		NHS	NHI
적용대상 관리		전 국민을 일괄 적용(집단 구분 없음)	임금소득자, 공무원, 자영업자 등으로 구분 관리(의료급여 대상자 제외)
재원조달		정부 일반조세	보험료, 일부 국고지원
의료기관		• 공공의료기관 중심 • 의료의 사회화 전제(의료비 : 공무원)	• 일반의료기관 중심 • 의료의 사유화 전제
급여내용		예방중심	치료중심
의료보수지불방법		인두제(일반개원의), 봉급제(병원급)	의료기관과의 계약에 의한 행위별 수가제
관리기구		정부기관(사회보험청 등)	보험자(조합 또는 금고)
대표적 국가		영국, 스웨덴, 이탈리아, 캐나다 등	독일, 프랑스, 네덜란드, 일본, 한국 등
장점·단점	기본철학	국미의료비에 대한 국가 책임견지 전 국민 보편적용(국민의 정부의존 심화)	의료비에 대한 국민의 1차적 자기책임의식 견지(국민의 정부의존 최소화)
	국민의료비	의료비 통제효과 강함	의료비 억제기능 취약
	보험료 형평성	• 조세에 의한 재원조달로 소득재분배 효과(선진국) • 조세체계가 선진화되지 않은 경우에는 소득역진 초해	• 보험자 간 보험료 부과의 형평성 부족 • 보험자 간 재정 불균형 파생
	의료서비스	• 의료의 질 저하, 입원 대기환자 급증(대기 시간 장기화, 개원의의 입원의뢰 남발) • 민간보험 가입경향 증가로 국민의 이중부담 초래	• 상대적으로 양질의 의료 제공 • 첨단의료기술 발전에 긍정적 영향
	관리운영	• 정부기관 직접관리(가입자의 운영참여 배제) • 관리운영비 절감(보험료 징수인력 불필요)	• 조합중심 자율운영 • 상대적으로 관리운영비 과다

다. 국민건강보험제도를 실시하는 국가

우리나라, 독일, 프랑스, 일본, 대만 등

4 민간건강보험제도

가. 미국

미국에서는 공적의료보장의 대상이 노령자 등 특정인에 한정되어 있어 대부분 민간건강보험에 의존

① 생명보험, 손해보험 등 영리보험회사

② 지역주민의 의료보장을 목적으로 하는 Blue Cross, Blue Shield 등 비영리단체와 영리보험 HMO, PPO 등

나. 독일

독일은 총인구의 약 7%가 민간보험에 가입하고 있는데 이들의 대부분은 고액 소득자이다.

다. 영국

BUPA로 대표되는 비영리단체에 의한 민간보험제도가 운영되고 있으며 국민의 약 7%가 가입하고 있다.

◈공적건강보험과 민간건강보험의 비교

구분		공적건강보험(사회보험)	민간건강보험(사보험)
운영주체	제도의 목적	기본적 보장	개인적 필요에 따른 보장
	운영주체	국가·공공기관	민간보험회사
	국가부양성	있음	없음
운영목표	단기	재정균형 유지	이윤추구
	장기	사회적 편익 확대	상업적 이윤확대
운영원리	수급권	법적 수급권	계약적 수급권
	보험가입대상	• 강제가입 • 가입대상자 비선택 • 위험배제 없음	• 임의가입 • 가입대상자 선택 • 위험배제 있음
	급여	균등급여	차등급여(계약된 급여내용 제공)
	보험료 산정원리	• 집단적 등가성 원리 • 능력비례 • 상호위험 보험	• 개인적 등가성 원리 • 위험률 비례 • 개인별 위험보험

◈ 참고자료 _ [중국인 건보 무임승차 여전…적자 640억, 1년 새 3배 늘었다]

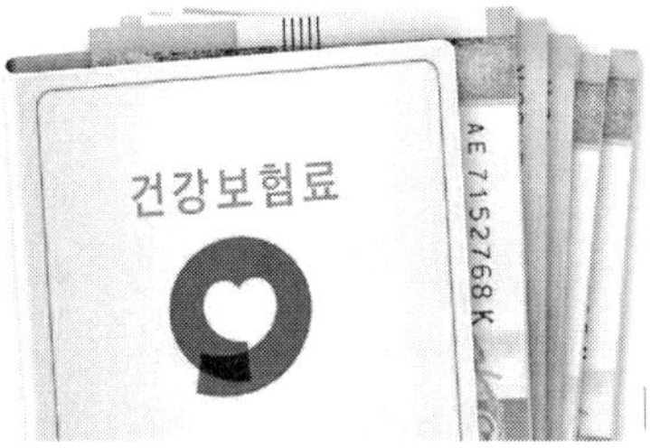

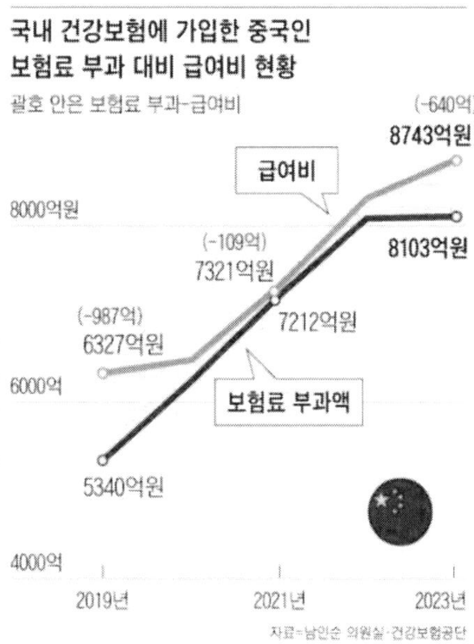

국내 건강보험에 가입한 전체 외국인(재외국민 포함) 건강보험 가입자 재정수지가 예년과 마찬가지로 작년에도 흑자를 기록했다. 외국인이 건강보험료를 부담한 것보다 보험 혜택을 적게 받았다는 뜻이다. 하지만, 외국인 국적별로 보면 중국은 올해에도 적자를 보였다.

15일 국회 보건복지위원회 남인순 의원실이 건강보험공단에서 받은 '외국인 연도별·국적별 보험료 부과 대비 급여비 현황(2019 ~ 2023년)' 자료에 따르면,

2023년 전체 외국인이 낸 보험료는 2조690억원(직장가입자 1조5015억원, 지역가입자 5675억원)이었다.이들 외국인이 보험료로 병의원이나 약국 등 요양기관을 이용하고 건강보험에서 보험급여로 받은 전체 금액은 1조3287억원에 그쳤다. 건보공단은 7403억원의 재정수지 흑자를 봤다. 전체 외국인 건보 재정수지는 2019년부터 꾸준히 흑자를 기록했다. 최근 5년간 총 2조7825억원의 누적 흑자를 달성했다. 하지만 국가별로 살펴보면, 중국인은 지난해 유일하게 낸 보험료보다 급여 혜택을 많이 받아 640억원의 적자를 보였다. 특히 2019년 이후 줄어들던 적자폭은 작년에 3배가량 다시 늘었다. 그간 중국인 건보재정은 2019년 987억원, 2020년 239억원, 2021년 109억원, 2022년 229억원, 2023년 640억원의 적자를 해마다 기록했다.

<출처 : 조선일보 2024.07.15. 11:52>

https://www.chosun.com/national/welfare-medical/2024/07/15/IRQXELLGNRGH7PLU2ET54L2WC4/

Chapter 8

보건행정 조직이론

8 Chapter 보건행정 조직이론

개요

이 장에서는 보건조직의 기초이론을 학습하기 위하여 조직의 개념 및 유형을 통해 조직의 원리를 학습하고 조직내에서의 권한관계를 이해하기 위해 관료제, 공식조직과 비공식적 조직, 라인과 스텝조직을 학습하고 최근 동태적 조직으로의 전환과 미래사회에 적합한 조직구조의 변화에 대하여 살펴본다.

학습목표

1. 조직의 개념 및 유형에 설명할 수 있다.
2. 조직내의 권한관계 및 원리를 설명할 수 있다.
3. 조직구조의 특성별로 구분하여 설명할 수 있다.
4. 동태적조직의 특성과 미래사회에 적합한 조직구조를 설명할 수 있다.

8.1 조직의 이해

1 조직의 개념

가. 조직의 정의

조직이란 목표를 달성하기 위한 개인들의 집합체이다. 즉, 조직은 목표를 달성하기 위하여 형성된 사회적 체제로서 어느 정도 분화와 통합의 구조, 과정 그리고 규범을 내포한 사회적 단위를 말한다.

① T. Persons의 정의
"어느 특정한 목표의 달성을 제1차적으로 지향하고 있는 하나의 사회체계"라고 정의하여 조직을 특정목표의 달성을 위한 지위와 그에 따르는 역할의 체계로 보고 있다.
② A. Etzioni의 정의
"조직이란 일정한 환경 하에서 특정한 목표를 추구하고 이의 달성을 위한 일정한 구조를 지닌 사회적 단위"라고 정의하여 목표 · 구조 및 환경이 3자 관계에 중점을 두고 있다.

나. 조직의 특성

① 조직은 목표지향적이며 인간의 복잡한 집합체이다.
② 분화와 통합에 관한 합리적 공식적 구조와 과정이 있다. 즉, 조직은 여러 부분요소들로 구성되며, 이들은 상호의존하면서 상호작용을 하는 분업체계를 형성한다.
③ 환경과 꾸준히 상호작용을 한다.
④ 조직은 보다 큰 사회체제 속에 내포되어 있다.
⑤ 조직은 동태적 성격을 갖는다.

다. 조직구조의 특성

1) 조직구조의 구성요인

① 복잡성(분화정도)
㉠ 개요 : 복잡성은 조직 내에 분화가 이루어져 있는 정도를 말하고, 복잡성에는 수평적 분화, 수직적 분화 및 지역적 분산으로 나뉜다.
㉡ 수평적 분화(horizontal differentiation)
- 개념 : 단위부서 간의 횡적 분리의 정도를 나타내는 말로 조직원의 지향성, 과업의 성질 및 조직원의 교육과 훈련 등의 특성을 기준으로 하여 나누어져

있는 정도를 일컫는다.

- 원인 : 조직 내에 전문적인 지식이나 기술을 필요로 하는 직무의 수가 많으면 많을수록 조직의 복잡성은 증대되고 직무의 전문화는 수평적 분화를 초래한다. 또한 조직의 분화는 인간의 신체적 한계와 지식적 한계 때문에 어쩔 수 없이 발생하고, 또 그 효율성 때문에 장려되고 있는 실정이기도 한다.
- 분류 : 조직 내의 제 활동을 단순히 양적 기준에 의해 사람을 집단화 내지 부문화하는 방법, 직능에 의해 분류하는 방법, 제품 및 서비스별로 분류하는 방법, 고개의 유형별로 분류하는 방법, 지역별로 분류하는 방법 등이 있다.

ⓒ 수직적 분화(vertical differentiation)

- 개념 : 조직구조의 깊이를 가리키는 말로 권한계층의 최상층에서부터 시작하여 최하층에 이르기까지 존재하는 계층의 수를 의미한다.
- 원인 : 조직이 분화되어 복잡성이 증대될수록 조직 내의 권한계층의 수가 증가하고 구성원 간에 의사소통이 왜곡될 가능성이 커지며 이들 간의 의사결정을 조정하기도 어려워진다. 따라서 수직적 분화는 조직의 원리 중 통제범위의 원리와 가장 밀접한 관계를 맺고 있다.
- 수평적 분화와의 관계 : 수직적 분화가 수평적 분화와 상관없이 독립적으로 발생한다고 생각해서는 안 되는데 수직적 분화란 수평적 분화가 증대된 것에 대한 반은, 즉 수평적 분화가 커짐에 따라 나타나는 결과로 이해해야 한다.

ⓔ 지역적(장소적 · 공간적) 분산(spatial disperion)

- 개념 : 조직은 동일한 정도의 수직적 · 수평적 분화의 구조를 가지고 동일한 경영활동을 여러 지역에 걸쳐 수행할 수도 있다. 지역적 분산은 그 조직의 사무실, 공장 및 인력이 지역적 내지는 지리적 분산되어 있는 정도이다.
- 지역적 분산은 수평적 · 수직적 분화가 확대된 차원이라고 생각할 수도 있는데, 과업과 권력중심점을 지리적으로 분리시킨 것이기 때문이다. 이와 같은 분리는 관리계층의 수나 지역적 거리에 있어서의 분산을 포함한다. 지역적 분산은 물리적인 분리, 그 자체만으로도 조직구조의 복잡성을 증가시킨다.

② 공식화(직무의 정형화 · 표준화된 정도)

㉠ 조직성원의 행동을 유도하기 위해서 조직이 규칙과 절차에 의존하는 정도이다(조직 내의 직무가 표준화되어 있는 정도).

㉡ 조직 내의 규정과 규칙이 더 많이 존재할수록 공식화 정도는 높다

ⓒ 단순하고 반복적인 직무일수록 공식화의 정도가 높고 고도의 전문화된 업무일수록 공식화의 정도가 낮다.

ⓔ 공식화의 장점과 단점

장점	단점
• 구성원의 행동의 예측과 통제가 용이해짐 • 효율적이고 신속·정확한 과업수행 가능 • 루틴화된 규범에 근거한 공정한 과업수행 • 반응의 신뢰성을 높여 대외관계의 일관성과 안정성 유지 • 일상적 업무의 하부위임이 가능 • 직접적 감독에서 간접적 감독으로의 전환이 용이해짐	• 규칙에 의존하면 상사와 부하 간에 민주적이고 인간적 관계를 유지하기가 어려워짐 • 비개인화·비인간화 풍토가 조성됨 • 유동적·비정형적 사항에 대한 탄력적 대응이 저하됨 • 구성원의 자율과 재량이 감소됨 • 문서우의나 번문욕례(Red Tape)가 생김 • 인간소외를 가져옴

③ 집권화(권한의 배분정도)

ⓐ 의사결정의 권한이 어디에 있느냐에 관련된 개념이다.

ⓑ 조직의 상층부에서 결정되는 문제가 많을수록 집권화 정도가 높다.

2) 조직구조의 결정요인

① 조직이 잘 설계되었는가의 여부는 조직구조의 특성과 상활변수의 적합성에 따라 달라진다.

② 조직구조 설계에 고려할 변수는 조직이 처한 환경이 특성, 보유하고 있는 기술의 특성, 전략, 조직의 규모 등이다. 즉, 조직형성의 영향결정요소로서 일반적으로 규모, 기술, 환경, 전략, 성원 등을 들 수 있는데, 조직구조들을 설계할 때 이와 같은 결정요인들의 특징을 고려하여 조직구조의 형태를 선택해야 효과적이다.

③ 정해진 방법에 따라 반복적으로 수행되는 업무의 경우, 높은 수준의 공식화가 요구된다.

④ 안정된 환경에서는 조직의 효율성과 합리성을 높일 수 있는 기계적 구조가 적합하며, 동태적 환경에서는 환경변화에 대한 적응력을 높일 수 있는 유기적 구조가 적합하다.

◈ 조직구조의 구성요인과 결정요인 ◈

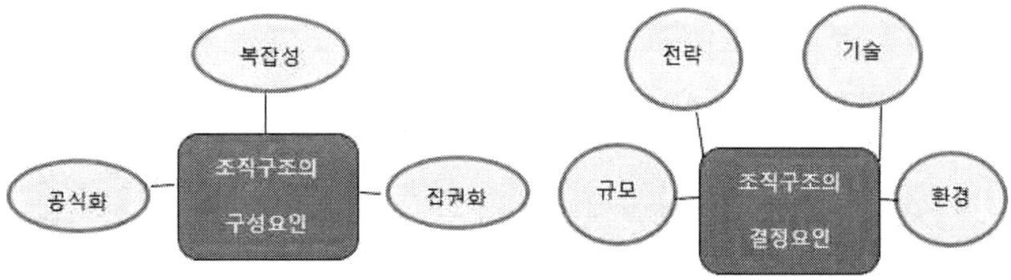

2 조직의 유형(비교조직론)

가. Blau & Scott의 분류 : 조직의 수혜자(수익자)에 의한 분류

유형	주된 수혜자	예
호혜적 조직 (결사조직)	조직의 구성원	종교단체, 노동조합, 이익단체, 정당, 공제조합, 전문직업단체 등
기업조직	소유주	일반(민간)기업, 은행, 보험회사 등
서비스(봉사)조직	고객집단	사회사업기관, 병원, 학교, 법률상담소 등
공익조직(공공복리조직)	일반국민	각종 행정기관, 군대조직, 경찰조직, 소방서 등

나. T. Parsons의 분류 : 사회적 기능에 의한 분류

유형	내용	기능	예
경제조직	환경에 대한 적응의 기능을 수행	적응기능	기업, 경제조직
정치조직	사회체계의 목표를 수립·집행하는 기능	목표달성기능	정부조직, 정치조직, 정당 등
통합조직	사회의 구성원을 통제하고 갈등을 조정하는 조직	통합기능	사회복지조직, 사법기관, 경찰 등
형상유지조직 (체제유지조직)	사회의 문화적·교육적 기능에 종사하는 조직	형상유지기능 (잠재적 긴장관계)	학교, 종료집단, 연구소 등

다. Etzioni의 분류 : 복종의 형태에 의한 분류

유형	내용	권위의 종류	예
강제적 조직	물리적인 힘에 의하여 구성원을 통제하며 질서목표를 추구하는 조직	강제적 권위	군대, 교도소, 감금정신병원, 강제수용소 등
공리적(公利的) 조직	물리적 보상을 주요 권력수단으로 하며 경제목표를 추구하는 이해타산 조직	보수적 권위	기업, 경제단체, 이익단체
규범적 조직	상징에 의하여 일체감을 가진 조직	규범적 권위	학교, 종료·자선단체

라. Likert의 분류 : 의사결정 참여도에 의한 분류

유형	체제	내용
권위형	체제1(수탈적 권위형)	관리가가 일방적 의사결정(착취형이라고도 함)
	체제2(온정적 권위형)	상급자의 동의에 의한 부분적 권한위임
민주형 (참여형)	체제3(협의적 민주형)	주요정책 외에는 하급자가 결정
	체제4(참여적 집단형)	모든 결정과정에 하급자의 광범위한 참여 (부하에 대한 완전한 신뢰)

마. Mintzberg의 분류 : 규모와 관리 복잡성 여부

유형	조정기제	규모	환경	핵심부분	예
단순구조조직	직접감독	소규모	단순, 동태적	최고관리자 (전략정점)	신생조직, 독재조직, 위기상황의 조직
기계적 관료제조직	업무(과업과정) 표준화	대규모	단순, 안정적	기술분석부문 (기술구조)	철강제조회사, 항공사, 은행, 우체국
전문적 관료제조직	기술표준화	가변적	복잡, 안정적	핵심운영층 (작업계층)	대학, 사회복지기관, 공예품 제조회사, 의료원
대형지부조직	산출표준화	대규모	단순, 안정적	중간관리층	재벌기업
임시특별조직	상호조절	가변적	복잡, 동태적	지원참모	첨단기술연구소, 우주센터

바. Katz & Khan의 분류 : 사회적 기능에 의한 분류

유형	조직의 사회적 기능	예
생산조직	상품의 생산, 서비스 제공	농업, 공업 등 산업조직
관리조직	인적·물적 자원의 관리, 통합	정부조직, 정당, 노조, 이익단체 등
적응조직	지식창조, 문제해결 대안 제시	대학, 연구소, 조사기관, 문화예술조직 등
유지조직	체제유지, 기본적 통합 및 보존	교육기관, 종교단체, 병원, 교정활동기관 등

<출처> 서정교 외, 「보건행정학」, 보문각, 2015, p.63

3 조직의 원리(조직화의 원리)

조직하는 과정에서 여러 가지 조직편성이 원리가 적용되는데 조직이론에서 거론되어 왔던 조직원리의 수는 매우 많지만 일반화된 조직원리는 계층제의 원리, 통솔범위의 원리, 분업과 전문화의 원리, 조정의 원리, 명령통일의 원리 등을 들 수 있다.

1 계층제의 원리

가. 계층제의 의의

① 구성원 간 상하의 등급, 즉 계층을 설정하여 각 계층 간에 권한과 책임을 배분하고 명령계통과 지휘·감독체계를 확립하는 것이다.

② 계층제는 역할의 수직적 분담체계이다.

나. 계층제의 순기능과 역기능

순기능	역기능
① 공식적 의사전달의 경로 ② 권한위임 및 상하 간 권한배분의 기준 및 경로 ③ 수직적 상하명령 복종관계 → 질서유지 및 조직의 통일감·일체화의 수단 ④ 갈등 및 대립의 조정수단 ⑤ 공식적 권위 행사수단, 내부통제수단	① 계층제의 심화 시 경직성 초래 : 의사소통의 왜곡, 환경변동에의 부적응, 구성원의 귀속감 박탈 등 ② 구성원의 인격상실 등 비민주적 관리 ③ 비민주적·독단적 결정 ④ 하위층의 창의력과 사기저해 ⑤ 종적 서열주의만을 강조 → 자기조정력이 없어 부문 간의 할거주의 초래

2 통솔범위의 원리

가. 의의

한 사람의 관리자가 능률적이고 효과적으로 통제할 수 있는 부하직원의 수 또는 조직단위의 수를 능가해서는 안 된다는 원리이다.

나. 통솔범위와 계층의 수

통솔범위와 계층의 수는 반비례 관계에 있다. 통솔 범위를 좁게 하면 계층의 수가 늘어나고 통솔의 범위를 넓게 하면 계층의 수는 줄어든다.

다. 통솔범위에 영향을 주는 요인

① 통솔자의 의사소통능력(통솔자의 자질 및 의식구조)

② 피통솔자의 자질 및 의식구조 : 부하직원의 능력이 우수할수록 감독의 필요성이 줄어들고 권한을 위임하여 재량권을 부여할 수 있다.

③ 업무의 성질 : 업무가 복잡하고 정상적인 노력을 요구하면 통솔범위는 좁아지고, 고도로 표준화되어 있어 단순하고 기계적인 일일 때는 통솔범위가 확대된다.

④ 막료의 지원능력 : 감독의 업무를 보조하는 막료가 있으면 감독자의 통제의 폭이 넓어질 수 있다.

⑤ 작업장소의 지리적 분산정도 : 작업장소가 지역적으로 분산되어 있는 경우에 통솔범위는 줄어들고 한 장소에 집중되어 있는 경우에는 통솔범위가 확대될 수 있다.
⑥ 계획과 통제 : 계획과 통제의 틀이 잘 갖추어져 있으면 그만큼 관리가 쉬워지므로 통솔범위를 확대
⑦ 통솔자의 근무시간의 한계 : 통솔자의 근무시간이 한정되어 부하직원들의 교대근무로 업무가 24시간 지속될 경우 통솔범위가 제한된다.
⑧ 신설조직과 기성조직 : 신설조직의 책임자는 기성조직의 책임자보다 통솔범위가 좁아진다.

라. 평면구조와 고층구조

① 평면구조(수평적 구조) : 통제폭을 넓게 하면 계층의 수는 적어지므로 조직형태가 옆으로 퍼진 모양을 하는 이른바 평면구조를 이룬다.
② 고층구조(수직적 구조) : 관리폭을 좁게 하면 계층의 수가 많아져 조직구조가 상하로 길게 늘어지는 고층구조를 이룬다.

◈ 평면구조와 고층구조의 특성

변수	평면구조	고층구조
계층수	적음	많음
관리폭	넓음	좁음
통제방식	분권화	집권화
의사소통고리	단순함(상향적)	길어짐(하향적)
인간관	Y이론	X이론
관리	자율적(자기통제)	통제적(지시통제)
장점	개인성장 촉진	질서유지 · 일사분란한 업무처리
단점	의사소통조정의 어려움	조직의 경직화

3 분업과 전문화의 원리

가. 의의

① 분업과 전문화란 조직구성원들에게 한정된 활동에 대해서만 책임을 지고 수행하도록 업무를 분담함으로 전문적인 지식과 기술을 습득하여 전문화되고 능률의 향상을 기대할 수 있다는 원리이다.
② 분업화는 조직의 규모가 확대되고 업무의 전문성이 증가할수록 더욱 필요성이 요구된다.

③ 전문화란 업무를 성질별로 구분(직무 특성별로 분류)하여 가급적 한 사람에게 한 가지 업무를 분담시키는 것을 의미하며 분업과 같은 의미로 사용할 수 있다. 보건행정조직은 각 부문별로 전문화되고 있으며 보건행정인력의 전문적 지식과 기술이 요구되고 있다.

나. 장점

① 조직의 목표달성을 위한 능률적 수단이다.
② 업무를 가장 신속하고 능률적으로 수행할 수 있다.
③ 업무를 세분화할수록 업무를 습득하는 데 걸리는 시간을 단축시킬 수 있다.

다. 단점

① 단순한 업무의 반복으로 업무에 대한 흥미를 상실하고 창조적인 정신을 상실하게 되어 개인의 자아실현욕구를 저해한다(지루함, 피로, 스트레스 등이 생겨서 생산성이 감소).
② 지나친 분업은 업무의 중복, 책임회피화가 발생하여 조직 내 각 단위 간의 조정을 어렵게 한다.
③ 분업을 세분화하면 할수록 통합적으로 조직을 관리하는 것보다 더 많은 비용이 소요될 가능성이 있다.

4 조정의 원리

가. 의의

① 조직의 공동목표를 수행할 수 있도록 조직구성원들의 행동통일을 기하도록 개별적인 노력을 통합하여 조직이 안정성과 효율성을 도모하는 원리이다.
② 현재조직에 있어서 조정의 원리는 제1의 원리로 그 중요성이 날로 커지고 있다.
③ 조직의 공동 목표를 원활히 달성할 수 있도록 구성원간의 업무수행을 질서정연하게 배정하고 불필요한 갈등을 사전에 예방하는 것이다.

나. 효과적인 조정방법

① 정보체계의 확립과 계층제 : 수직적 통합으로서 계층적인 구조를 통하여 지휘계통을 세우고 명령계통을 단일화하는 것이다.
② 계획수립과 목표설정 : 계획을 수립하고 목표를 설정하여 모든 단위부서들이 의식적으로 동일한 전체 목표를 지향하도록 함으로써 조직활동을 조정 · 통합할 수 있다.
③ 규정과 절차 : 일상적인 사건들이 일어나기 전에 이들을 처리하기 위해 만들어진 관리적 의사결정의 지침이다.

④ 수평적 통합수단의 이용 : 동일계층의 조직구성원 및 부서 간의 업무활동을 조직 전체의 활동으로써 통합하는 것을 말한다.

⑤ 지나친 갈등을 방지하기 위해 가급적 각자의 권한과 책임의 한계 및 상호관계를 분명히 규정한다.

5 명령통일의 원리

가. 의의

조직 내의 각 구성원이 한 사람의 상관에게서 명령을 받는다는 원칙으로 이에 대해 책임을 갖게 됨을 뜻한다. 명령통일의 원리가 강조될수록 계선조직의 영향이 강화되고, 참모조직의 영향이 약화된다. 관료제 조직이나 군대조직 등에서 엄격히 적용되는 원리이지만, 오늘날 조직의 분권화, 권한위임 등으로 인하여 이 원리의 중요성은 상대적으로 많이 약화되고 있는 경향이다.

나. 순기능과 역기능

순기능	역기능
① 부하에 대한 통제 가능 ② 의사전달이 효용성 확보 ③ 조직 지위의 안정성 확보 ④ 직원의 책임의 소재를 명백히 함 ⑤ 명령과 보고의 상호대상이 명백함 ⑥ 조직의 장이 전체적 통합과 조정을 가능하게 함	① 행정의 지연 초래 ② 횡적 조직 간의 조정이 곤란 ③ 기능적 전문가의 영향력 감소 ④ 의사소통의 과중한 부담을 야기 ⑤ 행정의 분권화와 권한위임을 저해 ⑥ 조직이 환경변화에 신속하게 융통성 있게 적응하기 어려움

6 부처편성의 원리

가. 부처편성은 조직을 편성하는 원리로 조직의 경우 사회의 변화에 따라 부처의 수가 일반적으로 확대 · 분화되는 경향이 있다.

나. 부처편성의 원리를 실제 적용할 경우 기준이 중복되고 애매하며 기준 가운데 유일 최선의 기준은 없고 혼합되어 사용되고 있는 것이 현실이다. 현실적으로 부처편성은 그 사회의 문화와 결정자의 주관이 개입된다.

다. 따라서 부처편성의 원리를 적용할 때에 여러 기준이 혼합되어 사용될 필요가 있으며 부서의 수는 통솔범위의 문제를 고려하여 산정해야 한다. 또한 상부구조는 법률, 하부는 재량을 부여할 필요가 있으며 계층제를 완화하는 방향으로 나가야 한다.

라. 부서편성의 기준(Gulick)

기준	장점	단점	비고
목적 · 기능별	• 사업목적 및 기능파악이 용이 • 권한 및 책임한계 분명	• 전문화 곤란 • 기능의 중복방지 곤란 • 국민의 대정부 접촉곤란	• 가장 일반적인 기준 • 거의 대부분의 중앙기관
과정 · 절차별	• 행정의 전문화 가능 • 최신기술의 활용	전문가적 무능현상	통계청, 감사원, 조달청, 예산실 등
대상 · 고객별	• 해당부처와 정부의 접촉 • 서비스의 증진	• 부처권한의 대립 • 압력단체에 의한 부당 영향	국가보훈처, 보건복지부, 고용노동부 등
지역 · 장소별	• 지역실정 반영 가능 • 지역주민들의 의사반영	전국적인 통일행정 저해	지방자치단체, 외교통상부 하부기구

8.2 조직 내의 권한관계

1 권력(Power)의 개념과 분류

가. 권력의 개념

권력은 개인이나 집단이 다른 개인이나 집단의 의사결정과 자원통제에 영향을 미치는 잠재력과 능력을 말한다.

나. 권력의 유형

① 에치오니(Etzioni)의 분류

㉠ **강압적 권력** : 조직성원에 대해 강압적인 힘을 행사하는 것을 말하며 조직구성원들은 일반적으로 부정적이고 저항적인 반응을 보인다. 위험이나 처벌 그리고 정신적인 압박을 동원하여 조직성원을 강제적으로 통제하고자 하는 힘이다.

㉯ 교도소와 같은 조직은 강압적인 권력이 지배

㉡ **공리적 권력** : 공리적인 권력은 보상능력을 바탕으로 한다. 조직성원들은 보다 많은 보상을 위해서 일하게 되므로 매우 타산적이 될 염려가 있다.

㉯ 더 높은 승진과 더 많은 급여를 획득하기 위해서 권력자를 추종하는 것

㉢ **규범적 권력** : 조직성원들이 공유하고 준수하고자 하는 믿음을 기초로 한다. 강압적인 권력과는 달리 공식적인 강제성을 띠지는 않으나 집단구성원들 간에 존재하는 비공식적인 합의나 규범, 압력 등에 의한 권력행사가 가능하다.

㉯ 종교집단은 종교적인 믿음이 전제되므로 별도의 규제 없이도 규범에 의한 통제가 가능함

② 프렌치와 레이븐(J. French & B. Raven)의 분류

> • **조직적 권력** : 보상적 권력, 강압적 권력, 합법적 권력
> • **개인적 권력** : 준거적 권력, 전문적 권력

㉠ **보상적 권력**(Reward Power) : 권력의 근원으로서 타인이 원하는 것을 보상해 줄 수 있는 자원과 능력을 가진 경우를 지칭한다. 조직적 맥락에서 관리자는 봉급인상, 승진, 업무할당, 더 많은 책임감 부여, 새로운 설비의 제공, 칭찬, 충고나 조언, 부하직원들에 대한 호감 등과 같은 잠재적 보상물을 갖고 있다. 이러한 권력의 목표는 이와 같은 보상을 가치있게 하는 것이다.

㉡ **강압적 권력**(Coercive Power) : 긍정적인 보상을 부여할 능력을 가진 보상적 권력과는 달리 공포와 두려움에 기반한다. 이 권력을 가진 사람은 타인에게 처벌을 가하거나 불쾌한 결과를 가져올 능력을 가진다. 이는 최소한 타인에게 처벌이나 좋지 않은 결과를 얻을 수 있다는 위협을 느끼게 한다. 조직적 맥락에서 부하직원을 해고하거나 징계할 때 또는 봉급을 제한할 때 등의 권력을 의미하며, 직·간접적으로 처벌의 결과로 위협을 가하게 된다.

㉢ **합법적 권력**(Legitimate Power) : 행위자가 자신에게 미치는 어떠한 영향이 합법적이라고 가치부여하고 내면화할 때 발생한다. 합법적 권력은 일반적으로 조직 내 지위와 관련된다. 합법적 권력은 특수한 문화적 가치나 인정된 사회구조로부터 파생되는 수도 있지만, 많은 경우 집단에서 대표로 선출되든가 합법적으로 조직 내 직위에 임명됨으로써 발생한다.

㉣ **준거적 권력**(Referent Power) : 권력을 갖지 않은 사람이 권력을 장악한 집단과 스스로를 동일시하려는 욕구에서 도출되며 권력수행자에 대한 개인적 충성심을 동반한다. 기업 내에서 준거적 권력을 갖고 있는 상급자는 하급자들로부터 절대적인 존경을 받게 된다.

㉤ **전문적 권력**(Expert Power) : 제한된 영역에서 전문능력을 가진 경우를 의미한다. 이 권력은 앞의 네 가지 권력보다 더 권력대상자의 인식에 훨씬 더 의존한다. 즉, 권력수행자는 믿을 만하고, 적합하고, 능력 있다고 인정되어야만 한다. 이러한 전문 분야에 대한 신뢰성, 적합성, 유용성은 권력수행자가 특정 지식을 가지고 있다는 것을 확실히 보이고 증명해야 형성될 수 있다.

1 권한의 개념과 분류

가. 개념

① 조직에서 직위에 따른 역할에 부여하는 공식적인 권리이다.

② 권한은 스스로 직무를 수행할 수 있는 자유재량권을 의미한다.

③ 권한은 조직에서 공동의 목표달성을 지향하며 행사하는 권력이다.

④ 권한은 개인에게 부여되는 것이 아니므로 조직을 떠나면 없어진다.

나. 분류

① 외부적 권한(External Authority) : 조직 외부로부터 얻어지는 권한으로서 외부적 권한이다.

② 직위에 의한 권한(Authority of Position) : 직위를 차지한 개인으로부터 나오는 권한이 아니라 직위 자체로부터 나오는 권한이다.

③ 능력에 의한 권한(Authority of Competence) : 개인의 기술적 지식이나 경험에 의한 권한이다. → 내용면에서 전문적 권력과 유사하다고 할 수 있다.

④ 개인적 권한(Authority of Person) : 개인적 자질에 따른 권한이다. → 준거적 권력과 유사하다.

다. 권한의 위임

① 상위계층이 갖고 있는 업무의 일부를 부하직원에게 할당하고 재량권을 부여하는 과정이다.

② 권한위임 시 고려사항

㉠ 기대하는 결과를 달성할 수 있을 정도의 권한을 위임해야 한다.

㉡ 위임되는 권한이 어떠한 것인지 명백히 해야 한다.

㉢ 권한위임은 상부에서 하부로 연쇄적으로 이루어져야 한다.

㉣ 권한이 위임되었다고 해서 최종책임까지 위임하는 것은 아니다.

㉤ 행동에 대한 책임은 위임된 권한과 균등해야 한다.

㉥ 부하직원의 능력수준에 맞게 위임해야 한다.

㉦ 위임하는 사림의 적정 통솔범위 내에서 권한을 위임해야 한다.

③ 권한위임의 결정요인

㉠ 조직의 규모가 클수록 권한위임의 정도기 높아진다.

㉡ 중요한 업무(의사결정의 내용이 조직의 장래에 미치는 영향이 큰 것)일수록 의사결정에 대한 권한이 위임되는 정도가 작아진다.

㉢ 전문적인 지식과 견해가 필요한 것일수록 전문가에게 위임한다.

㉣ 하급자의 능력을 인정하고 신뢰할 때 조직에서는 권한이 위임되는 정도가 높다.
㉤ 하급자의 자질이 높은 경우 위임되기 쉽다.

④ 권한위임의 장점
㉠ 중요한 문제를 해결할 수 있는 시간적 여유를 가질 수 있다.
㉡ 하급관리자의 능력을 개발할 수 있다.
㉢ 조직 내 구성원들의 사기와 인간관계를 증진시킨다.
㉣ 효과적 효율적인 업무수행이 가능하다.
㉤ 융통성이 있고 신속한 의사결정으로 급변하는 환경에 적절히 대응할 수 있다.

⑤ 권한위임의 단점
㉠ 조직전체라는 의식보다 부서 우선의식이 팽배해질 수 있다.
㉡ 비용을 증가시킨다.

8.3 조직구조의 이해

1 관료제

가. 관료제의 개념

① 관료제란 일정한 규칙의 지배를 받는 계층적 형태를 가진 합법적이고 합리적인 복잡한 대규모조직을 말한다.
② 관료제란 계층적 형태를 띠고 합법적 지배가 제도화되고 있는 보편성을 지닌 안정적 대규모조직을 말한다.

나. 베버(Weber)의 권위 유형 : 권위의 정당성 기준

① 전통적 권위(가신적 관료제) : 임의적 성격, 전인격적 지배, 구체적 타당성
② 카리스마적 권위 : 초인적 능력, 비일상성
③ 법적 · 제도적 권위(근대적 관료제) : 기술적 합리성, 행정의 예측가능성 추구

다. 베버(Weber)가 주장한 관료제의 특징

① 명확한 법규에 의한 행정
② 조직의 계층제
③ 문서주의
④ 공과 사의 구분
⑤ 전문지식과 기술에 의한 능률적 행정

라. 관료제의 순기능과 특징

① 공식적으로 문서화된 업무와 절차의 정립
② 지위에 따른 명확한 역할 구분
③ 명령계통의 확립, 지위체제, 책임소재를 분명히 함
④ 능력원칙에 따른 지위분배원칙, 공정성
⑤ 진급 또는 재직보장에 필요한 수단, 공정된 급료의 보장, 능력에 따른 진급 보장

마. 관료제의 병리와 역기능 현상

① 서면주의 : 형식주의 번문욕례, 형식적 측면만 지나치게 강조
② 수단과 목표의 대치 : Merton의 동조과잉(지나친 규칙 · 절차의 엄수), 규칙의 내면화
③ 전문화로 인한 무능 : 전문성에 의한 제약
④ 현상유지적 보수주의 : 변화에 대한 저항
⑤ 할거주의 : Selznick의 권한위임, 부처 간 할거주의
⑥ 인격적 관계의 상실
⑦ 무사안일주의 : 책임회피, 복지부동, 신토불이 현상의 발생
⑧ 폐쇄적인 특권 집단화
⑨ 몰인간적 인간관계
⑩ 극단적인 비밀주의, 권력에 대한 욕구(과두제의 철칙), 공익의 망각, 출세주의 등
⑪ 귀속주의 : 비공식적 집단에 의한 문제해결(Blau)
⑫ 상관에 대한 의존(책임회피) : 굴드너(Gouldner)의 감독유형론, 지나친 감독은 책임의 회피를 초래
⑬ 갈등조정수단의 부족

2 공식조직과 비공식조직

가. 공식조직

공적인 목표를 달성하기 위해 분업의 논리에 따라 법률 · 규칙이나 직제에 의하여 형성된 합리적 · 관료제적 · 인위적으로 제도화된 조직을 의미한다. 공식조직에는 공식적 기능을 수행하는 여러 공식집단이 존재하며, 이러한 공식집단은 전체적인 조직업무와 명백히 관련된 특정목표를 실현하거나 특정과업을 수행한다.

나. 비공식조직

현실적인 인간관계, 즉 구성원 상호 간의 접촉이나 친근성을 바탕으로 자연발생적으로 형성된 자생집단을 말한다.

다. 공식조직과 비공식조직의 비교

공식조직	비공식조직
① 1920년대 과학적 관리론, 관료제와 유사 ② 공식목표달성 중시 ③ 합리적 조직(계층제) ④ 능률과 과학적 합리성에 따른 구성 ⑤ 대규모성(경직성, X이론, 기계적 능률성) ⑥ 감정 미교류(수직성, 일방통행) ⑦ 경제적 · 합리적 인간 강조 ⑧ 가시적 조직, 전체적 질서 ⑨ 외면적 · 외재적 조직 ⑩ 인위적으로 형성된 조직 ⑪ 명문화된 조직 ⑫ 분업성이 강함(분업화 · 전문화조직)	① 인간관계론과 관련 ② 비공식목표, 부분목표 중시 ③ 비합리적 조직 ④ 감정적 · 정서적 요인 중시 ⑤ 친목단체, 향우회 ⑥ 사회적 인간 강조(수평성) ⑦ 비가시적 조직, 부분적 질서 ⑧ 자연발생적으로 형성된 조직 ⑨ 공식조직 내에 수없이 존재 ⑩ 동태적 인간관계에 의한 조직 ⑪ 나름대로 신분체계나 규범을 가지고 있음 ⑫ 내면적 · 내재적 조직 ⑬ 분업성이 약함

라. 비공식조직의 기능

① 순기능
- ㉠ 공식조직의 경직성 완화
- ㉡ 의사소통의 원활
- ㉢ 심리적 안정감 제공
- ㉣ 공식지도자의 결점을 보완
- ㉤ 쇄진적인 분위기 조성

② 역기능
- ㉠ 파벌, 할거주의 초래, 파벌조성 등으로 비공식조직 상호 간에 적대감이나 심리적 불안감을 유발
- ㉡ 조직의 불안전성 초래
- ㉢ 의사통로 혼선 초래, 공식적 의사전달의 왜곡
- ㉣ 조직전체 목표달성 저해
- ㉤ 개인불만의 확산, 부분적 불만의 전체화, 구성원의 개인적 · 부분적 불만이 비공식적 접촉을 통해 집단 전체의 불만으로 확대되는 경우가 있고, 압력단체로서의 역할을 수행하는 경우가 있음
- ㉥ 비공식적 인간관계의 오용으로 지연 · 혈연 중심의 정실행위의 만연 우려가 있음
- ㉦ 개인적 목적으로서의 이용, 비공식조직의 세력을 바탕으로 개인적인 목표나 욕망을 실현하려는 구성원이 생길 수 있음

◎ 공식적 권위 유지 곤란, 비공식조직에서는 공식적 원위가 유지되기 어렵고 대인관계나 영향력 등 별도의 사회적 권위체계가 형성된

3 기계적 구조와 유기적 구조의 차이(Robey)

구분	기계적 구조	유기적 구조
장점	예측가능성	적응성, 탄력성, 신축성
조직특성	• 좁은 직무범위 • 표준운영절차 • 분명한 책임관계 • 계층적 • 공식적 / 몰인간적 대면관계	• 넓은 직무범위 • 적은 규칙 / 절차 • 모호한 책임관계 • 분화된 채널 • 비공식적 / 인간적 대면관계
상황조건	• 명확한 조직목표와 과제 • 분업적 과제 • 단순한 과제 • 성과측정이 가능 • 금전적 동기부여 • 권위의 정당성 확보	• 모호한 조직목표와 과제 • 분업이 어려운 과제 • 복합적 과제 • 성과측정이 어려움 • 복합적 동기부여 • 도전받는 권위

4 라인(계선)-스태프(참모)조직

가. 라인-스태프 조직의 개념

① 소규모조직은 라인조직만으로 운영이 가능하지만, 조직이 대규모화되고 업무내용이 복잡해지면 라인관리자만으로는 해결하기 곤란한 문제들이 발생하는데, 이처럼 라인관리자에게 조언과 지원을 해주는 스태프조직을 추가하게 된다.

② 라인-스태프조직 또는 계선-막료조직(Line and Staff Organization)은 명령통일의 원칙과 전문화의 원칙을 조화시켜 복잡한 관리기능에 대응할 수 있도록 라인조직의 바깥에 스태프조직을 설치한 조직을 말한다.

③ 스태프조직은 조직의 목표달성에 간접적으로 기여하고 관리의 질을 높여주는 역할을 하지만, 명령권이나 지휘권이 없다는 점이 특징이다.

㉑ 간호수련담당 간호차장, 간호행정실장, 간호연구담당 간호차장, 간호질보상 간호차장

나. 라인-스태프 조직의 장점

① 라인조직 바깥에 위치한 스태프조직의 전문적인 지식과 경험을 활용할 수 있다.
② 의사결정자의 독단을 막음으로써 조직이 의사결정을 합리적으로 할 수 있다.
③ 조직활동의 조정이 비교적 용이하여 조직에 융통성과 신축성을 제공할 수 있다.
④ 스태프조직의 지원을 통해 최고관리자의 통솔범위를 확대시킬 수 있다.

다. 라인-스태프 조직의 단점

① 라인과 스태프 사이에 불화, 갈등, 알력이 생길 수 있다.
② 라인과 스태프 사이에 권한과 책임의 소재와 한계가 불분명하여 행정의 지연이나 지출의 낭비를 초래할 수 있다.
③ 조직 내 의사소통이 혼란스러울 수 있다.

라. 라인조직과 라인-스태프 조직의 장·단점 비교

구분	라인조직	라인-스태프조직
장점	• 명령계통을 단순화한다. • 책임과 권한의 한계가 명확하다. • 통솔력과 조직장악력이 강해 조직 전체의 질서가 확립된다. • 의사결정이 신속하다. • 추진력이 강하고, 기동성이 우수하다. • 관리자로서 개인능력의 발휘기회가 제공된다. • 일사분란한 명령지휘가 가능하여 개별 부서의 조정이 용이하다.	• 전문화 스태프의 도움으로 효과적 관리활동이 가능하다. • 라인조직이 유지되고 있어 라인조직의 장점을 지닌다. • 스태프의 권한이 각 부문 내에 한정되어, 라인의 활동에 안정감을 갖게 한다. • 종합적 의사결정을 위한 정보의 축적 및 활용이 가능하다. • 스태프로부터 조언과 권고를 받으며, 추진업무에 전념할 수 있다.
단점	• 관리자의 만능관리자화 우려가 높다. • 관리자의 전문화가 결여되어 있다. • 관리자의 양성이 곤란하다. • 부문간 독립성으로 유기적 조정이 곤란하다. • 하위관리자의 의욕상실, 창의력 결여 • 관리환경변화를 탐지하는 능력과 혁신적인 태도를 촉진하는데 한계가 있다. • 대규모의 조직이 갖출 수 있는 시너지효과를 기대하기 어렵다. • 불안정한 관리 상황에서 덜 효과적이다.	• 라인의 명령과 스태프의 조언계통의 혼란 가능성이 있다. • 스태프조직의 설치로 인한 비용이 증가한다. • 라인과 스태프 상호 간의 의존성이 관리활동상 지장을 초래할 수 있다. • 라인과 스태프 간 대립과 갈등이 일어날 가능성이 있다. • 효율성과 생산성 증대를 위해 많은 부문과 계층이 발생하여 조직이 비대해진다. • 관료제화는 조직을 경직시키고 조직구성원의 창의력을 억제할 수 있다.

마. 계선권한과 막료권한, 직능적 권한

① 계선권한(Line authority) : 상사가 부하에게 업무에 관한 지시를 살 수 있는 권한으로, 조직의 목표달성에 직접적으로 기여하는 의사결정을 하고 지시할 수 있는 조직 내의 가장 기본적인 권한이다.

② 막료권한(Staff authority)

㉠ 계선을 위하여 전문영역 내에서 자문에 응하고 조언을 제공하고 직접 명령·지휘할 수 없다.

㉡ 막료에 속한 직속부하에 대해서는 계선의 권한을 갖는다.

③ 직능적 권한(Functional authority) : 특정한 과업의 수행을 위하여 자신이 지시하고 명령을 내릴 수 있는 명령계통 이외의 구성원이나 부서에 지시나 명령을 할 수 있는 권한, 막료에게 권한을 주어 계선에 명령을 직접 내일 수 있게 하는 권한을 말한다.

바. 계선과 막료 간의 갈등과 해결방안

① 갈등의 원인 : 사회적·문화적 양상의 차이, 개혁과 현상유지 추구, 상호간 인식부족, 계선의 방어적 태도

② 갈등의 해결방안 : 권한과 책임의 한계의 명확화, 인사교류, 최고관리자의 인식, 교육훈련

5 신축적·동태적 조직(애드호크라시)

가. 애드호크라시(Adhocracy)의 이해

① 개념

㉠ 관료제와 대조를 이루는 개념으로 임무가 완수되면 해산되었다가 새로운 임무가 주어지면 재구성되는 속성을 지니는 것을 애드호크라시(Adhocracy)라 한다.

㉡ 불확실한 상황 속에서 특정한 목표를 달성하기 위해 신축적으로 적응하려는 전문가로 구성된 임시성을 지닌 기동성 있는 조직형태이다.

㉢ 애드호크라시는 탈관료제 조직으로 조직의 기본변수인 복잡성·공식성·집권성이 낮은 조직이다.

② 애드호크라시(Adhocracy)의 특징

㉠ 전문성에 따른 수평적 분화 정도는 아주 높지만 관료제와 같이 위계가 많은 조직구조를 가지고 있지 않아 복잡성 정도가 낮다.

㉡ 임시성이 강하고 집권성·공식성 정도가 낮다.

㉢ 분권화 정도가 높다. 애드호크라시는 최고관리층이 모든 의사결정을 내리는 데

필요한 전문성을 가지고 있지 않기 때문에 의사결정에는 전문요원들로 구성된 분권화된 팀에 의존한다.

③ 애드호크라시(Adhocracy)의 문제점 : 책임과 권한 간에 명확한 구분이 없어 갈등이 불가피하고 대인관계에 문제를 야기시키며 관료제에 비해 비효율적이고 정밀성과 편의성이 결여되는 단점이 있다.

나. 프로젝트팀(Project Team)

① 특정한 목표를 달성하기 위하여 임시적으로 조직 내의 인적 · 물적 자원을 결합하는 것을 말한다.

② 프로젝트팀의 구성은 각각의 관계되는 계선기관으로부터 파견된 전문가들로 이루어지기 때문에 그 임무를 완수하고 나면 다시 원래의 소속기관으로 복귀하게 되므로 구성원들 간의 횡적인 관계가 중시되고 전문가로서의 자율성, 자발성, 동기부여를 중시한다.

다. 태스크포스(Task Force)

① 군사용어로서 특정임무를 수행하기 위하여 편성된 조직으로 기동타격부대에서 유래된 개념의 전문가조직이다.

② Task Force는 Project Team에 비하여 상설적이며, 때로는 업무의 내용이 변경 가능하다.

③ Project Team이 정규부서에 재직하면서 참가하는 형태를 취하나, Task Force는 정규부서의 소속에서 이탈하여 근무하게 된다.

◈ 태스크포스(Task Force)와 프로젝트팀(Project Team)의 비교

구분	Task Force	Project Team
구성원 간의 관계	수직적 · 입체적	수평적
존속기간	장기	단기
법적 근거	필요	불필요
소속	정식 차출	아르바이트직
조직규모	대규모	소규모
상설성	비교적 강함	약함
목표달성 후 조직향방	상황에 따라 존속하기도 함	해체
근무방식	Full-time	Part-time

라. 매트릭스조직(Matrix Organization, 행렬조직)

① 프로젝트팀이 계선조직에 완전히 첨가된 형태의 조직구조를 말한다.

② 조직활동을 기능별로 전문화시키고 전문화된 부문들을 프로젝트로 통합시키는 조직형태로, 수직적 조직관리 개념에 수평적 조직개념을 부가한 이중의 지휘체계를 가지는 조직형태이다.

③ 기능적 구조와 생산적 구조의 장점만을 받아들이도록 설계되었다.

④ 특성

㉠ 계층적인 명령계통에서 이루어지는 수직적 통합과 프로젝트팀의 구성원 사이의 상호작용을 통해서 이루어지는 수평적인 통합 측면이 서로 보완되어 있다.

㉡ **명령통일 일원화의 원칙에 위배** : 한 사람이 부하가 두 명의 상위자로부터 명령을 수령한다.

㉢ **계선조직이나 계선** : 막료조직보다 계층수가 적고 의사결정이 분권화되고 공식적 절차와 규칙에 얽매이지 않는다.

⑤ 장점

㉠ 다수의 복잡하고 상호의존적인 활동을 수행할 때 여러 활동의 조정을 촉진시킬 수 있다.

㉡ 직원의 능력을 최대한 이용할 수 있다.

㉢ 급변하는 환경에 신속히 대응할 수 있는 신축성이 있는 조직구조이다.

⑥ 단점

㉠ 이중구조조직이므로 갈등의 발생소지가 크다(권력투쟁의 조장).

㉡ 책임에 대한 혼란을 일으킬 수 있다.

㉢ 관리비를 증가시킨다.

6 미래사회의 창조적 조직구조

가. 학습조직(Learning Organization) : 학습지향성

① 정보화사회의 가속화로 조직도 배우지 않으면 안 된다는 것을 가르쳐 주는 조직이다.

② 특징

㉠ 조직의 내적 능력을 극대화하기 위해 학습을 추구하고 구성원의 행동을 변화시킨다.

㉡ 조직전체에 대한 변화를 지속적으로 촉진시킨다.

㉢ 지식을 장기적인 적응능력 증대로 변화시켜 생산성 향상을 도모한다.

㉣ 장기적인 측면으로 구성원 전체의 학습능력을 높여 조직의 경쟁력을 확보하는데 주력한다.

③ 유형 : 구성원이 참여도와 미래에 대한 대비 정도로 분류

㉠ **독재자형** : 일부 집행부서에서 단독으로 행동방안을 내놓고 이를 실현시키는 형태로 구성원의 참여가 낮으며 현재에 초점을 맞춘다.

㉡ **변화관리형** : 목표는 중앙에서 결정하지만 구체적인 방안은 분권화된 조직에서 선택하여 구성원의 참여가 높으나 중앙에서 제시하는 단기 위주의 목표에 따라야 하므로 현재에 초점이 맞춰진다.

㉢ **자율형** : 최고권위자가 미래의 목표를 설정하고 이를 만족시키는 학습이 그의 주도 하에 추구되기 때문에 미래에 초점을 맞춰졌으나 구성원의 참여도는 낮다.

㉣ **미래창조형** : 조직구성원 등이 전체적으로 함께 작업하여 미래를 창조해 나가는 형태로 현재에 바탕을 두고 미래를 예측하는 것이 아니라 미래를 만들어 나가는 데 목표를 둔다.

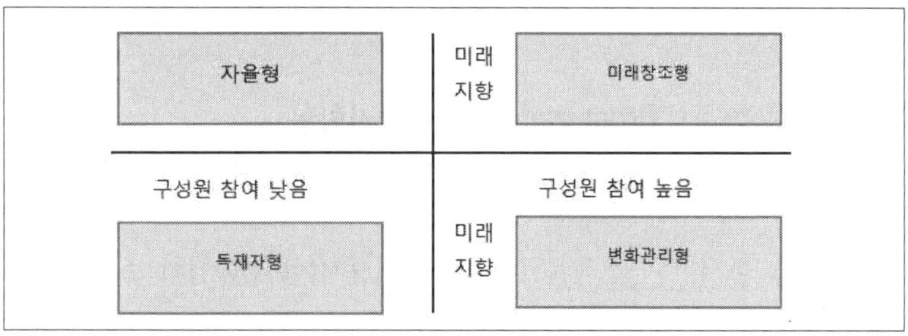

◈ **학습 조직의 유형** ◈

④ 장점

㉠ 인적 자원에 대한 체계적인 관리방안을 제시한다.

㉡ 예측 불가능한 환경적응방안을 제시한다.

⑤ 단점

㉠ 구체적인 조직설계의 기준을 제시하는 데 미흡하다.

㉡ 구체적인 조직유형을 제시하는 데 미흡하다.

㉢ 고도의 분권화에 따른 통제의 문제가 발생한다.

나. 프로세스조직(Process Organization) : 고객지향성

① 고객가치를 가장 이상적으로 반영할 수 있도록 직무를 근본적으로 다시 생각하고 리엔지니어링하는 조직이다.

② 조직시스템 전체에서 기존과는 다른 새로운 형태의 제도와 관리기법, 가치관이 요구되며, 현대와 미래의 조직은 목적을 달성하기 위한 프로세스중심의 조직이 된다.

③ 반복적 정형화, 안정적이며 식별 가능한 프로세스의 존재하에 기존 업무처리방식 조식시스템을 근본적으로 재설계하고 정보기술을 활용해야 한다.

④ 프로세스의 유형 : 가치창출 프로세스, 지원 프로세스, 자산창출 프로세스, 조정 · 통제 프로세스 등이 있다.

⑤ 장점

㉠ 고객요구에 대한 신속한 대응 및 관리

㉡ 간접인원의 축소로 인한 경비절감

㉢ 경영성과의 획기적 향상

㉣ 고객에 대한 초우량 서비스

㉤ 조직구성원의 근로의 질 향상

⑥ 단점

㉠ 프로세스팀 간의 통합문제

㉡ 직능 단절문제(정보기술의 접목 한계)와 분권화에 따른 통제문제

다. 네트워크조직(Network Organization) : 공생지향성

① 경직된 구조가 아니라 유연한 구조와 기술을 가지고 환경변화에 신축적으로 적응할 수 있다.

② 구조와 계층을 중시하는 조직을 파괴하고 사용자(고객)중심의 조직으로 나아가는 언더그라운드(실무자중심) 조직이다.

③ 비공식적(수평적) 지원체제를 확립함으로써 구체적 · 개별적이면서 시시각각의 변화에 적응한다.

④ 가치정보를 네트워크망으로 연결하여 교류하고 통합시키는 조직 간의 연쇄관계를 중시한다.

⑤ 지식과 정보를 축적하기보다는 지식과 정보를 교류함을 중시한다.

⑥ 강한 이념을 강하게 끌어당기는 흡인력을 가지고 있으며 동시에 부드러운 서비스를 중시하는 조직이다.

⑦ 정보를 흡수하여 활용하는 데 그치지 않고 새로운 정보를 창조하는 조직이다.

라. 팀조직(Team Organization) : 개인지향성

① 공동목표를 가진 두 사람 이상의 사람들이 모여 시너지 효과를 얻기 위하여 만든 조직이다.

② 수평적 조직원리를 바탕으로 인적 자원의 유용한 활용, 의사결정의 신속화, 개인중심에서 팀중심으로의 업무추진, 명령계통의 단축 등을 특징으로 자율적으로 운영되는 조직이다.

③ 팀조직의 5가지 조건(카첸바흐와 스미스, Katzenbach & Smith)

㉠ **소수의 인원** : 팀은 과업의 특성에 따라 인원수를 차별적으로 운영하는데, 대체로 6~12명 정도의 소수의 인원으로 구성되어 있다.

㉡ **상호보완적 기능과 능력** : 팀의 업적창출능력을 스스로 보유하도록 역할분담 능력인 직능별 전문성, 문제해결능력, 의사결정능력, 대인관계기술 등을 가진 사람들로 구성되어야 한다.

㉢ **공동목적과 업무수행능력** : 상위조직전략과 전체목표와의 연계하에 팀구성원들의 협의를 통한 업무수행에 지침이 될 수 있는 구체화된 목표와 팀과 자신의 존재에 대해 자부심을 가질 수 있는 의미 있는 목표가 설정되어야 한다.

㉣ **공통접근방법** : 팀이 효과적으로 기능하기 위해서는 업무배분과 작업방법, 일정계획, 문제해결방법 등 제반업무방식에 대한 합의가 필요하다. 이는 팀원 간의 잠재적 불만방지와 팀 업무수행의 규범으로 작용한다.

㉤ **공동책임감** : 팀구성원 간의 긴밀한 상호작용과 협조를 통한 업무수행을 근간으로 하고 있으므로 업무수행결과를 평가, 반영, 결과에 대한 팀 전체의 공동책임의식과 팀구성원의 상호신뢰와 협조정신을 배양하는 역할을 한다.

◈ **전통적 조직과 팀조직의 비교**

요소	전통적 조직	팀조직
조직구조	계층적 / 개인	수평적 / 팀
직무설계	단일업무	전체업무, 다수업무
목표	상부에서 주어짐	스스로 찾아냄
리더	강하고 명백한 지도자	리더십 역할공유
지시 · 전달	상명하복, 지시, 품의	상호충고, 전달, 토론
정보흐름	폐쇄, 독점	개방, 공유
보상	개인별 보상, 연공주의	팀별 보상, 능력주의
책임	개인책임	공동책임
평가	상부조직에 대한 기여도	팀이 의도한 목표달성도
업무통제	관리자가 계획, 통제, 개선	팀 전체가 계획, 통제, 개선

Chapter 9

보건의료 조직관리

9
Chapter

보건의료 조직관리

개요

이 장에서는 보건행정활동에서 중요한 부분을 차지하는 보건의사전달, 갈등과리, 리더십에 대하여 학습한다. 조직 내에서 구성원들의 의사교환으로 행정활동에 중요한 역할을 하는 의사전달과 사회화 과정의 한 형태로 긍정적 측면과 부정적 측면을 동시에 지니는 갈등관리와 조직국성원들로 하여금 특정 목표를 지향하게 하고 그 목표달성을 위하여 실제 행동을 하도록 영향력을 행사하는 리더십에 대하여 설명한다.

학습목표

1. 보건 의사전달의 유형과 과정을 설명할 수 있나.
2. 보건조직 내 갈등의 유형과 해결방법을 설명할 수 있다.
3. 최근 리더십의 특징 및 주요 이론을 이해한다.

9.1 보건의사전달(의사소통)

1 의사전달의 개념

가. 의사전달(Communication)의 정의

의사전달은 두 사람 이상의 사이에 사실 · 생각 · 의견 · 감정 등의 교환을 통하여 공통적인 이해를 이룩하고 수용자 측의 의식 · 태도 · 행동 등에 변화를 일으키게 하는 일련의 행동이다. '상호교류과정(Two-way Process)'을 그 특징으로 하는 것이며, 어느 일방 당사자의 일방적인 의사전달만으로 완성되는 것이 아니다.

① 조직 내의 의사결정, 권한의 행사, 리더십, 조정과 통제 등 제 과정은 의사소통에 의존하고, 의사소통은 이러한 제 과정의 형태를 빌어서 표출된다고 할 수 있다.

나. 의사전달의 구성요소

의사전달(의사소통)은 전달자, 메시시(내용, 정보), 통로(경로), 수신자, 효과 등 5가지 요소로 구성된다.

다. 의사전달의 기능

① 정책결정의 합리화
② 조정의 수단(조정의 효율화)
③ 사기제고와 참여촉진(사기양양의 수단)
④ 조직통솔의 수단(리더십의 발휘수단)

라. 의사전달의 일반 원칙(Charles E. Redfield)

① 명료성(Clarity)의 원칙 : 효율적인 의사소통이 이루어지려면 전달자가 사용하는 정보구조의 체계화, 언어의 정확화, 문장과 용어가 평이하고 간결하여야 한다.
② 일관성(Consistency)의 원칙 : 정보의 내용이 서로 모순되지 않고 일관성이 유지되어야 하며, 어떤 의사전달이든 조직의 목표와 일치하여야 한다.
③ 적시성(Timeliness)의 원칙 : 의사소통은 적당한 시기에 행해져야 한다. 하나의 정보는 필요하고도 유의미한 때에 전달되어야만 가치가 있기 때문이다.
④ 적량성(Adquancy)의 원칙 : 전달되는 정보의 양이 적절하여야 한다. 전달되는 정보가 너무 많거나 너무 적은 경우에는 피전달자의 이해를 방해한다.
⑤ 분포성(Distribution)의 원칙 : 의사소통은 정보를 전달받아야 할 사람에게 틀림없이 전달되게 행해져야 한다. 중간에서 차단되거나 필요 없는 다른 사람에게 전달된 정보는 아주 소용이 없거나 행정상 혼란을 가져올 뿐이다.

⑥ 적응성(Adaptability)과 통일성(Uniformity)의 원칙 : 의사소통은 개별적 상황에도 적응할 수 있는 현실합치성을 가짐과 동시에 전체로서의 통일성이 확보되어야 한다. 이 양자는 상반되나 이의 적합한 조화가 기해져야 하는 것이다.

⑦ 관심(Interest)과 수용(Acceptance)의 원칙 : 의사소통은 쌍방적 교호작용이므로 전달자의 정보에 대하여 피전달자가 어느 정도의 관심과 수용태도를 가져야만 비로소 효율적으로 이루어질 수 있다. 즉, 의사소통은 피전달자의 적극적인 반응을 얻도록 행해져야 한다.

2 보건의사전달의 유형

가. 공식적(제도적) 의사전달

① 공식적 조직 안에서 계층체계적 경로와 과정을 거쳐 공식적으로 행하여지는 의사전달이다.

② 장점

㉠ 상관의 부하에 대한 권위관계를 유지 · 향상시킨다.

㉡ 의사전달이 확실하고 편리하다.

㉢ 정보의 사전 입수로 비전문가라도 의사전달이 용이하다.

㉣ 전달자와 피전달자가 분명하므로 책임소재가 명확하다.

③ 단점

㉠ 법규에 의거하기 때문에 신축성이나 융통성이 없다.

㉡ 형식주의 경향으로 흐르기 쉽다.

㉢ 배후사정을 전달하기 어렵다.

㉣ 복잡하고 다양한 인간활동을 포괄적으로 표현하기에는 편협하다.

㉤ 끊임없이 변동하는 사태에 신속히 적응하기 어렵다.

나. 비공식적 의사전달(자생적 의사소통)

① 비공식조직 내에서 비공식통로를 통해서 비공식적으로 행해지는 의사소통을 말한다. 이것은 조직구성원의 유동적이고 현상적인 인간관계를 기반으로 이루어지는 동태적 현상이기 때문에 그 소통현상을 파악하기가 극히 곤란하다.

② 장점

㉠ 공식적 의사전달보다 전달속도가 빠르고 융통성이 있다.

㉡ 관리자에게 유익한 정보를 전달할 수 있다.

㉢ 공식적 의사전달기능을 보완할 수 있다.

㉣ 여론이나 감정의 정확한 표출이 가능하다.

③ 단점

㉠ 애매하고 왜곡된 정보가 전달되면 공식적 의사전달 기능을 마비시킬 수 있다.

㉡ 의사전달의 조정 · 통제가 곤란하다.

㉢ 공식적 권위를 손상하기 쉽다.

㉣ 책임의 추궁이 어렵다(책임성이 결여된다).

다. 공식적 의사전달에 있어서의 의사전달방식

① 상향적 의사전달(하의상달식 의사전달) : 하급자가 상급자에게 행하는 의사전달로서 면접, 직장여론조사, 직장회의, 제안제도, 인사상담 등과 보고, 품의, 고충처리 등이 있다.

② 하향적 의사전달(상의하달식 의사전달) : 상관이 하급자에게 의사를 전달하는 것

㉠ **명령** : 지시, 각서 등과 같이 상위자가 하위자에게 작위나 부작위를 요구하는 의사전달방식, 명령의 형태는 문서와 구두 등이 있다.

㉡ **통보** : 통보의 방법으로는 편람(Manual), Handbook, 게시판, 기관지 등이 있다.

③ 횡적 의사전달(수평적 의사전달) : 계층제에 있어서 동일한 수준에 있는 개인 또는 집단 간에 행해지는 의사전달로서 사전심사제도, 회람, 회의 위원회제도 등이 있다.

◈ 하향적 의사소통과 상향적 의사소통 비교

구분	하향적 의사소통 (Downward Communication Top-down)	상향적 의사소통 (Upward Communication Buttom-up)
개념	메시지의 흐름이 위에서 아래로 이루어지는 의사소통, 지시적 의사소통	메시지의 흐름이 아래에서 위로 이루어지는 의사소통
예시	업무지시, 정책제시, 성과 피드백, 메모, 간행물, 안내서	업무보고, 제안제도, 여론조사, 인사상담 등
개선방안	① 하급자가 담당할 직무에 대해서 충분히 알려 줌으로써 직무에 대한 기대를 명확히 제시해 준다. ② 직무의 배경을 설명해 줌으로써 왜 일을 해야 하는지 이해시킨다. ③ 업적과 관련된 피드백을 계속 제공해 목표달성의 효과를 높인다. ④ 커뮤니케이션 경로를 다양화한다. ⑤ 중요한 내용은 반복 전달한다. ⑥ 공식적인 경로를 이용하고 수신자에게 직접 전달하도록 한다.	① 일상적인 행동이나 의사결정은 일정한 규범을 정하여 이러한 규범에 따라 진행하고, 예외적이거나 특별히 중요한 사항을 간추려서 전달한다. ② 전달되는 정보의 내용을 잘 간추려서 핵심만을 전하거나 전달에 소요되는 시간을 최소화한다. ③ 정보의 양이 많을 때는 정보의 중요도에 따라 순서대로 보고한다. ④ 권위주의적인 분위기를 쇄신하고 조직 분위기를 개방적이고 자유스럽게 조성한다.

3 보건의사전달망의 유형 및 특성

가. 의사전달망(Communication Network)의 유형

① 윤형(수레바퀴형, Wheel Type)

㉠ 집단 내의 중심적 인물 또는 리더가 존재하여 구성원 간의 의사전달이 중심에 있는 사람에게 집중되는 형태로, 가장 신속하고 능률적인 모형이다.

㉡ 팀 내에 강력한 중심적 리더가 존재할 때 형성되며, 이 경우 의사소통이 그 리더에게 집중된다.

㉢ 모든 구성원끼리 의사소통 없이 정보전달이 리더에 의해 이루어지는 유형이다.

② 연쇄형(쇠사슬형, Chain Type)

㉠ 집단 내 구성원 중에서 서열이나 지위가 비슷한 사람과의 의사전달이 이루어지지 않고 상사와 부하 간에만 의사전달이 이루어지는 수직적인 전달형태로 비능률적인 모형이다.

㉡ 조직 내 비슷한 사람 간에 이루어지기보다는 주로 조직에 공식적인 권한체계가 명확히 정해져 있어 이 경로에 따라 의사소통이 이루어진다.

③ 원형(Circle Type)

㉠ 집구성원 간에 서열이나 지위가 불분명하여 동등한 입장에서 이루어지는 경우에 형성되는 의사전달망 형태이다.

㉡ 집단구성원 간에 서열이나 지위가 확실히 드러나지 않고 거의 동등한 입장에서 의사소통을 하는 경우로 위원회나 태스크포스조직에서 흔히 형성된다.

④ Y형(Y Type)

㉠ 집단 내에서 중심적 위치를 차지하고 있는 인물이나 리더가 존재하지 않지만 비교적 다수의 집단구성원을 대표할 수 있는 인물이 있는 경우에 나타나는 형태이다.

㉡ 서로 다른 집단에 속한 사람들이 서로 의사소통을 하는 데 조정자가 필요할 경우 사용할 수 있는 형태이다.

⑤ 개방형(완전연결형, All-channel Type)

㉠ 집단 내의 모든 구성원들이 다른 모든 구성원들과 자유롭게 정보를 교환하는 의사전달 형태이다.

㉡ 팀 내 리더가 없거나 공식적인 구조가 없어 구성원 누구라도 의사소통을 주도할 수 있다.

특성 유형	사슬형	Y형	수레바퀴형	원형	완전연결형
권한의 집중	높음	중간	중간	낮음	매우낮음
의사소통 속도	중간	중간	단순 : 빠름 복잡 : 느림	집합 : 빠름 분산 : 느림	빠름
의사소통 정확도	서면 : 높음 언어 : 낮음	단순 : 높음 복잡 : 낮음	단순 : 높음 복잡 : 낮음	집합 : 높음 개별 : 낮음	중간
구성원 만족도	낮음	중간	낮음	높음	높음
조직구도 형태	길다	길다	평면구조	평면구조	평면구조
	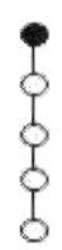	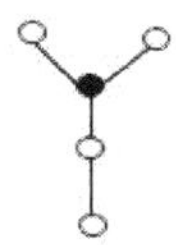	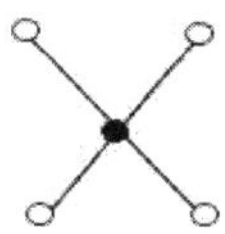	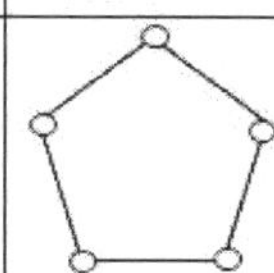	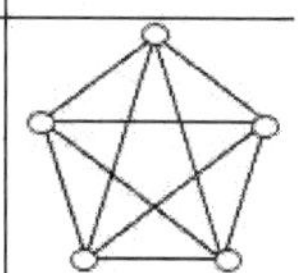

※ 단순 : 단순과업 / 복잡 : 복잡과업
집합 : 팀이 모여 있는 경우 / 개별 : 팀이 떨어져 있는 경우

다. 의사소통 네트워크 유형에 따른 특성

① 메시지 전달에 걸리는 시간을 나타내는 의사소통의 속도를 살펴보면, 수레바퀴형은 과업이 단순할 때에는 의사소통 속도가 빠르나 과업이 복잡할 때에는 느리다. 원형은 태스크포스팀이 모여 있는 때에는 속도가 빠르나 팀이 떨어져 있는 때에는 속도가 상당히 느리다. 사슬형과 Y형은 의사소통 속도가 중간 정도이고, 완전연결형은 빠르다.

② 의사소통의 정확성 면에서 사슬형은 서면적 의사소통일 때에는 정확성이 높으나 구두적 의사소통인 경우에는 계층수가 많으면 내용이 과장되거나 왜곡될 가능성이 커지므로 정확성이 떨어진다. 수레바퀴형이나 Y형에서는 과업이 단순할 때는 정확성이 높지만, 과업이 복잡한 경우에는 리더가 처리해야 하는 정보나 피드백의 양이 많아서 정확성이 떨어진다. 원형은 구성원들이 모여 있으면 의사소통의 정확성이 높지만 떨어져 있으면 낮다.

③ 구성원의 만족도는 사슬형과 수레바퀴형에서는 낮으며, 원형이나 완전연결형에서는 높다. 후자의 경우 구성원들이 단순한 의사소통의 수용에 그치는 것이 아니라 의사결정에 직접 참여하기 때문에 만족도가 높다.

4 보건의사전달의 장애요인과 촉진방안

가. 일반적인 의사전달이 장애요인과 촉진방안

구분	장애요인	촉진방안
전달자와 피전달자 (인적 요인)	① 가치관과 사고방식의 차이 (준거기준 차이) ② 지위상의 차이 ③ 전달자의 의식적 재한(선택여과) : 보안상 비밀유지 ④ 전달자에 대한 불산과 편견, 수용거부, 잘못된 해석 ⑤ 원만하지 못한 인간관계 ⑥ 전달자의 자기방어 ⑦ 환류의 봉쇄 : 정확성이 손상위험	① 상호접촉 촉진 : 회의, 공동교육 훈련, 인사교류 등 ② 대인관계 개선, 조직 내 개방적 분위기 조성 ③ 하의상달의 권장과 활성화 : 권위주의적 행정형태의 개선 ④ 의사전달 조정집단의 활용 : 상향적 의사전달의 누락, 왜곡 등 방지와 정보처리의 우선순위 결정 ⑤ 민주적 · 쇄신적 리더십의 확립
전달과정 및 매체 (수단적 요인)	① 전달내용(정보) 과다 : 내용파악 곤란 ② 정보의 유실과 불충분한 보존 ③ 매체의 불완전성 : 적절치 못한 언어 · 문자 사용 ④ 다른 업무의 압박(업무의 과다 · 폭주) ⑤ 지리적 거리	① 매체의 정밀성 제고 : 언어 · 문자의 정확한 사용, 약호화 · 계량화 ② 효율적인 관리정보체계(MIS)의 확립과 시설의 개선 ③ 의사전달의 반복과 환류, 확인메커니즘 확립
조직구조	① 집권적 계층구조 : 수직적 의사전달 제한, 유동성 저하 ② 할거주의, 전문화 : 수평적 의사전달 저해 ③ 비공식적 의사전달의 역기능 : 소문 · 풍문 등에 의한 정보의 왜곡 ④ 정보전달채널의 부족	① 정보채널의 다원화 ② 계층제의 완화와 분권화 ③ 정보의 분산

<출처> 문재우 외, 「보건행정학」, 계축문화사, 2010, p.236

나. 구체적인 의사전달의 장애요인

① 이해하기 어려운 용어 사용 : 난해한 한문, 과도한 공식어구, 은어, 하나의 용어가 여러 의미를 갖는 언어 등의 사용

② 용어의 사용 습관의 차이

③ 주위환경과 표정에 따른 말의 의미 차이

④ 관심과 주의력의 제한 : 직무와 개인적 이해관계가 있는 국면에만 주의력이 집중

⑤ 수신자의 가치관 상이 : 공산주의와 민주주의, 기독교신자와 불교신지 등

⑥ 투사에 의한 왜곡 : 잘못한 부하를 위로하면 비판으로 오해받을 수 있다.

⑦ 선입관에 의한 왜곡

⑧ 수신자에 의한 정보의 단순화 경향
⑨ 의사전달 도중에 중요한 정보를 가감하거나 정보를 고의로 빼버리는 경우
⑩ 정보의 고의적 독점(정보를 공표하지 않음)
⑪ 일반직원의 지시적인 면에서의 과소평가
⑫ 상급자의 상급지위에 대한 맹종
⑬ 보호적 여과 : 상급자에게 유리한 정보만 전달하는 경우
⑭ 정보의 의식적 제한 : 비밀보안이 철저한 조직의 경우

9.2 보건갈등관리

1 갈등의 정의

의사결정의 표준메커니즘에 고장이 생겼거나 선택기준이 명확하지 못하여 행동대안의 선택에 있어서 개인이나 집단, 조직이 곤란을 겪는 심리적 현상이다.

2 보건갈등의 순기능과 역기능

가. 갈등의 순기능

① 갈등은 조직 내 문제의 존재를 알려 주는 역할을 한다. 따라서 조직발전의 새로운 계기가 될 수 있다. 갈등해결을 위한 조직의 노력은 창의력, 융통성, 적응성, 변동성, 쇄신성 등을 높여 준다. 즉, 건설적 갈등은 조직의 발전과 쇄신을 유도한다.
② 잠재적 능력과 재능을 계발시키는 계기를 마련해 준다.
③ 획일성을 배제하고 다양성과 민주성을 확보하여 조직운영을 원활하게 해준다.
④ 관리자의 부하에 대한 엄한(딱딱한) 감독을 완화시킬 수 있다.
⑤ 조직 내부의 갈등이 있은 후에는 조직의 내적 응집성과 조직구성원들의 충성심의 향상을 가져올 수 있으며, 새로운 조화와 통합의 향상을 볼 수 있다.
⑥ 갈등이 존재하므로 건설적인 조직변동이 가능하며, 조직이 침체로부터 벗어나 생동력 있는 조직이 된다.
⑦ 조직의 안정성을 공고히 한다.
⑧ 갈등이 잘 관리되면 조직의 생산성을 향상시킨다.

나. 갈등의 역기능

① 조직이 불안정을 조성하고 쇄신과 발전을 저해한다.
② 구성원과 조직, 각 단위 간의 반목과 적대감을 유발시킨다.

③ 조직의 위계질서를 문란하게 하고 직원의 사기가 저하되어 심리적·육체적 안정이 동요되며, 관리통제를 어렵게 한다.
④ 행정능률의 향상을 저해하여 조직의 목표달성(효과성)을 저해한다.
⑤ 갈등과 불안이 일상화되어 변화와 쇄신에 저항하기도 한다.
⑥ 직원의 편협성을 조장한다.

<출처> 문상식 외, 「보건행정학」, 보문각, 2011 / 문재우 외, 「보건행정학」, 계축문화사, 2010, p.226

3 보건갈등의 유형

가. 갈등의 주체에 따른 분류

① 관료제적 갈등 : 계층제의 상하 간의 갈등
② 체계적 갈등 : 동일수준의 기관이나 개인 간의 갈등
③ 협상적 갈등 : 노사 등 이해관계 당사자 간 갈등

나. 갈등의 진행이나 과정에 따른 분류

① 잠재적 갈등 : 아직 행동으로 표출되지 않은 아직 발생 안 된 갈등
② 현재적(顯在的) 갈등 : 이미 표출되고 발생된 갈등, 이를 다시 일시적으로 나타나는 일과적(一過的) 갈등과 장기적으로 갈등관계가 계속 유지되는 만성적 갈등으로 나눈다.

다. 갈등의 결과나 영향에 따른 분류

① 전략적 갈등 : 갈등의 결과 조직구조상의 변화가 뒤따르는 갈등
② 마찰적 갈등 : 갈등의 결과 조직구조상의 변화가 동반되지 않는 갈등

<출처> 문상식 외, 「보건행정학」, 보문각, 2011, p.224

4 보건갈등의 원인

가. 개인 간 갈등의 원인

개인적 요인	업무상 요인	조직상 요인
① 상반된 가치관 ② 지나친 기대감 ③ 미해결(억압된) 갈등 ④ 다른 사람의 마음을 상하게 하는 말이나 행동	① 불명확하든가 중복되는 업무 ② 공동책임의 업무 ③ 무리한 업무마감 또는 시간적 압박	① 제한된 자원 ② 의사소통 결핍 ③ 조직계층의 복잡성 ④ 정책, 원칙, 규범의 부재 ⑤ 산만한 의사결정 ⑥ 만장일치의 요구

나. 집단 간 갈등의 원인

① 집단 간 이해의 차이 : 조직 내 하위집단들은 각기 다른 이해관계를 갖으며, 조직의 한정된 자원으로 자기 측의 이해를 먼저 실현하려다보면 갈등이 발생한다.
② 인식의 차이 : 집단 간 인식의 차이는 목표의 차이, 시간인식의 차이, 지위의 차이, 부정확한 지각 등으로 발생하고, 인식의 차이가 집단 간 갈등의 원인이 된다.

<출처> 문상식 외, 「보건행정학」, 보문각, 2011, p.227

5 보건갈등관리의 전략

가. 개인 간 갈등의 해결방법

① 불확실성에 의한 갈등 : 각종 대안의 결과를 명확히 하기 위해 탐색과 정보수집 활동을 증가시켜야 한다.
② 비수락성에 의한 갈등 : 의사수립과정과 결정과정을 변경(목표수정)하여 새로운 대안을 탐색해야 한다.
③ 비비교성에 의한 갈등 : 좋은 대안과 비교를 하거나 대안의 발생순서에 따라 혹은 유인력이 강한 대안을 선택하여 나쁜 대안과의 비교를 통해 대안을 탐색하고 그 대안이 제기된 전후관계를 살펴야 한다.

나. 집단 간 갈등의 해결방법

① 문제해결(Problem Solving) : 당사자 간에 직접 접촉하여 공동의 노력에 의해서 정보를 수집하고, 탐색활동을 통하여 새로운 대안을 제시하고, 평가를 통해서 당사자 모두를 만족시킬 수 있는 문제해결안 모색
② 설득(Persuasion) : 개별목표의 차이가 있더라도 어느 수준(상위수준)에서 공동목표의 차이가 공동목표에 대한 합의로 이루어질 수 있으며, 이를 위해 설득이 필요
③ 협상(Bargaining) : 토론을 통한 타협이다. 협상에 의해서 얻어지는 결정은 어느 당사자에게도 최적의 결정이 될 수 없다. 따라서 협상은 갈등의 원인을 제거하지 못하고 갈등을 일시적으로 모면하게 하는 것이므로 잠정적인 갈등해소법
④ 정치적 타결(Politics) : 각 갈등 당사자는 정부나 언론, 대중 등과 같은 제3자의 지지를 얻어 협상하려는 것이다. 협상과 마찬가지로 갈등의 원인을 제거하지 못하고 표출된 갈등만을 해소시키는 방법
⑤ 위협
㉠ **긍정적 위협** : 새로운 불이익을 부과하는 형태
㉡ **박탈적 위협** : 이미 약속하거나 제공을 보상하는 이익을 유보 또는 철회하는 형식
⑥ 중재자의 개입 : 촉매 역할, 객관적 입장에서 보다 공평하고 합리적인 대안을 제시

다. 의사결정주체 간의 갈등해결 방법

① Simon-March의 이론

㉠ **문제해결** : 정보수입이나 대안탐색을 통해 갈등당사자 간의 목표를 합의하거나, 목표가 공유되는 경우 서로 만족하는 점에서 문제를 해결한다.

㉡ **설득** : 갈등 당사자들을 설득시킴으로써 합의에 이르도록 한다. 문제해결과 설득이 가장 합리적인 방법이다. 왜냐하면 문제해결과 설득은 기본목표의 합의를 전제로 하기 때문이다.

㉢ **협상** : 갈등 당사자의 이해관계가 목표조절을 위한 직접적인 교섭을 말하며 가장 비합리적인 방법이라 할 수 있다. 서로 상반되는 이해와 갈등을 해결하는 데 특색이 있다.

㉣ **정략** : 갈등 당사자들이 정부나 여론 및 대중과 같은 외부세력의 유입과 지지에 의해 갈등을 해결하는 것이다. 협상과 정략은 비합리적이며 기본적 목표의 합의가 없는 경우에 해당한다.

위 4가지 방법 중 ㉠과 ㉡은 분석적·합리적 방법이고, ㉢과 ㉣은 비분석적·정치적 방법이며, ㉠에서 ㉣로 나아갈수록 갈등의 원인이 보다 근본적(목표갈등 내지는 가치갈등)이며, ㉣에서 ㉠으로 나아갈수록 갈등의 원인이 보다 사소하다(수단갈등 내지는 사실갈등).

② Thomas의 대인적 갈등해결 방법 : Thomas는 단정과 협조하는 2차원 요소에 의하여 자신의 주장을 충족시키려는 욕구가 단정적인가 아닌가 그리고 상대방의 주장을 만족시키려는 욕구가 협조적인가 아닌가에 따라 다음 5가지 전략을 제시한다.

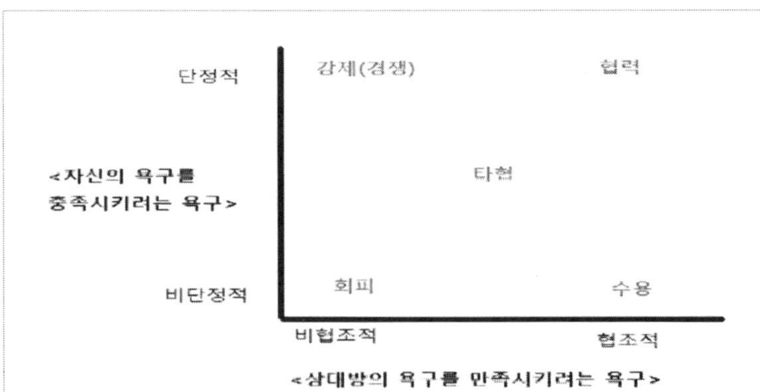

㉠ **회피전략(Avoidance)** : 갈등상황으로부터 벗어나 버리는 것으로 사소한 문제이거나, 자신의 욕구충족 기회가 없을 때 나타난다.

㉡ **수용전략(Accommodation)** : 상대방의 주장을 받아들이는 것이다. 자신의 결정이 잘못되었거나 상대방과 화합하고 조직의 안정과 사회적 신뢰를 중요시

할 때 나타난다.

ⓒ **타협전략(Compromise)** : 단정과 협력의 중간수준으로서 극단적인 전략을 피하는 것. 당사자들이 동등한 권력을 보유하고 시간적 여유가 없을 때 나타난다.

ⓓ **강제전략(Forcing)** : 자신의 욕구만 충족시키고 상대방의 주장을 일축하는 것이다. 위기상황이나 한쪽의 권한이 우위일 때 나타나며 Thomas는 이를 경쟁전략(Competing)이라고도 하였다.

ⓔ **협력전략(Collaborating)** : 당사자 모두의 만족을 극대화하려는 전략이다(Win-Win전략). 갈등을 긍정적인 현상으로 받아들이며 조직의 목표가 학습에 있고, 상대에 대하여 신뢰와 정직을 나타낼 경우에 다양한 관점과 정보를 바탕으로 한 통합적인 해결전략이 필요할 때 나타난다.

라. 관리자에 의한 갈등 해결

① 자원의 증대
② 상위 목표의 제시
③ 구조적 요인의 변화(갈등을 근본적으로 해결함)
④ 권위적 명령

9.3 보건리더십(지도력)

1 리더십의 의의

조직목표 달성을 위하여 조직구성원의 자발적 · 적극적 행동을 유도하여 동기부여와 영향력을 미쳐 개인과 집단의 조정을 통하여 협동적 행동을 촉진하는 쇄신적 · 창조적인 능력 및 기술이 리더십(지도력, Leadership)이다.

2 리더십의 기능과 특성

가. 기능

① 조직의 방향제시 및 목표설정과 목표의 명확화 · 구체화
② 수단과 인적 · 물적 자원의 동원 · 조작
③ 조직의 통제 · 통합 · 조정으로 목표달성에 공헌
④ 조직의 일체성과 적응성의 확보
⑤ 공식적 구조와 공식적 구조 설계의 미비점 보완

나. 특성

① 리더십은 조직이 달성하고자 하는 미래상(목적)과 밀접한 관계에 있다.
② 리더십은 지도자와 추종자 간의 관계이다.
③ 리더십은 지도자와 추종자의 상호작용과정에서 발휘된다.
④ 리더십은 공식적 계층 책임자의 직권에서 나오는 직권력과 다르다. 즉, 비공식적으로도 나타나는 것이 지도력이다.
⑤ 리더십은 지도자의 권위를 통하여 발휘된다.
⑥ 리더십은 상황에 따라 그 성격이 변동된다.
⑦ 리더십은 지도자의 능력을 가감시킨다.

참고하기

지도자와 관리자의 차이(Bennis)

지도자(리더)	관리자(매니저)
• 혁신, 개발, 창조 • 원본 • 사람에 초점 • 신뢰감의 고취 • 장기적 시각 • 무엇을, 왜 하는가? • 옳은 일을 함 • 수평에 관심 • 독자적(독립적) 인간 • 변혁적 · 전략적 관리 • 인간적 • 적극적 목표수행 • 보험적 의사결정 • 직관적 · 영감적 결정 • 변화혁신 • 비전제시	• 관리, 유지, 모방 • 사본 • 체제나 구조에 관심 • 통제에 의존 • 단기적 시각 • 어떻게, 언제 하는가? • 일을 옳게 함 • 하한선에 관심 • 전형적인 유능인 • 일상적 · 전술적 관리 • 공식적, 사무적 • 목표지향 • 기계적 의사결정 • 감독 · 동제 • 계획적 · 공식적 업무설계 • 계획에 따른 업무관리

3 리더십 연구의 유형

◈ 리더십 연구의 접근방법

접근방법	특성론적 접근	행태론적 접근	상황론적 접근
연대	1940년대	1950~1960년대	1970년대
가정(가설)	성공적인 리더는 그렇지 못한 리더(비리더)와는 다른 일련의 특성이 있다.	리더행동의 어떤 유형 또는 조합이 모든 상황에서 가장 효과적이다.	모든 상황에 적합한 유일 최선의 리더십 유형은 존재하지 않는다.
연구주제	리더는 어떤 특성을 지닌 사람인가?	리더는 부하에 대해 어떻게 행동하는가?	상황엔 따라 리더십 유형은 어떻게 달라지는가?
연구초점	성공적인 리더의 특성 탐색과 비리더와의 차별화	성공적인 리더의 행동유형의 탐색	리더십 유형과 상황과의 관계를 기술
분석수준	개인	집단	조직

가. 특성이론(자질론, Trait Theory) : 1930~1950년대

① 정의

㉠ 어떤 사람이 특정자질을 갖고 있기 때문에 항상 리더가 될 수 있다고 생각하는 관점이다.

㉡ 추종자들로부터 존경과 신뢰를 받을 수 있는 이론이다.

㉢ 성공적인 리더들이 갖고 있는 일련의 공통적인 특성을 규명하려는 이론이다.

㉣ 리더가 어떤 고유한 특성을 가지면 상황이나 환경에 관계없이 항상 리더가 될 수 있다고 가정한다.

㉤ 초창기에는 리더의 자질은 선천적으로 타고 나는 것이라는 입장이었다.

㉥ 처음에 등장한 특성이론은 소수의 사람들만이 위대해질 수 있는 특성을 가지고 태어난다는 입장이었다. 그 후 자질론의 관점은 학습과 경험을 통해서 습득된다고 보고 있다.

㉦ 하위자의 영향과 환경적 영향 및 상황적 요인 등을 고려하지 않았다.

㉧ 리더의 특성(Marquis & Hurston)

ⓐ **지성** : 판단력, 결단력, 지식, 언어 유창력

ⓑ **인성** : 적응력, 민첩성, 창의력, 협동심, 통합능력, 정서적 균형과 조절능력, 자기확신, 독립심

ⓒ **능력** : 협동능력, 인기와 명성, 대인관계의 기술, 사회참여, 임기응변, 외교술

② 한계점

㉠ 가장 중요한 자질이 무엇인지에 대한 언급을 하지 않음

㉡ 리더십을 발휘하기 위해 요구되는 자질이 무엇인가 분명하지 않다. 성공적인 지도자와 특정한 자질 간의 상관성 도출에 실패

㉢ 통합된 전체로서 인간을 보지 못함

㉣ 하급자의 영향과 환경적 영향 및 상황적 요인들을 고려하지 않음

㉤ 선천설 근거 → 선천설이 문제점을 지님

㉥ 제시된 리더의 특성은 모든 사람마다 갖고 있는 것

㉦ 제시된 우수한 특성과 능력을 고추 갖춘 사람이 아님

나. 행동이론(Behavior Theory) : 1950~1960년대

자질이론에서 리더의 특성을 일반화시키지 못한 많은 학자들은 높은 생산성과 만족을 가져올 수 있는 지도성의 특정유형에 대한 연구를 하게 되었다.

① 레빈(Lewin)의 3원론적 관점(아이오와 대학의 연구)

㉠ 개요

ⓐ 전제형 지도자는 집단에 대해 강한 통제를 가하고, 직위의 차이를 강조한다.

ⓑ 민주형 지도자는 상의하달과 하의상달 의사소통을 자유롭게 허용한다.

ⓒ 자유방임형 지도자는 허용적이고 통제가 거의 없다.

㉡ 권위형 리더십(전제형)

ⓐ 리더는 그 추종자의 의견을 잘 들으려 하지 않으며, 모든 조직의 목표와 방침 및 작업과제를 결정하며, 업무의 방식이 성취지향적이다. 위기상황과 같은 특수상황에서 유용(의사결정권이 리더 자신에게 주어짐)하다.

ⓑ 자신의 판단이 최상이라고 판단하기 때문에 집단구성원의 의견을 받아들이지 않으며 거의 혼자서 결정한다.

ⓒ 이런 유형은 중앙집권화되어 있고, 의사결정의 권한이 보다 낮은 직위의 사람에게 위임되지 않은 조직에서 자주 사용된다.

ⓓ 업무중심적이며 권위주의적인 지도성 유형이다.

ⓔ **장점** : 한 사람에 의해 이루어지는 경우가 시간절약이 된다.

ⓕ **단점** : 집단의 참어를 저해하며 낮은 성장과 낮은 작업 만족도를 보이며, 조직의 목표달성에 참여할 기회가 덜 생긴다.

㉢ 민주형 리더십

ⓐ 리더는 조직의 계획과 운영방침 결정을 하위자와 협의를 통해 결정하며, 사람들의 업무수행능력을 향상시키는 분위기를 유발하지만 업적이나 상벌은 객관적 자료에 의하여 평가하고 수여한다.

ⓑ 의사결정의 권한을 집단에 위양하는 지도성 유형이다.
ⓒ **장점** : 직원들에게 일하는 것과 의사결정기술을 배우는 기회를 주며 격려한다.
ⓓ **단점** : 효율성의 결여가 있다.

㉣ 자유방임형 리더십

ⓐ 리더는 조직의 계획이나 운영상의 결정에 관여하지 않고, 국외자로 행동하고 요청을 받았을 때에만 참여한다. 연구소 등(의사결정권이 구성원 개인에게 주어짐)
ⓑ 집단구성원의 자의적 활동을 허용하는 유형으로 리더 자신이 역할을 포기하는 소극적인 리더십 유형
ⓒ **장점** : 개인의 선택의 자유, 제한된 상황에서 특정목표를 달성하는 데 필요한 창의성에 격려받게 될 수도 있다.
ⓓ **단점** : 불안정, 부구조화, 비효율성과 혼동을 발생시킨다.

◈ 리더십의 기본유형〔화이트(White)와 리피트(Lippit)〕-지도자의 권한과 구성원의 참여기준

구분	권위형(전제형)	민주형	자유방임형
특성	• 집단에 대한 강한 통제 • 강제로 구성원의 동기 부여 • 명령조로 지시 • 상의하달식 의사소통 • 독단적 의사결정 • 직위의 차이 강조 • 처벌을 목적으로 비판	• 집단에 대한 통제를 최소화 • 경제적 보상, 자아보상 → 동기부여 • 제안과 안내로 지시 • 상의하달식과 하의상달식 의사소통 • 구성원 참여의 의사결정 • '우리' 강조 • 건설적 비평	• 허용적이고 통제가 전혀 없음 • 구성원의 요청이 있을 때 지지 → 동기부여 • 지시를 거의 않음 • 의사소통 통로 다양 • 의사결정에 구성원 참여 • 집단을 강조 • 비평하지 않음
장점	• 예측 가능한 인정된 집단 활동 • 혼돈 완화 → 생산성↑	• 구성원들 간 협동과 조정이 필요시 효과적	• 모든 구성원 동기부여 되고 자기지시적 → 가장 많은 창의성, 생산성 산출
단점	• 창의성, 자기동기화, 자율성↓	• 시간소요가 많음 • 신속한 결정 시 혼돈 야기	• 비지시적 → 혼돈 초래 • 무감동, 무관심 야기

② 구조주도형과 배려형 리더십(오하이오 주립대학의 리더십 연구)
: 1940년대 후반~1950년대 초반(2차원형)

㉠ 오하이오 대학에서는 구조주도(Initiating structure)와 배려(Consideration)로 대표되는 두 가지 리더십 유형을 개발하였다.

ⓐ **구조주도** : 지도자가 종업원의 업무수행에 기획, 조직, 지시 그리고 통제하기 위해 행동하는 정보로 과업의 할당, 절차규명, 하한선 설정, 표준유지, 조정 등의 활동 등을 말한다.

ⓑ **배려** : 지도자와 종업원 간의 관계에 있어서 신뢰, 우정, 지원 그리고 관심을 드러내기 위해 의사전달을 하는 정보로 친숙하고 지지적인 방법으로 행동하기, 다른 사람의 의견에 귀 기울이기, 제안을 받아들이기 등의 활동을 의미한다.

㉡ 오하이오(Ohio) 연구의 특징

ⓐ 두 가지의 지도자적 행동을 단일한 연속체의 두 점으로 보지 않고 두 개의 독립된 별개의 연속체로 보았다. 즉, 지도자가 두 가지 지도자 행동을 동시에 보여줄 수 있는 것이다.

ⓑ 구조주도형과 배려형 리더십은 4가지의 리더십 유형이 도출되며 구조주도도 높고 배려도 높은 유형이 가장 효과적인 리더십 유형이다.

고려(배려) ↕	구조주도 ↔	
	생산에 대한 낮은 관심과 구성원에 대한 높은 관심 (낮은 구조주도, 높은 배려) **3형**	생산에 대한 높은 관심과 구성원에 대한 높은 관심 (높은 구조주도, 높은 배려) **2형**
	생산에 대한 낮은 관심과 구성원에 대한 낮은 관심 (낮은 구조주도, 낮은 배려) **4형**	생산에 대한 높은 관심과 구성원에 대한 낮은 관심 (높은 구조주도, 낮은 배려) **1형**

◈ 오하이오 주립대학의 리더십 유형 ◈

③ 블레이크(R. R. Blake)와 무튼(J. S. MoUton)의 관리격자이론(관리그리드)
: 지도자의 관심에 초점(2차원형)

오하이오 주립대학의 구조와 배려적 리더십의 개념을 기초로 리더의 행동유형을 더욱 구체화하고 효과적인 리더십행동을 배양하기 위한 기법으로 개발한 이론이다.

㉠ 리더가 갖는 두 개의 관심, 즉 생산과 인간에 대한 관심을 각각 X축, Y축으로 하고 그 관심도를 9등급으로 나누어 등급이 높을수록 관심도가 높게 하여 리더십 행위의 관심도를 평가할 수 있도록 관리망을 구성·제시하였다.

㉡ 유형

ⓐ **무관심형(1·1형)** : 리더의 생산과 인간에 대한 관심이 모두 낮아서 리더는 조직구성원으로서 자리를 유지하기 위해 필요한 최소한의 노력만한다(무기력한 경영형).

ⓑ **인기형(1·9형)** : 리더는 인간에 대한 관심은 매우 높으나 생산에 대한 관심은 매우 낮다. 리더는 부하와의 만족한 관계를 위하여 부하의 욕구에 관심을 갖고, 편안하고 우호적인 분위기로 이끈다. 업무에는 관심이 없다(컨트리클럽 경영형).

ⓒ **과업형(9·1형)** : 리더는 생산에 대한 관심이 매우 높으나 인간에 대한 관심은 매우 낮다. 리더는 일의 효율성을 높이기 위해 인간적 요소를 최소화하도록 작업조건을 정비하고 과업수행능력을 가장 중요하게 생각한다(권위-복종형).

ⓓ **중도형(5·5형)** : 리더는 생산과 인간에 대해 적당히 관심을 갖는다. 그러므로 리더는 과업의 능률과 인간적 요소를 절충하여 적당한 수준에서 성과를 추구한다(조직-인간 경영형).

ⓔ **팀형(9·9형)** : 인간과 과업 모두에 대한 관심이 매우 높다. 리더는 구성원과 조직의 공동목표 및 상호의존 관계를 강조하고, 상호신뢰적이고 존경적인 관계와 구성원의 몰입을 통하여 과업을 달성한다(팀 경영형).

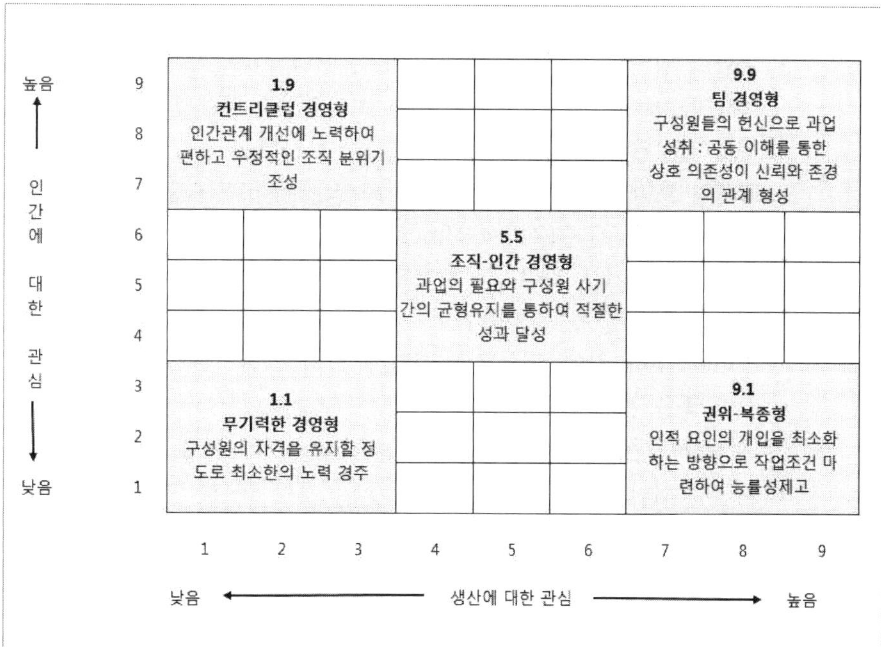

◈ **관리망(Managerial Grid)** ◈

다. 상황이론(Contingency Theory) : 1970년대 이후

리더의 개인적 특성에 초점을 둔 1차원적 접근방법(특성이론)과 과업과 인간이라는 2차원적 접근방법(행동이론)이었다. 그러나 특성론과 행동론 모두 효과적 리더의 유형을 완전히 해명할 수는 없어, 이에 효과적인 리더십 유형은 여러 가지 상황에 따라 다르다는 환경적응론적 리더십 연구로 초점을 옮겨 리더십 유형을 상황과 관련시켜 서로 다른 종류의 리더와 리더십행동이 부하와 상황 속에서 어떻게 보다 적합할 수 있느냐를 설명하는 이론이다. 1960년대 말부터 1970년대에 이르기까지 행동이론의 한계를 인식하고 새로운 리더십연구를 진행하면서 등장한 이론이다.

① 피들러(Fiedler)의 상황적합성이론

㉠ **주요 개념** : 호의성 = 과업의 구조화 + 리더와 구성원 간의 관계 + 리더의 지위권련(지위권한)

㉡ 피들러는 종래의 리더십유형이론을 반박하고 효과적인 유형은 상황에 따라 달라진다고 주장하였다(상황과 유효한 리더십의 관계).

㉢ **상황매개 변수** : 세 가지 요소의 조합이 리더에 대한 '상황의 호의성'을 결정하게 된다.

ⓐ 과업구조(Task Structure)

- 과업의 일상성 또는 복잡성을 뜻하며 과업목표의 명백성, 목표달성과정의 복잡성, 의사결정의 변동성 그리고 의사결정의 구체성에 의하여 리더십 상황이 결정된다.
- 과업이 보다 구조화되어 있을수록 그 상황은 리더에게 호의적이다.

ⓑ 리더와 부하의 관계(Leader-Mmember Relationship)

- 집단의 분위기를 의미하는 요소로서 리더와 부하 사이의 신뢰성, 친밀감, 신용과 존경 등을 포함한다.
- 리더와 부하 간에 신뢰감과 친밀감 그리고 존경관계가 존재할수록 상호간에 좋은 관계가 형성된다.

ⓒ 리더의 지위권력(지위권한, Leader's Position Power)

- 리더가 집단구성원에게 명령을 받아들이게끔 구성원 행동에 영향을 줄 수 있는 능력으로서 공식적 · 합법적 · 강압적 권력 등을 포함한다.
- 특히 승진, 승급, 해임 등의 상벌에 대한 권력이 매우 중요하며, 이러한 영향력이 많을수록 리더의 지위권력(지위권한)은 강해진다.

㉣ 효과적인 리더십

ⓐ 상황이 (매우) 유리할 때는 과업지향적 리더십이 효과적이다.

ⓑ 상황이 (매우) 불리할 때는 과업지향적 리더십이 효과적이다.

ⓒ 상황이 중간 정도일 때에는 인간관계중심적 리더십이 효과적이다.

② 허시(Hersey)와 블랜차드(Blanchard)의 상황대응 리더십이론(생활주기 · 수명주기이론)

- Hersey와 Blanchard는 처음에 '리더십의 생활주기이론'이라고 했다가 뒤에 '상황적 리더십 이론(Situational Leadership Theory)라고 개명
- 상황적응론의 초점은 리더십 효과가 부하들에게 달려 있다는 것이다(부하의 성숙도 수준).
- 과업을 수행하는 하급자들의 성숙도에 따라 과업과 관계행위의 비중을 조정하는 것이 필요→ 하급자의 성숙도를 높이는 것이 리더의 임무이다.

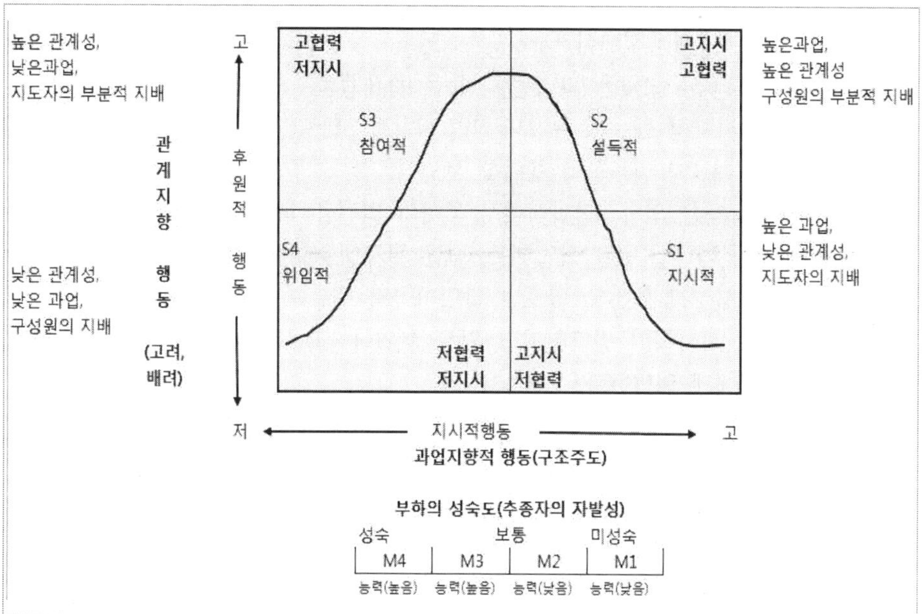

㉠ 리더의 행위를 과업행위(Task Behavior)와 관계행위(Relationship Behavior)의 2차원을 축으로 하여 4분면으로 분류하고 있는데, 그것이 바로 지시적(Telling), 설득적(Selling), 참여적(참가적, ParticipatING), 위임적(위양적, Delegating) 유형이다.

ⓐ 지시적 리더십(높은 과업행동, 낮은 관계행동 ; S_1)

- 관계지향적인 행동은 낮으나 과업지향적인 행동을 높게 발휘하는 지도자가 지배하는 전제형이 지도자형이다. 이 유형은 부하직원의 성숙도가 낮은 사람에게 발휘하면 효과적이다.
- 대부분의 의사소통의 초점이 목표달성에 맞추어져 있으며 지도자는 집단 구성원들이 무슨 목표를 달성해야 하는가에 대한 작업지시를 하고 구성원들의 작업활동을 주의깊게 감독한다.

ⓑ 설득적 리더십(높은 과업행동, 높은 관계행동 ; S_2)

- 관계지향적 행동도 높으며 과업지향적 행동도 높게 발휘하는 리더십 유형으로 참여형보다는 좀 더 전제형의 행위를 보인다. 즉, 결정내용을 부하에게 설명해주고 부하가 이를 이해할 수 있도록 돕는다.
- 의사소통의 초점을 목표달성과 정서적 지원 양측에 맞추고 있으며 구성원의 참여를 고무하고 아이디어를 장려함으로써 모두 참여하는 팀 정신을 촉구하지만 여전히 무슨 목표를 달성할 것인가에 대한 최종결정은 지도자가 내리는 유형이다.

ⓒ 참여적 리더십(낮은 과업행동, 높은 관계행동 ; S_3)

- 관계지향적 행동은 높으나 과업지향적 행동은 낮게 발휘하는 리더십 유형으로 좀 더 민주형의 행위를 보인다.
- 이 유형은 의사결정과정에서 부하와 의견을 교환하면서 조정한다.

ⓓ 위임적 리더십(낮은 과업행동, 낮은 관계행동 ; S_4)

- 관계지향적 행동도 낮으며 과업지향적 행동도 낮게 발휘하는 리더십 유형으로 적극적인 민주형의 행위를 보인다. 즉, 의사결정과 업무수행 책임을 부하에게 위임한다.
- 이 지도자형은 성숙도가 높은 부하에게 발휘하면 바람직한 유형이다.

㉡ 구성원의 성숙도(Maturity) : 특정한 과업을 달성하기 위해 부하가 지니고 있는 능력과 의욕을 의미한다. 전자는 직무상이 성숙도, 후자는 심리적 성숙도이며 연속선상에 존재한다.

ⓐ 하급자가 달성 가능한 범위 내에서 높은 목표를 세울 수 있는 역량

ⓑ 하급자들이 자신의 일에 대해서 책임을 지려는 의지와 능력

ⓒ 하급자들이 갖는 과업과 관련된 교육과 경험 등을 통칭

◈ 상황대응 리더십 이론의 종합

사분면	과업-관계		리더십 유형	구성원 특성		성숙도	위치
	과업지향	관계지향		직무수행능력	직무수행의지		
S_1	고지시	저협력	지시형 리더십	낮음	낮음	하	M_1
S_2	고지시	고협력	설득형 리더십	낮음	높음	중하	M_2
S_3	저지시	고협력	참여형 리더십	높음	낮음	중상	M_3
S_4	저지시	저협력	위임형 리더십	높음	높음	상	M_4

라. 경로-목표이론(House & Mitchell)

① 동기부여의 기대이론에 기초를 두고 있다.

② 성원들의 기대(목표경로)와 유의성(목표에 대한 매력)에 영향을 미치는 정도에 따라서 리더의 유형과 행위에 대한 동기가 나타난다는 것이다. 즉, 리더가 어떻게 성원들의 유의성과 기대 등에 영향을 미치는가에 초점을 두고 리더가 목표달성을 위한 경로를 제공하여 성원들의 만족, 동기부여 성과 등을 얻도록 하는 것 때문에 붙여진 이름이다.

③ 리더의 기능 : 성원들이 직무를 통해 목표를 달성할 수 있도록 목표에 대한 경로를 제시하거나 그 경로를 보다 쉽게 해결해 주어 성원들이 자기가 얻고자 하는 목표를 얻는 것이 가능하다는 기대가 높아지게 됨으로써 작업 의욕의 증가 및 직무에 대한 만족감을 높일 수 있다.

④ 지도성 유형

㉠ 지시적 리더십(도구적 리더십, Directive Leadership)

ⓐ 리더가 성원들에게 일일이 지시를 하고 안내를 하여 목표를 달성할 수 있게 유도해 주는 것이다.

ⓑ 지시적 리더십이 유용한 상황

- 리더가 강력한 직위권력을 지니고 있는 경우
- 직무의 구조화가 잘 안 되어 있는 경우
- 부하들에게 긴장과 좌절이 조성되고 있는 경우
- 부하들이 리더의 지시를 기대하고 있는 경우
- 리더에 대하여 복종적이며 의존성이 큰 경우

㉡ 지원적 리더십(후원적 리더십, Supportive Leadership)

ⓐ 리더가 성원들에게 보다 우호적이고 친근하며 인간적인 관심을 갖고 있는 특성이 있다.

ⓑ 지원적 리더십이 유용한 상황

- 과업이 구조화되어 있고, 공식적 권한체계가 명확하고 관료적인 경우
- 부하들 간에 직무상 상호작용과 협조적인 분위기가 필요한 경우
- 부하가 높은 사회적 욕구를 가지고 있는 경우

㉢ 참여적 리더십(Participative Leadership)

ⓐ 리더가 의사결정 및 이의 시행과정에서 성원들에게 의견을 묻고 상담을 하고 그들의 제안을 활용하지만 의사결정만은 리더 자신이 한다.

ⓑ 참여적 리더십이 유용한 상황

- 비반복적이며 독자적인 특성을 띠고 있어서 흥미와 도전감이 유발되고 적절히 구조화된 경우

- 강한 독립심과 성취의욕을 지닌 성원들로 이루어진 집단이나 개인목표와 조직목표가 양립한 성원들의 집단일 경우
- 과업수행에 충분한 지식을 가지고 있는 경우

㉣ 성취지향적 리더십(Achievement-oriented Leadership)

ⓐ 리더가 성원들에게 도전적인 목표를 설정해 주고 성원들이 이를 잘 수행할 것을 기대하면서 계속 개선점을 추구하냐.

ⓑ 성취지향적 리더십이 유용한 상황 : 복잡한 과업을 수행하는 성취지향적인 부하인 경우

⑤ 불완전한 상황에 따른 리더십 유형과 효과

리더십 유형	불완전한 상황	리더십 영향	결과
지시적 리더십	모호한 직무 수행	목표달성 경로를 명확히 이해	노력, 만족도, 성과의 증진
지원적 리더십	구성원의 자신감 결여	목표달성에 대한 자신감 증가	
참여적 리더십	부적절한 보상	욕구에 맞게 보상을 재설계	
성취지향적 리더십	비도전적인 직무 수행	높은 목표를 설정	

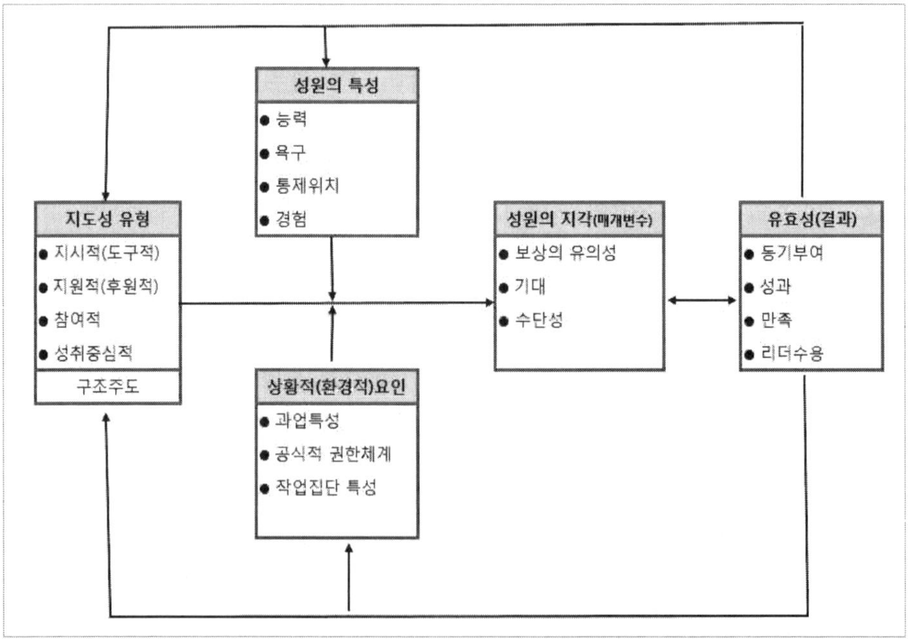

◈ **경로-목표모형의 변수 간 관계** ◈

마. 변혁적 리더십과 거래적 리더십

① 변혁적 리더십(Transformational Leadership) → 변화를 지향

㉠ 바람직한 방향으로 조직을 변동시키고 활성화하는 데 주된 역할을 하는 최고 관리층의 리더십을 말한다.

㉡ 기대 이상의 성과를 도출해 내는 과정으로 부하들에게 장래의 비전 공유를 통해 몰입도를 높여 부하가 원래 생각했던 성과 이상을 달성하도록 동기부여를 제공하는 리더십을 말한다.

㉢ **변혁적 리더십의 특성(변혁적 리더십의 네 가지 차원)**

ⓐ **카리스마** : 리더는 추종자에게 비전과 사명감 그리고 긍지를 심어 줌으로써 추종자로부터 존경과 신뢰를 받는다.

ⓑ **고무적 동기부여** : 리더는 추종자들에게 높은 기대치를 심어 주고, 추종자의 노력을 집중시키기 위해 상징기법을 사용하며, 중요한 목표를 간단명료하게 표현한다.

ⓒ **지적인 자극** : 리더는 추종자들의 지식, 합리성 그리고 신중한 문제해결을 장려시킨다.

ⓓ **개별적인 관심(배려)** : 리더는 추종자 개인에게 관심을 가지고 주목하고, 개별 추종자를 개인적으로 상대하며, 조언과 지도를 아끼지 않는다.

② 거래적 리더십(Transactive Leadership)) = 교환적 리더십 → 안정을 지향

㉠ 리더는 거래적인 교환역할을 하고 있다(실용주의적 가치관).

㉡ 거래적 리더는 부하들이 작업의 결과로 얻고자 하는 것이 무엇인가를 인식하고, 부하들이 과업을 완수했을 때 부하들이 원하는 바를 제공해 주려고 한다.

㉢ 거래적 리더는 부하들이 노력에 대하여 보상 혹은 보상에 대한 약속으로써 교환을 한다.

㉣ 거래적 리더는 부하들이 과업을 수행하고 그에 따른 즉각적인 자기이익을 추구할 때 그에 보답한다.

㉤ 거래적 리더십의 특징

ⓐ **조건적 보상(상황적 보상)** : 노력에 대한 대가로 보상계약, 좋은 성과에 대한 보상약속

ⓑ **예외를 통한 관리(예외적 관리)** : 어떤 일이 조직의 목표와 다른 방향으로 잘못되어 갈 때 수정하기 위해 개입하는 행위

◈ 거래적 리더십과 변혁적 리더십의 차이

구분	거래적 리더십	변혁적 리더십
현상	현상을 유지하기 위해 노력함	현상을 변화시키고자 노력함
목표지향성 (목표설정)	현상과 너무 괴리되지 않은 목표지향	보통 현상보다 매우 높은 이상적인 목표지향
시간	단기적 전망, 기본적으로 가시적인 보상으로 동기부여	장기적인 전망, 부하들에게 장기적 목표를 위해 노력하도록 동기부여
동기부여 전략	부하들에게 즉각적이고도 가시적인 보상으로 동기부여	부하들에게 자아실현과 같은 높은 수준의 개인적 목표를 동경하도록 동기부여
행위표준	부하들은 규칙과 관례를 따르기를 좋아함	변환적이고도 새로운 시도에 도전하도록 부하를 격려함
문제해결	부하들을 위해 문제를 해결하거나 해답을 찾을 수 있는 곳을 알려 줌	질문을 하여 부하들이 스스로 해결책을 찾도록 격려하거나 함께 일함

바. 21세기의 새로운 리더십

① 변혁적 리더십 : 항상 새로운 비전을 제시하고 구성원들의 노력을 이끌어 내어, 상당한 변화를 창조해 내는 영향력을 발휘하는 리더십을 변혁적 리더십이라 한다.

② 정보분석능력을 가진 리더십 : 지도자는 정보분석과 정보관리능력이 있어야 한다.

③ 전략적 리더십 : 전략적 계획의 수립 및 실천이 크게 요구되는 리더십이다.

④ 능동적 리더십 : 지속적 변화에 능동적으로 대처하는 리더십으로 항상 무엇인가를 추구하는 형이기도 한다.

⑤ 조작적 리더십 : 지시적 · 인적 · 물적 자원동원능력 및 상징조작능력을 가진 리더십이다.

⑥ 민주적 리더십 : 평등적 · 수평적 · 자율적 · 참여적 리더십이다.

⑦ 발전유도성과 신념이 강한 리더십

⑧ 변화에 유연한 반응을 할 수 있는 리더십

참고하기

섬기는 리더십(Servant Leadership)

1. 특징 : 마음을 열고 듣기, 남에게 동정심 갖기, 남을 치유하기, 깨닫기, 설득하기, 개념화하기, 예지력, 청지기로서 살기, 남을 성장시키는 데 몰두하기, 공동체 형성하기

2. 내용(5-Point Star)
   ① I : Inspiration(영감) - 다른 사람에게 영감과 감화를 줌
   ② S : Support(지원) - 정서적, 물질적, 정신적 지원
   ③ T : Train(훈련) - 앞선 기술핵심능력을 가지고 최선의 업무수행방법
   ④ A : Acknowledge(인정) - 개인과 팀의 노력과 결과를 인정함
   ⑤ R : Reward(보상) - 유형의 보상과 기쁨, 자긍심, 팀정신 같은 무형의 보상을 해줌

사. 지식정보사회의 리더십

① 상호연계적 리더십 : 정보화사회처럼 예측 불가능한 시대의 리더십은 특정 상관이 아닌 여러 가지 원천을 기반으로 하고 있기 때문에 상호연계적 리더십이 필요하다.

② 공유된 비전과 학습의지 : 조직구성원 각자가 복잡한 정보사회에 대한 이해를 바탕으로 한 명백하고 공유된 비전을 가져야 하고, 이를 위해 조직구성원 전체가 끊임없는 학습 의지를 지녀야 한다.

③ 개인역량의 결합 : 조직은 상호연계적 리더십의 발휘를 통해서 다양한 개인들의 역량이 효과적으로 결합되어야만 창조적 사고가 충만해지고 바람직한 조직문화가 형성될 수 있다.

④ 최고관리자의 지원과 관심 : 상호연계적 리더십을 형성하고 발휘하는 데 최고관리자의 지원과 관심은 필수적이다. 최고관리자의 변화에 대한 의지 및 변화를 위한 제스처가 미치는 영향력은 즉각적이고 강력하며 또한 급격한 변화에 따른 전환 및 적응에 추진력을 제공한다.

⑤ 구성원 모두가 리더(셀프리더십) : 구성원 누구나 리더로서의 기능을 수행해야 하는 네트워크화된 지능의 시대에 적절하게 효과적으로 기술을 사용하는 것은 조직구성원들의 창의력을 자극하고, 자신과 조직에 대한 문제의식을 갖게 하는 등 획기적 변격의 원동력이 된다.

4 임파워먼트(Empowerment)

가. 임파워먼트 개요

① 임파워먼트는 인간본성에 대한 Y이론적 인간관을 기초로 한다.

② 임파워먼트는 협동, 나눔 등으로 권력을 발전시킨다.

③ 임파워먼트는 권력의 분산화를 꾀한다.

④ 임파워먼트는 개인, 집단 LC 조직의 세 수준이 상호작용하는 변혁과정이다.

나. 임파워먼트의 개념

① 임파워먼트는 단어 그대로 해석사면 'Power(권한과 능력이라는 두 가지 의미)를 부여하는 것'이라고 말할 수 있다.

② 임파워먼트란 실무자들의 업무수행능력을 향상시키고, 리더가 지니고 있는 권한을 실무자에게 이양하여 그들의 책임범위를 확대함으로써 구성원들이 보유하고 있는 잠재능력 및 창의력을 최대한 발휘하도록 하는 동기부여방법이다.

㉠ 구성원들이 자신의 일이 조직의 성패를 좌우한다는 강한 사명의식을 갖도록

한다. 구성원 개인마다 담당업무가 매우 중요하다는 의식을 갖도록 한다.

㉡ 우수한 인력을 야성하거나 확보하는 것에 초점을 두며, 특히 업무를 수행하는 개인의 기량(Skil)을 향상시키는 데 초점을 둔다.

㉢ 자신이 담당하고 있는 일에 대해 스스로 의사결정권을 갖게 하여 통제감을 높임으로써 무기력감과 스트레스를 해소하고, 더 나아가 강한 업무의욕을 갖게 끔 하여 구성원에게 커다란 성취감을 준다.

㉣ 구성원들이 고객에 대한 서비스를 향상시키고 환경변화에 신속하게 대응할 수 있도록 한다. 조직이 급변하는 환경에 적응할 수 있으려면 상부의 조언이나 허락 없이도 상황에 능동적이고 적극적으로 대응할 수 있는 역량을 가진 사람들을 필요로 하는데 임파워먼트는 조직구성원들이 그러한 능력을 갖추도록 해준다.

다. 임파워먼트(Empowerment)의 4가지 구성요소

① 의미성(Meaning) : 일에 대해서 느끼는 가치를 뜻한다. 자신이 하고 있는 일에 대해서 아무 의미를 느끼지 못하는 사람은 임파워먼트가 없는 상태라고 할 수 있다. 일 자체가 주는 내적 동기는 임파워먼트의 핵심에 해당하며 개인이 심리적 힘을 느끼도록 하는 데에서 가장 기본적인 조건이하고 할 수 있다.

② 역량감(Competence) : 자신의 일을 효과적으로 수행하는 데 필요한 능력에 대해 개인적 믿음이다. 이러한 믿음이 없으면 임파워먼트의 수준은 높아질 수 없다.

③ 자기결정력(Self-determination) : 개인이 자신의 판단과 결정에 따라 행동할 수 있는 정도를 의미한다. 상사의 명령에 복종할 줄만 아는 사람은 자기결정력이 낮은 사람이다. 이러한 사람은 명령이나 지시가 없으면 불안해하고 자신의 선택에 따라 성과를 낼 수 없다.

④ 영향력(Impact) : 개인이 조직 목표달성에 기여할 수 있다고 느끼는 정도이다. 개인이 조직에 아무 기여도 할 수 없다고 느끼면 임파워먼트에 문제가 있다.

라. 관리자의 역할 변화과정(통제형 리더 → 후원·육성형 리더 → 임파워링 리더)

통제형 리더 (Controlling Leader)	후원·육성형 리더 (Enabling Leader)	임파워링 리더 (Empowering Leader)
• 적합한 제품 선택 • 적합한 구성원 선택 • 과정, 절차, 표준과 기준 변경 • 목표와 가이드라인 설정	• 다양한 훈련 강조 및 지원 • 계속적인 성과평가 • 구성원의 교육훈련 증대 • 팀형성과 팀워크 증진 • 대내외 관련 조직과 사람 간이 의사소통 증진	• 방향성 조정 • 지원여건의 확보 • 요청시 도와줌 • 필요시 팀을 대표함

① 통제형 리더(Controlling Leader) : 지시나 조정을 통해 구성원의 성과달성을 추구하는 데 비해, 후원·육성형 리더는 코치나 능력개발자 입장에서 구성원 스스로 결정할 수 있도록 그들의 자신감과 역량증대에 큰 가치를 부여한다.
② 후원·육성형 리더(Enabling Leader) : 작은 일에 신경쓰며 실수를 고쳐 준다. 이에 비해 임파워링 리더(Empowering Leader)는 구성원의 요청 시 도움이 될 수 있는 자원으로서 자신의 역할을 인식한다.
③ 임파워링 리더(Empowering Leader) : 임파워링 리더가 되기 위해서는 후원·육성형 리더의 과정을 거쳐야 한다. 결국 임파워링 리더는 임파워먼트 과정상 최종단계의 궁극적인 모습이다.

마. 임파워먼트 개발 및 실천전략

① 명확한 비전과 원칙 제시 : 기업의 비전과 전략방향이 명확하게 제시되어야 한다.
② 정보공개 : 필요한 정보를 구성원 개인이나 팀이 손쉽게 얻을 수 있어야 임파워먼트를 느낄 수 있게 된다.
③ 참여유도와 실패에 대한 격려 : 조직 내의 다양한 변화활동에 구성원들이 적극적으로 참여하도록 유도하고 실패를 하더라도 격려한다. 임파워먼트는 "권력은 나눌수록 커진다."는 적극적인 논리에 기초하고 있으며, 참여는 권력의 공유과정이다.
④ 혁신활동 지원과 인적 자산을 중시하는 기업문화 구축 : 조직을 혁신하고 관료적 병폐를 쇄신하는 데 필요한 혁신활동을 실시할 수 있는 실질적 권한과 힘을 구성원들에게 실어 주어야 한다.
⑤ 책임 부여 : 구성원에게 권한을 부여함과 동시에 책임감을 느끼도록 해야 한다.
⑥ 내적 보상 및 공정한 보상 제공 : 구성원에게 내적 보상을 제공해 주어야 한다.
⑦ 개인적 관심 증대 : 리더로서 관리자는 구성원 개개인에게 진실한 관심을 표하며 인격적으로 존중하고 자율성을 부여해 주어야 한다.
⑧ 역할 재정립의 미인드 개발
⑨ 능력과 리더십의 조화

바. 임파워먼트의 효과

임파워먼트의 실행을 통해 조직은 다음과 같은 효과를 얻을 수 있다.

① 구성원의 보유능력을 최대한 발휘하게 하고 직무 몰입을 극대화 할 수 있다.
② 업무수행상의 문제점과 그 해결방안을 가장 잘 알고 있는 구성원들이 대상자들에게 적절한 대응을 하게 됨으로써 품질과 서비스 수준을 제고할 수 있게 된다.
③ 고객 접점에서의 시장 대응이 보다 신속하고 탄력적으로 이루어진다.
④ 지시, 점검, 감독, 감시, 연락, 조정 등에 필요한 노력과 비용이 줄어든다.

◈ **참고자료 _ [로봇과 인간이 공존하는 병원…약 배달 로봇에 길 비켜주고 엘리베이터 도 잡아줘]**

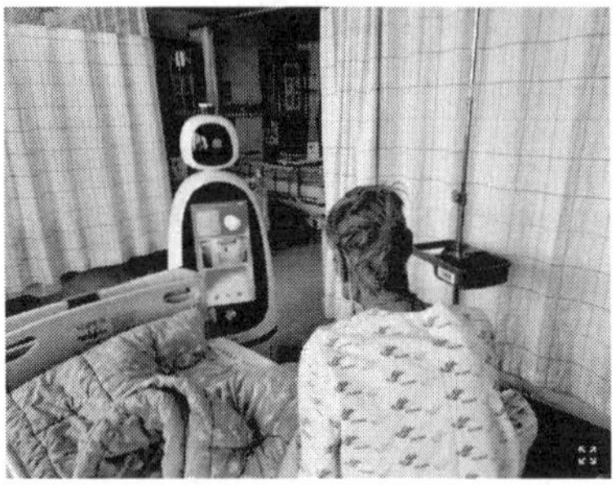

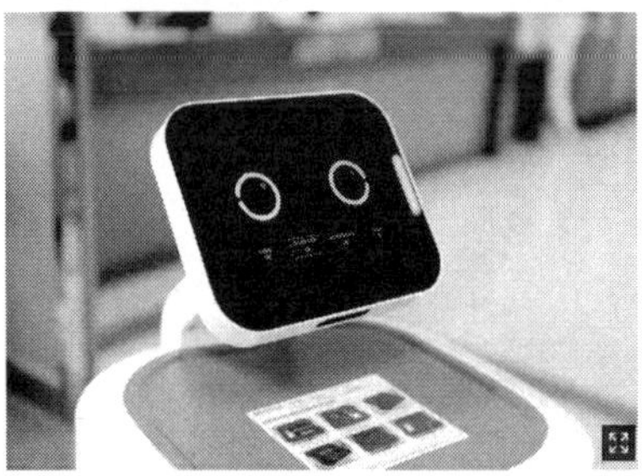

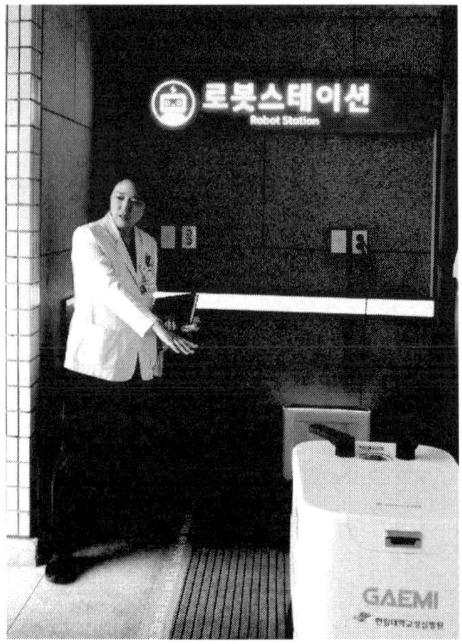

초등학생만 한 키에 둥근 얼굴, 원통형 몸통에 여닫을 수 있는 서랍, 발 대신 바퀴가 달린 로봇이 약국을 나섰다. 병실마다 전해줄 약을 각 서랍에 실은 로봇이 정해진 경로를 따라 복도를 스스로 걸어간다. 리모컨처럼 무선으로 엘리베이터 버튼을 누르고 들어가 원하는 층을 누른다. 가는 도중 장애물이나 환자를 만나면 잠시 멈추거나 비켜간다. 배달 업무를 마친 로봇은 자기 자리로 돌아가 스스로 충전을 시작한다.

경기도 안양시 동안구 한림대성심병원은 인간과 로봇이 같이 일하는 곳이다. 2022년 8월부터 지금까지 이 병원은 사람이 하던 일을 일부 로봇에게 맡기고 있다. 병원에서 운용하는 로봇은 7종 73대로, 국내 병원 중에서 가장 많다. 지난 5월 기준 20개월 동안 로봇이 서비스한 건수만 3만 5492건이다. 공장이 아닌 데서 이렇게 로봇을 많이 사용하는 사례는 거의 없다.

로봇이 약·검체 배달부터 방역, 환자 모니터링과 비대면 면담, 건물과 건물 사이 물류를 도맡은 덕분에 간호사와 병원 직원들의 업무가 확 줄었다. 지난해만 해도 로봇들이 원내를 돌아다니면 환자들이 신기하게 지켜봤다. 사진을 찍는 사람도 있었다. 하지만 지금은 로봇이 지나가도 아무도 신기해 하지 않는다. 로봇이 엘리베이터를 혹시 못 탈까 잡아주기도 하고, 로봇에게 길을 비켜주기도 한다. 사람과 로봇이 공존하고 있는 셈이다.

<출처 : 조선일보, 조선biz 2024.07.12. 06:00>
https://biz.chosun.com/science-chosun/medicine-health/2024/07/12/L754QWG6VBG55OWJG7XYMOFAKM/?utm_source=naver&utm_medium=original&utm_campaign=biz

Chapter 10

보건기획과 정책

10 Chapter 보건기획과 정책

개요

이 장에서는 보건기획의 기초가 되는 기획의 개념과 일반적인 특성, 보건기획의 필요성과 보건기획의 대상과 종류, 보건기획의 과정 및 평가에 대하여 살펴보고 보건정책의 개념 및 유형, 보건정책 결정의 과정에 대하여 알아본다.

학습목표

1. 보건기획의 개념과 특성을 이해한다.
2. 보건기획의 과정에 대하여 이해한다.
3. 보건정책의 개념과 유형에 대하여 이해한다.
4. 보건정책과정과 이론모형에 대하여 이해한다.

10.1 보건기획

1 보건기획의 개념

가. 기획의 개념

① 목표를 효율적으로 달성하기 위한 동적인 과정으로서 수단을 의미 현재의 상태를 보다 나은 미래의 상태로 개선하기 위해, 미래를 예측하여 여러 가지 수단 중에서 가장 합리적인 수단을 선택하는 일련의 과정이다.

② 기획은 자원의 최적사용을 통하여 현대사회의 복잡성을 대비할 뿐 아니라 조직목표를 명료화하여 장래를 대비한다. 기획은 사전 조정과 통제의 수단이 되기도 한다. 구체화, 세분화 정도를 기준으로 열거하면

- 기획(Planning) : 특정한 목표를 달성하기 위하여 최상의 이용가능한 미래의 방법·절차를 의식적으로 개발하는 과정이다.
- 계획(Plan) : 기획의 결과로 얻어지는 산출물로의 최종안을 의미한다.
- 프로그램(Program) : 사업계획이라는 의미이다.
- 프로젝트(Project) : 프로그램보다 더 구체적은 세부사업계획을 말한다.

③ 기획과정의 핵심은 사전에 설정된 어떤 목표를 달성하는 데 있어서 여러 대안들을 분석하는 것이다.

나. 보건기획

세계보건기구(WHO)에 의하면 보건기획이란 현대적인 지식과 경험에 의하여 국가지원의 범위 내에서 국민의 보건의료수요를 충족시키기 위해 보건사업의 정연한 개발과 주의 깊고 지적인 설명을 하는 것을 의미한다.

다. 보건기획의 목적

미국공중보건협의회의 의료 및 보건행정계획위원회에서 설정한 보건기획의 목적

① 보건사업을 위한 조직개선

② 새로운 필요사업의 발전촉진과 기존사업의 강화 및 활용추진

③ 보다 나은 협조로 보건사업의 질적 향상

④ 지역사회의 불필요한 사업계획의 중지

⑤ 정부와 민간기관 간의 사업중복의 회피

⑥ 보건사업의 지역 간 배분 개선

⑦ 신규사업의 우선순위 결정과 보건사업기획의 균형 있는 발전, 그리고 지역사회의 특수보건수요를 위한 서비스

⑧ 부족한 보건인력의 효율적인 이용과 훈련시설의 개발육성
⑨ 보건 요구와 문제의 파악, 그리고 해당 지역의 특성에 맞는 변화를 위하여 현실적인 목표설정 지원
⑩ 새로운 보건지식의 신속한 적용
⑪ 보건사업 연구와 인적 자원 훈련의 밀접한 관계조성
⑫ 지역사회 발전을 위한 경제적 · 물리적 계획과 보건수요의 종합적 조정 등이다.

라. 보건기획의 필요성

① 각종 요구와 희소자원의 효과적인 배분 : 사업별로 요구되는 인력, 시설 및 예산 등 자원의 효과적인 배분이 필요하다.
② 합리적 의사결정 : 상황분석과 장래추이분석, 우선순위 및 목표설정 등을 통한 효율성의 원리가 기초가 되어야 한다.
③ 이해대립의 조정 및 결정 : 목표달성을 위한 방법과 수단의 결정과정에서 상호 상충되는 가치와 의견을 사전에 해결하기 위하여 기획이 요구된다.
④ 새로운 지식과 기술개발에 따른 적용 : 사전에 검토나 조정 없이 새로운 지식과 기술만 도입한다면 지역사회 발전에 장애가 될 수 있다.

마. 보건기획의 일반적 성격

① 기획은 본질적으로 목적 및 목표지향성이며 의도적이다. 기획은 의식적으로 최적수단을 탐색하고 선택하는 의사결정과정이다. 즉, 의도적 · 합리적 · 목적적인 의미가 있다.
② 기획은 본질적으로 과정지향적이다. 즉, 계속적이고 반복적이다.
③ 기획은 계층적이다. 즉, 일종의 의사결정과정이지만 하나의 계층을 형성하는 복합적인 결정을 대상으로 한다.
④ 기획은 본질적으로 미래지향적이다. 즉, 기획은 미래를 대상으로 한다.
⑤ 기획은 본질적으로 다차원적이다. 즉, 시간, 조직, 기능, 영역 등의 다양한 요소가 포함된다.
⑥ 기획은 본질적으로 정치적이다. 기획은 통치에 대한 국민의 동의와 지지를 획득하는 수단이다.
⑦ 기획은 본질적으로 권한과 자원을 동반하는 행동지향적이다.
⑧ 기획은 본질적으로 체계적인 일연의 의사결정과정이다.

2 보건기획의 원칙(원리)

가. 목적성의 원칙

비능률과 낭비를 피하고 효과성을 높이기 위하여 달성 가능한 공동목적을 명확하고 구체적인 목적이 제시되어야 한다. 기획이 분명한 목적설정은 기획과정이 일관성을 확보하는데 우선 기여한다.

나. 단순성(간결성)의 원칙

보건기획은 간단명확해야 하고 가능한 한 난해하거나 전문적인 용어나 술어는 피해야 한다. 그래야 일반국민의 광범위한 이해와 협조를 얻을 수 있다.

다. 표준화의 원칙

보건기획의 대상이 되는 예산, 서비스 및 사업방법 등의 표준화를 통하여 용이하게 보건기획을 수립되어야 한다. 기획대상의 표준화는 기획과정에서의 의사소통을 원활하게 하여 성공적 기획집행에 기여한다.

라. 신축성의 원칙

유동적인 환경과 상태에 대하여 융통성과 탄력성을 가지고 필요에 따라 수정될 수 있어야 한다. 미래의 환경을 정확히 예측하여 기획하기란 사실상 불가능하기 때문이다.

마. 안정성의 원칙

① 기획은 빈번한 수정으로 기획 자체가 방향을 잃어서는 안 된다. 안정된 기획일수록 효과적이고 경제적이다.

② 기획은 소기의 목적을 달성하기 위하여 고도의 안정성이 요구된다. 기획에 대해 융통성은 가져야 하지만 지나치게 빈번한 보건기획의 수정은 피해야 한다.

바. 능률성(경제성)의 원칙

현재 사용 가능한 자원을 최대한 활용하고 새로운 자원은 최소화하여 주어진 비용으로 최대의 효과를 나타내는 것이어야 한다.

사. 장래예측성의 원칙

① 기획에 있어서 예측은 그 달성 여부에 결정적인 영향을 미치므로 그것은 어디까지나 명확할 것이 요구된다. 기획은 장래를 예측할 수 있도록 작성되어야 한다.

② 외부 환경의 여러 가지 변화와 불확실성을 예측하고 이에 대처해 나가야 한다.

아. 포괄성의 원칙

계획안의 수행단계에서 인원, 물자, 설비, 예산의 부족 등으로 차질이 생기지 않도록 포괄적인 사전 검사가 이루어져야 한다.

자. 균형성의 원칙

어떠한 기획이든 그와 관련된 다른 기획 및 업무 사이에 적절한 균형과 조화를 이루지 않으면 안 된다.

차. 필요성의 원칙

기획은 정당한 이유에 근거한 필요성이 있어야 한다.

카. 계속성(계층화)의 원칙

① 기획은 가장 큰 것으로부터 시작하여 구체화 과정을 통해 연차적으로 기획을 파생시킨다. 기본 기획으로부터 여러 개의 구체화된 기획이 파생되는 현상을 기획의 계층화라 한다.

② 기획은 조직전체에서 하나의 흐름이고 과정이기 때문에 조직의 계층에 따라 연결되고 계속되어야 한다. 즉, 기획은 반드시 하위계층으로 내려감에 따라 세분화된 기획으로 분류되어 조직단위별로 업무가 배분되어야 한다.

◈ 이 밖에도 대안의 원칙, 공약의 원리, 포괄성(일반성)의 원칙, 동태적 변경(탄력성)의 원칙, 시간결정의 원칙, 의사전달의 원칙 등이 있다.

◈ 공개성, 자율성, 획일성은 기획의 원칙이 아니다.

3 보건기획의 성공요인

① 기획은 변화지향적이고 목적지향적이며 의식적이어야 한다.

② 몇 개의 서로 연관된 기획은 기능적인 조화를 이루어야 한다.

③ 기획작업 이전에 기획의 과정과 목표, 방법에 대한 합의를 이루어야 한다.

④ 장기기획은 단기기획과 통합되어야 한다.

⑤ 기획수립은 누구라도 이해할 수 있도록 명확해야 한다.

⑥ 기획의 목표와 목적이 명백하게 제시되어야 한다.

⑦ 서로의 의견을 수렴하고 이를 명확히 하는 데 많은 시간을 투자하여야 한다.

⑧ 기본기획은 전체적인 것이어야 하므로 최고경영층에서 수립되어야 한다.

⑨ 기획수립에는 조직전체가 기획의 과정에 참여하여야 하고, 특히 실제 사업수행자의 의견을 충분히 반영하여야 한다.
⑩ 기획은 기획의 공간적 · 시간적 범위를 정하여야 한다.
⑪ 경험이 부족한 경우에는 처음부터 포괄적이고 종합적인 기획을 하기 보다는 부분적 기획부터 단계적으로 접근하는 것이 바람직하다.
⑫ 모든 사업을 대상으로 하기보다는 가장 필요가 크고, 사업효과가 큰 전략적 부분부터 시작하는 것이 좋다.
⑬ 기획수립을 뒷받침할 수 있도록 조직이 구조화되어야 한다. 직무가 적적히 분할되고 권한이 명확하게 위양되어 있는 등 조직이 구조화되어야 한다.
⑭ 기획은 간단하고 구체적이되 과학적인 근거에 기반을 두어야 한다. 과학적인 근거가 없는 사업이 단순히 기회가의 선호나 주민의 요구에 따라 실시되어서는 안 된다.

<출처> 문상식 · 최만규, 「보건행정학」, 보문각, 2011, p.295

4 보건기획의 유형

가. 보건기획의 기간별 유형

① 장기기획 : 장기라고 하며 최소 10년 이상을 생각하나 대상이나 목표에 따라 달라진다. 너무 길어지면 예측의 정확성이 극히 저하되는데도 이를 시도하는 이유는 중 · 단기 기획의 전제로서 필요하고, 거의 모든 분야의 경우 국민들에게 장래에 대한 희망 · 의욕을 고취하는데 공헌하기 때문이다. 우리나라의 경우 국민건강증진 목표설정 및 전략(HP 2010, HP2020) 등을 위한 계획은 장기기획의 한 경우이다.
② 중기기획 : 보통 5년 내외의 기간으로 하고 있다. 과거 우리나라의 경제개발 5개년계획이 대표적이라고 할 수 있다. 중기보건기획의 내용은 이미 설정된 목표와 목적을 달성하기 위하여 어떤 종류의 자원을 어디에 배정해야 할 것인지 그 수단과 방법에 더욱 관심을 가진다. 지역보건법에 의한 지역보건의료계획 수립(4년마다) 「보건의료기본법」에 의한 보건의료발전계획 수립(5년마다) 등이 여기에 해당된다.
③ 단기기획 : 보통 1년 내외의 기간으로 하고 있다. 1년 이내의 예산, 주요 업무기획으로 세분화된 구체적 기획을 의미한다. 단기기획은 현실과의 괴리가 적어 실현성은 높으나 여건에 다라 수정 · 변동이 이루어지기도 한다. 우리나라에서는 각 부처의 주요 업무계획이 이에 해당된다.

<출처> 문상식 · 최만규, 「보건행정학」, 보문각, 2011, p.283

나. 계층에 의한 유형

① 정책기획
- 종합적 · 포괄적 · 복합적 · 장기적 · 이상적 기획으로 정치적 성격, 최상위기획, 최고관리자 수행
- 보건조직이 지향하는 미래의 목표과 방향을 제시하는 계획 기법
- 보건자원의 분배, 책임자 지정 등 주소 수행을 위한 기본적 틀을 제공

② 운영기획
- 구체적 · 단순성 · 조작적 · 계량적 · 단기적 성격의 각 부처별로 내부적인 기획
- 정책기획의 하위기획으로 전술적이고 단기적 성격을 띠고 있으며 실질적 목표를 구체화시키는 세부적 기획

다. 이용빈도별 유형

① 단용기획 : 1회용 기획(예산 등)

② 상용기획 : 한번 기획이 수립되면 반복하여 이용(규칙, 방침, 기준, 정책 등)

라. 기간의 고정 여부별 유형

① 고정기획 : 집행시점과 종점이 고정되어 있음(우리나라1 · 2 · 3차 경제개발 5개년계획)

② 연동기획(변동기획)
- 매년 기획내용을 수정 · 보완하며 처음 1년을 삭제하고 마지막 1년을 추가하면서 동일한 연한을 유지
- 집행의 신축성을 유지할 수 있는 기획으로 불확실한 환경, 미래예측에 대한 한계 속에서 가능한 한 적절한 적응을 도모하기 위한 점증주의적 방식과 관련
- 예산과 기획의 유기적 통합이 가능
- 미래상을 제시하는 장기기획의 이점과 실현 가능성이 높은 다기기획의 이섬
- 매년 중 · 장기기획을 수정하고 보완하므로 시간과 비용이 많이 들며, 기획목표를 뚜렷하게 부각시키기 어렵다.

5 보건기획의 대상과 범위

가. 인적 자원기획

각종 보건의료인력을 양성하고 관리하며 의료인력의 지역적 분포 및 활용목표에 대한 기획이 인적 자원기획이다.

나. 물적 자원기획

물적 자원기획은 각종 보건의료시설과 의료장비 및 소모품의 생산, 분배 및 처리에 관한 사항과 관련된 기획을 말한다.

다. 보건행정기획

보건행정조직기획은 보건의료전달체계의 발전과 재원의 조달, 분배 및 산업정보체계의 개발 등이 포함된다.

라. 환경기획

쾌적한 생활환경의 확보에 관련되는 보건사업, 즉 기본환경관리, 공해관리 및 상하수도관리 등이 여기에 속한다.

마. 보건교육

보건교육기획은 예방보건사업과 건강한 생활을 영위하기 위한 국민보건교육 및 홍보에 관한 것이 포함된다.

바. 조사 및 연구기획

국민보건실태를 분석하기 위한 제반활동과 보건과학 및 의학기술의 향상에 관련된 조사연구에 관한 것이 포함된다.

6 보건기획의 제약요인(기획의 한계)

가. 기획수립상의 제약요인

① 정확한 미래예측의 곤란
② 자료 · 정보의 부족(행정정보체계의 미확립)과 부정확성
③ 개인적인 창의성 위축
④ 시간 · 비용의 과다소요
⑤ 기획의 그레샴의 법칙(Gresham's Law of Planning) : 특별한 노력이 요구되지 않은 정형화된 기획에 주력하고 비정형적인 기획을 기피하는 경향

나. 기획집행상의 제약요인

① 반복적 이용의 곤란(상용기획의 곤란)
② 기획의 경직화 경향과 즉흥적 · 권위적 결정에 의한 빈번한 수정

③ 부처 이기주의 : 행정기관의 대립으로 자원배분의 비효율성 초래
④ 이해관계자의 저항 : 기획의 집행에 대해 일부 국민이나 관로로부터 이해관계로 인한 저항, 반발이 발생될 수 있다.

다. 행정적(정치적) 제약요인

① 불합리한 인사행정에 따른 기획능력 부족, 기획과정의 참여부족
② 정치적 불안정과 자원(예산)의 부족, 빈번한 행정절차 및 행정조직의 비효율성
③ 회계제도의 미발달(회계제도와 재정통제의 비효율성)

◈ 악화가 양화를 구축한다는 화폐법칙이 기획에도 적용될 수 있다. 정형적이고 일장적인 업무에 몰두하고 비정형적인 기획을 등한시하는 것을 의미한다. 즉, 정형적이고 일상적인 업무가 창조와 쇄신을 요구하는 힘든 기획업무를 대신하게 된다는 것이다.

7 기획과 관리자의 기능

가. 최고관리자층

① 조직에서 상층부(대통령, 장 · 차관, 시장, 도지사, 군수. 구청장)
② 정책결정기능, 목표설정, 목표수정
③ 정치적 감각이나 지도력 요구, 일반행정가 중시
④ 외부환경 변동에 유연성 있게 대처(국회, 사법부, 여당)
⑤ 1920년대 과학적 관리론에서 강조(Gulick의 POSDCoRB, 최고관리자의 기능)

- 기획(Planning) : 효율적 · 합리적 목표달성과 정책집행을 위한 계획수립의 과정
- 조직화(Organizing) : 인적 · 물적 정보를 편제하는 과정
- 인사충원(Staffing) : 조직 내 구성원을 배치하는 과정
- 지휘(Directing) : 목표달성을 위한 지휘 · 지시하는 과정
- 조정(Coordinating) : 행동통일을 이룩하도록 집단적 노력을 통제 · 조정하는 과정
- 보고(Reporting) : 보고를 받는 과정
- 예산(Budgeting) : 제반 예산적 조치를 위하는 과정

나. 중간관리자층

① 최고관리자를 보좌 · 조언하는 기능(정책결정에 부분적으로 참여)
② 정책집행기능을 담당(전문적인 지식 · 기술을 중시)
③ 최고관리자와 하위관리자 간에 중간적인 가교역할 담당
④ 정치적 중립성을 확보해야 한다(행정의 안정성, 계속성 유지 기능).
⑤ 1930년대 인간관계론에서 강조

다. 하위관리자층

① 계장 · 조장급(경험 중시)
② 주어진 업무를 집행하는 단계(기능)
③ 일선사무에 대한 지도 · 감독기능(고객과 직접적인 접촉, 창구직원)
④ 작업의 시작이나 종료를 알림
⑤ 업무절차 개선이나 시정 기능(아이디어를 제공)
⑥ 친절, 신속, 정확, 공정(조정은 해당되지 않음)

라. 관리계층과 조직에서 필요로 하는 능력관계

① 최고관리층 : 개념적 기술 > 인간적 기술 > 업무적 기술
② 하위관리층 : 개념적 기술 < 인간적 기술 < 업무적 기술

8 보건기획의 과정

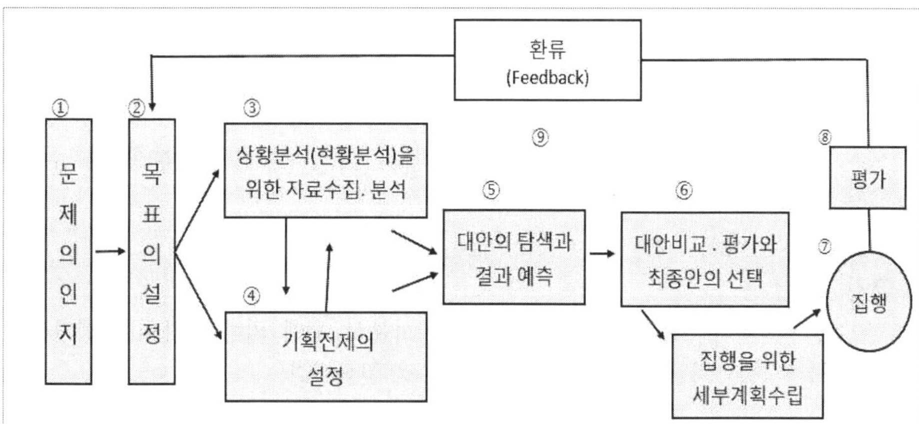

◈ 기획의 과정 ◈

가. 문제의 인지(문제파악)

존재하고 있는 문제를 인지한다.

나. 목표설정

정책의 테두리 안에서 절정하거나 법률이나 행정수반 또는 최고관리자의 기본정책을 취한다. 정부의 보건정책은 크게 3가지 목표, 즉 보건의료에 대한 경제적 접근성과 지역적 접근성의 제고, 의료비의 절감, 보건의료서비스의 질 향상을 달성하는 데 있다. 이들 목표에는 상호배타적일 수 있다. 목표는 SMART, 즉 구체성(Specific).

측정가능성(Measurable), 적극성과 성취가능성(Aggressive and Achievable), 연관성(Relevant), 기한(Time-limited) 등을 갖춰야 좋은 목표이다.

다. 자료 · 정보의 수집 · 분석

목표와 연관된 정보와 자료통계 등을 수집하여 상황을 분석한다.

라. 기획 전제의 설정

사태의 개연성 · 예측 또는 전망 등이 포함된다.

마. 대안의 탐색과 결과예측(비교 · 평가)

목표달성을 위하여 필요한 모든 대안을 모색해 본다. 이 대안들의 장 · 단점 및 문제점들을 분석하고, 이들을 비교 · 검토한다.

바. 최적대안의 선택

분석 · 비교 · 검토된 여러 대안 중 가장 바람직한 대안, 최선의 방안을 선택 · 정한다.

사. 집행

선택된 최선안을 중심으로 효과적인 집행을 하기 위한 부수적인 세부계획을 수립하여 시행한다.

아. 평가

사업이 진행되거나 또는 집행이 완료되면 심사분석 등에 의하여 계획을 평가하며, 평가결과는 시정조치로 이어짐과 아울러 목표로 환류된다.

9 보건기획의 검토기준

가. 보건과학적 타당성

보건학적 문제점을 충분히 파악했는지, 그 문제점들을 해결하기 위한 수단은 기술적으로 가능하며 효과가 있는지 등을 검토한다. 이때 보건의료체계의 기술적 과정에 관한 기준과 규범을 주요 검토기준으로 삼는다.

나. 경제적 타당성

경제적 타당성은 능률의 제고, 즉 자원 대 성과비의 극대화 내지 적정화에 초점을 맞춘다. 경제적 타당성을 분석하는 방법으로는 비용편익분석(Benefit-cost Analysis)과 비용효과분석(Cost-efficiency Analysis)이 이용된다.

다. 사회적 타당성

보건의료의 제공에 관여하는 개인이나 조직, 개별이용자나 조직들 사이의 관계나 역할 및 발전에 계획된 사업이 미칠 영향과 이로 인한 변화가 계획의 집행과정 및 결과에 주게 되는 영향을 검토한다.

라. 정치적 타당성

보건계획이 집행이 됨으로써 혜택을 입은 것은 누구이며, 손해를 보는 것은 누구인지 그리고 집행과정에서 주도권은 누구에게 주어져야 하는지를 검토대상으로 삼는다.

마. 교육적 타당성

지역사회주민 혹은 계획집행 대상자에게 얼마나 교육적이고 파급적이며 간접적인 교육효과가 있는지 여부를 검토한다.

바. 법적 타당성

목적달성을 위한 행위가 법적으로 받아들여질 수 있는가 여부를 검토한다.

10 보건기획의 주요방법론

1 브레인스토밍법(자유연상법, Brainstorming)

가. 브레인스토밍의 개념

5~10명의 참여자가 개방적 분위기에서 자유롭게 아이디어를 창출할 수 있어야 하고, 그 아이디어를 결합 또는 교체하여 실행 가능한 방안을 도출해 내는 방법이다.

나. 브레밍스토밍 6대 원칙

① 비판금지(판단연기)
② 많은 아이디어를 제시(대량발상)
③ 자유분방
④ 아이디어의 결합과 개선 촉구
⑤ 아이디어 발표 독점 금지
⑥ 비공개적 방법에 의한 우선순위 결정

다. 브레인스토밍 장 · 단점

① 장점

- 집단구성원이 동등한 입장에서 비판 없이 자유로운 사고를 할 수 있어서 창의성이 유발되고 소수의견이 위축되지 않는다.
- 짧은 시간에 많은 수량의 아이디어를 도출할 수 있다.
- 다른 구성원의 아이디어를 알게 되어 학습의 기회와 새로운 시각을 자극받는다.
- 소수의 구성원에 의한 지배가 배제된다.

② 단점

- 규칙을 준수하면서 자유스러운 분위기를 조성하기가 쉽지 않다.
- 종종 올바른 결론보다는 집단의 합의에 신경을 쓰게 되는 경우가 있다.
- 자발적으로 아이디어는 개발될 수 있으나 아이디어를 구조화하기 힘들다.
- 새로운 아이디어를 이해할 여유가 없어 엉뚱한 아이디어를 제시할 수 있다.
- 상대적으로 단순한 문제에 적합하며, 복잡한 문제를 깊이 있게 논의하는 데는 적합하지 못하다.

2 명목집단기법(NGT ; Nominal Group Technique)

가. 명목집단의 개념

명목집단은 성원들이 한자리에 모이지만 이들 사이에 말에 의한 토론이나 의사소통이 없는 이름뿐인 집단(Nominal Group)이다. 투표에 의해 대안을 평가하는 명목집단법은 다른 집단모임에서 발생할 수 있는 적의나 결과의 왜곡 등을 피할 수 있다.

나. 명목집단법의 장 · 단점

① 장점

- 본질적으로는 브레인스토밍의 장점을 가지고 있다. 즉, 구성원 상호 간의 갈등의 해소와 소수의 지배현상을 배제할 수 있다.
- 아이디어의 도출과 평가과정이 분리되어 있어 창조적인 아이디어의 탐색 및 개발이 가능하다.
- 과업지향성과 사회 감정적 측면이 동시에 고려되어 구성원의 만족도가 높아진다.
- 의견의 불일치로 인한 논란이 일어나지 않는다.
- 하나의 아이디어에만 집착하는 경향이 배제된다.
- 판단의 객관성과 정확성을 유지하기 위하여 수학적인 표현에 의해서 의사결정이 이루어진다.
- 의사결정에 대한 종결이 확실하게 이루어진다.

② 단점

- 의사결정 과정에 대한 지식이 충분한 리더를 필요로 한다.
- 구성원이 자신의 아이디어를 서면으로 정확히 표현할 능력이 있어야 한다.
- 문제에 대한 사전 정보와 관련자료들을 충분히 준비하여야 한다.
- 의사결정 과정이 구조화되어 있어 융통성이 적기 때문에 도중에 문제를 바꾸거나 수정하기가 어렵다.
- 최종 의사결정을 내리는 과정이 일정한 형식에 의해서 이루어지므로 이에 익숙하지 않은 참여자의 경우 부자연스러움을 느낄 수 있다.

3 델파이법(Delphi Method)

가. 델파이법의 개념

① 델파이법은 불확실한 미래에 대해 의사결정을 내리는 데 좋은 방법의 하나로 인정을 받고 있다. 이 기법이 추구하는 주된 목표는 전문가집단(집단규모는 그 특성이 동질적일 때는 10~15명이면 충분)으로부터 신뢰성이 높은 합의를 얻어내기 위한 것이다. 그리고 주요특징은 일체의 대화 없이 반복적인 피드백에 의해서 통계적 처리에 의하여 아이디어나 대안을 수립하는 것이다. 따라서 이 기법은 어떤 문제에 다수의전문가의 독립적인 아이디어 제시를 우편으로 수집하고, 이 제시된 아이디어를 분석 요약하여 응답자들에게 다시 제공하여 아이디어에 대한 전반적인 합의가 이루어질 때까지 서로의 논평을 반복하게 하는 기법이다.

② 응답자를 선정하는 과정에서 제시된 문제, 델파이법의 과정 그리고 소요기간에 대한 설명을 하여 참여의사를 확인한다.

나. 델파이법의 장 · 단점

① 장점

- 익명을 유지하기 때문에 1인에 의한 지배나 집단사고 현상이 제거된다.
- 광범위한 지역에서 다양한 전문가가 참여할 수 있으며, 동등한 조건에서 참여하게 된다.
- 단계별로 진행되기 때문에 변화를 추적해 나갈 수 있다.
- 응답자는 충분한 시간을 갖고 설문지에 응답을 할 수 있다.
- 기록에 의한 정확한 자료를 남길 수 있다.

② 단점

- 운영속도가 느리며 시간이 많이 소요된다.
- 응답자 상호 간에 대면이 아닌 서면에 전적으로 의존하기 때문에 의사소통의

제한성이 있다. 즉, 문제에 대한 잘못된 이해나 필답능력에 의해서 정확한 의사전달이 안 될 수가 있다.

- 응답자를 대면하여 인식할 수 없기 때문에 응답자에 대한 통제가 결여되어 있다.
- 응답 도중 여러 가지 이유로 탈락하거나 회신이 누락될 수도 있다.
- 의사결정이나 예측이 통계적 법칙에 의해서 이루어질 뿐, 응답자 상호 간에 아이디어가 상충될 경우 갈등이 해소되지 않을 수 있다.

다. 전통적 델파이와 정책 델파이의 비교

구분	전통적 델파이	정책 델파이
적용	일반 문제에 대한 예측	정책문제에 대한 예측
응답자	동일영역의 일반전문가	이해관계자 등 식견 있는 다양한 창도자
익명성	철저한 격리성과 익명성 보장	선택적 익명성 보장(나중에 상호교차토론 허용)
통계처리	의견의 대푯값 · 평균치(중위값) 중시	의견차이나 갈등을 부각시키는 양극화(이원화)된 통계처리
합의	합의(근접된 의견) 도출	구조화된 갈등(극단적이거나 대립된 견해의 존중 · 유도)
토론	없음	컴퓨터를 통한 회의 및 대면토론

4 비용-편익분석(CBA ; Cost Benefit Analysis)

① 비용-편익분석은 투입과 산출을 모두 화폐단위로 계산하여 사업을 평가하는 방법이다.

② 보건의료분야에서 적용이 어려워 한정되는 경우가 많다. 즉, 비용-편익분석의 단위는 반드시 화폐로 측정해야 하는데, 보건의료분야에서는 예를 들면, 건강과 같은 산출을 화폐가치로 평가하기가 곤란하기 때문이다.

③ 비용과 편익의 비교는 여러 시점의 투자비용과 발생 편익에 이자율 등을 고려하여 환산한 현재가치의 총합을 평가하는 과정이다.

④ 순현재가치가 0보다 크면 그 사업은 비용보다는 편익이 많은 것이 되어 경제적으로 타당하다고 한다.

⑤ 비용-편익비는 편익을 비용으로 나누어 결과가 큰 대안을 우선적으로 선택하는 방법이다. 비용-편익비가 1 이상이면 경제적 타당성이 있다고 한다.

⑥ 내부수익률은 편익과 비용을 균등화시키는 할인율을 말한다.

⑦ 내부수익률은 B/C비가 1 또는 순현재가치가 0이 되는 이자율을 의미한다.

⑧ 대안의 선택은 할인율보다 큰 내부수익률을 가지는 대안으로 결정된다.

5 비용-효과분석(CEA ; Cost Effectiveness Analysis)

① 비용-효과분석은 투입부분은 화폐단위로, 산출부분은 보건사업 대상자수 또는 보건사업 대상자의 건강증진 등 비화폐단위로 분석하는 것을 말한다.
② 비용-효과분석은 측정단위(각종 효과)가 다양하다.
③ 목표달성 정도를 화폐가치로 표현할 수 없는 사업(무형편익이 많은 사업, 예를 들면 보건, 국방, 경찰행정, 운수 등의 영역)에 자원을 어떻게 가장 능률적으로 투입할 것인가의 문제에 적용하기가 가장 좋은 방법이다.

◈ **B/C(비용-편익분석)와 E/C(비용-효과분석) 비교**

비용-편익분석(CBA)	비용-효과분석(CEA)
① 경제적 타당성을 알아보기 위한 기법 ② 능률성(=효율성=NPV) ③ 계량화·통계화가 가능(투입 대 산출의 비율을 화폐가치로 환산 가능)	① 목표달성 정도와 관련된다(=효과성) ② 비용은 계량화가 가능하지만 산출은 계량화가 곤란 ③ 계량·통계화가 곤란

11 보건기획의(보건사업)의 평가

가. 정의

① 사업평가에 대한 정의는 사업목적의 달성이 효과적으로 이루어지고 있는가를 분석하는 과정이라고 할 수 있다.
② 보건사업 평가란 보건상업에 관한 의사결정을 지원하기 위해 체계적으로 정보를 수집, 분석 및 보고하는 과정이다.
<출처> 문상식 외,「보건행정학」, 보문각, 2011, p.481

나. 보건사업의 검토 내용

사업평가가 가능하려면 우선 사업의 목적과 가정이 타당한지를 검토해야 한다.
① 사업의 목적이 무엇인가?
② 사업의 대상은 누구인가?
③ 사업의 효과가 나타나는 시기는 언제인가?
④ 기대하는 효과의 크기는 어느 정도인가?
⑤ 목적달성을 위한 접근법은 무엇인가?

다. 평가 · 분석

① 노력-업무량분석(Effort) : 무엇을 어느 정도 충실히 수행하였는지를 평가 · 분석하며 실제로 투입되는 노력의 양을 평가하는 것이다.

② 성과-업적분석(Performance) : 사업의 목표량을 달성하기 위해 노력했다면 그 결과가 어느 정도인가를 평가하고 노력의 결과가 어느 정도인가를 측정하는 것이다.

③ 적절성(적정성)-업적의 적절도(Adequacy of Performance) : 실제로 기대 또는 요구되는 목표량에 대한 업무량의 비율이 어느 정도 큰가를 평가 · 분석하며 요구목표량에 대한 성과의 비율을 측정하는 것이다.

④ 효능성(능률성)-효율도 분석(Efficiency) : 투입된 노력이 과연 적절한 것이었나? 좀더 경제적인 방법은 없었나? 등의 평가 분석하는 것

⑤ 과정-과정분석(Process) : 사업이 어떤 기전에 의하며 또는 어떤 과정을 밟아 나타났는가?를 분석하며, 여기에는 사업내용분석, 대상인구분석, 여건분석, 효과분석이 포함된다.

참고하기

보건사업평가 항목

미국공중보건협회 (문상식 교재)	서치만(Suchman) (문상식 교재)	서치만(Suchman) (김기훈 교재)
① 사업의 적합성 ② 사업량이 충족성 ③ 사업의 효과성 ④ 사업의 효율성 ⑤ 사업에 의한 부수적 효과	① 업무량/노력(Effort) 평가 ② 성과(Performance) 평가 ③ 성과의 충족량 평가 ④ 효율성(Efficiency) 평가 ⑤ 업무진행과정(Process) 평가	① 업무량/노력(Effort) 평가 ② 성과(Performance) 평가 ③ 적절성평가 ④ 효율성(Efficiency) 평가 ⑤ 업무진행과정(Process) 평가

라. 논리모델에 따른 평가의 유형

① 구조평가(투입)

- 구조평가는 보건상업에 투입한 자원과 인프라, 재원은 얼마나 적절하였는지를 평가하는 것이다.
- 투입요소에 해당하는 인력 · 시설 · 장비 · 예산 · 정보 등의 적절성을 평가한다.
- 전문성을 가진 인력이 사업을 담당했는지, 사업을 담당하는 인력은 부족하지 않았는지, 시설 · 장비 · 예산 · 정보 등이 적절하였는지 등 투입요소에 초점을 맞춰 평가가 이루어진다.

② 과정평가(변환)

- 과정평가는 사업의 진행과정에서 적절한 형태의 사업이 수행되고 있는지와 사업의 수행과정에서 문제점은 없었는지를 확인하는 평가이다.
- 사업이 계획했던 일정대로 제대로 수행되고 있는지, 투입된 자원은 적절하게 효율적으로 사용되고 있는지, 보건사업의 중간과정에 문제점은 없는지, 문제점이 있다면 사업목표를 수정할 필요성은 없는지 등 사업의 진행과정에 초점을 두고 평가가 이루어진다.

③ 결과평가(산출)

- 결과평가는 보건사업이 종료된 후에 수행된 사업결과와 산출물이 사업수행 전과 실시과정에서 의도한 대로 그 목표를 달성했는지를 평가하는 것이다.
- 의도한 대로 목표를 달성했는지, 건강수준이 얼마나 변화되었는지 등의 사업의 결과측면에 초점을 두고 평가가 이루어진다.

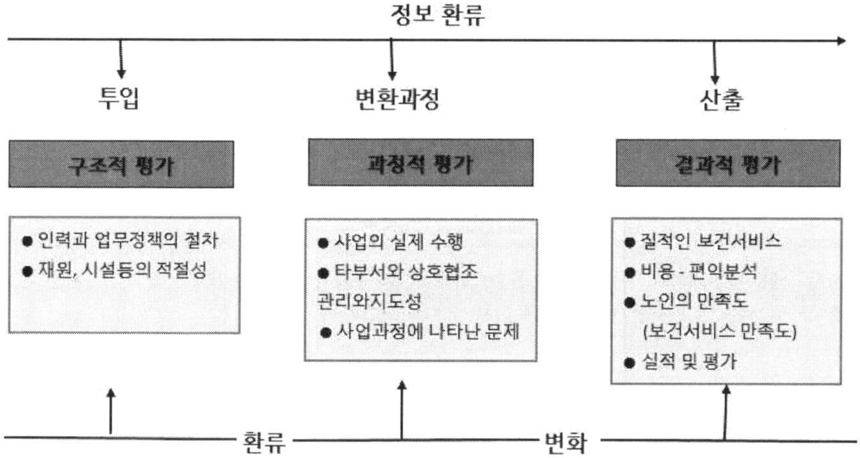

◈ 평가의 세 측면 ◈

12 지역보건사업에서 활용되는 전략의 유형

<table>
<tr><th colspan="2">단계(차원)</th><th>전략의 유형</th></tr>
<tr><td colspan="2">개인적 수준(차원)</td><td>• 교육
• 행태 개선 훈련
• 직접서비스 제공(예방접종, 검진, 진료, 재활, 방문보건 등)
• 유인 제공</td></tr>
<tr><td colspan="2">개인 간 수준(차원)</td><td>• 기존 네트워크의 활용
• 새로운 네트워크의 개발
- 후원지(mentor) 활용
- 동료(buddy) 활용
- 자조집단(동아리) 활용
• 자생적인(비공식적) 지도자(natural helper) 활용</td></tr>
<tr><td rowspan="3">지역사회 수준(차원)</td><td>조직요인</td><td>• 조직개발이론과 조직관계이론의 적용</td></tr>
<tr><td>지역사회요인</td><td>• 이벤트
• 매체홍보
• 사회마케팅
• 지역사회 역량 강화</td></tr>
<tr><td>정책요인</td><td>• 옹호(advocacy)
• 정책개발</td></tr>
</table>

<출처> 대한예방의학회, 「예방의학과 공중보건학」, 계축문화사, 2013, p.891

<출처> 배상수, 「보건사업기획」, 계축문화사, 2008, p.214

10.2 보건정책

1 정책의 이해

가. 정책의 정의

① 라스웰(H. Laswell) : 목표와 가치 그리고 실제를 포함하여 제안된 계획(목적과 가치와 실행을 투사한 계획)

② 샤칸스키(Sharkansky) : 정부의 중요한 활동

③ 앤더슨(Anderson) : 문제해결을 위한 목적 있는 행동방책

④ 예츠겔 드로어(Yehezkel Dror) : 매우 복잡하고 역동적인 과정을 통하여 주로 정부기관에 의해 만들어지는 미래지향적인 행동지침(종부기관에 의하여 결정이 되는 미래를 지향하는 행동의 주요지침이며, 이 지침은 최선의 수단에 의하여 공익을 달성할 것을 공식적인 목표로 삼는 것)

⑤ 정정길(1989) : 바람직한 사회 상태를 이룩하려는 정책목표와 이를 달성하기 위해 필요한 정책수단에 대하여 권위 있는 정부기관이 공식적으로 결정한 기본방침

<출처> 문상식 · 최만규, 「보건행정학」, 보문각, 2013, p.248

나. 정책의 특성(정책의 본질)

① 목표지향성 : 정책은 실현하고자 하는 특정한 목표와 가치를 실현하려는 미래의 행동대안이다. 즉, 정책은 목표지향적, 가치지향적, 미래지향적 성격을 띤다.

② 행동지향성 : 정책은 인본주의적(민본주의적) 가치와 행동을 추구한다. 즉, 정책은 그 속에 가치를 내포하며, 정책은 바람직한 가치를 창조하고 실현하는 과정으로 볼 수 있다. 정책은 당위적 가치를 행동으로 전환시키는 것이며, 현실적인 고려하에 채택된 행동노선이다.

③ 공익지향성과 강제성 : 정책은 공익우선이고, 정책주체는 공공기관이며 주로 정부활동과 관련되며, 강제성을 띠기도 한다.

④ 정치성과 가치배분성 : 정책은 정부활동과 관련되므로 당연히 정치적 성격을 띠며 한정된 자원을 효율적이면서 공평하게 분배하거나 재분배하는 역할을 수행한다.

⑤ 동태성 : 정책은 수혜집단과 비용부담집단 간의 정치적 이해관계가 복잡하게 얽혀있고, 권력 간의 알력과 이권이 개입되어 있어 시간의 흐름에 따라 역동적으로 변하는 복합하고 동태적인 과정이다.

⑥ 합리성 : 정책은 합리성을 강조한다. 정책은 목표인 바람직한 사회를 만들기 위한 수단을 선택하는 것이며, 수단을 선택할 때 합리성을 강조한다. 즉, 여러 가지 대안을 비교 · 검토하여 최적의 대안을 선택하는 것이다.

⑦ 인위성 : 정책은 정부의 인위적이면서 의도적인 노력이 개입된다. 정책은 특정 목표를 달성하기 위하여 정책 실현을 방해하는 부정적인 환경요인을 극복하고, 대신 긍정적인 기회와 요인을 이용하는 인위적인 노력이다.

⑧ 변화지향성 : 정책은 문제해결 지향적이다. 또한 바람직하지 않은 사회 상태를 바람직한 사회 상태로 변화시키는 변동대응적(변화지향적) 성격을 띤다.

⑨ 수단성 : 정책은 목표달성을 위한 수단이다.

다. 정책의 3대 구성요소

① 정책목표

- 정책이 달성하고자 하는 미래의 바람직한 상태로서 주관적, 규범적, 가치지향적, 당위적 성격을 지니고 있다.
- 정책목표는 바람직한 상태를 판단할 수 있는 가치판단에 의존하기 때문에 주관적이면서 규범성을 가지며, 앞으로의 방향을 제시하는 미래지향성을 지닌다.
- 정책목표의 종류에는 소극적 목표와 적극적 목표가 있다. 소극적 목표는 "공해방지, 금연정책, 절주정책 등"과 같이 현재의 사회문제를 제거하여 문제발생 이전의 바람직한 상태로 복귀하는 것을 목표로 한다. 적극적 목표는 "경제개발정책, 사회복지정책 등"과 같이 과거에 경험하지 않은 새로운 상태를 창조하고 건설하는 것을 목표로 한다.

② 정책수단

- 정책목표를 달성하기 위한 구체적 행동방안으로 정책의 실질적 내용이라고 할 수 있고, 가장 중요한 정책의 구성요소가 된다.
- 정책수단은 국민들에게 구체적이고 직접적인 영향을 주며, 서로 대립하는 이해관계가 얽혀 있어 당사자 간에 갈등과 분쟁이 발생한다.
- 정책수단의 종류에는 실질적 정책수단과 보조적 정책수단이 있다. 실질적 정책수단은 규제, 유인, 자원투입 등 목표를 달성하는데 직접 사용되는 수단을 말하고, 보조적 정책수단은 집행기구, 집행요원, 예산, 공권력 등 이를 주변에서 지원하는 수단을 말한다.

③ 정책대상집단

- 정책집행으로 긍정적 또는 부정적 영향을 받는 대상집단을 말한다.
- 정책대싱집단의 종류에는 수혜집단과 비용부담집단이 있다. 수혜집단은 정책집행으로 이익을 얻는 집단이고, 비용부담집단은 정책집행으로 희상을 당하는 집단, 또한 정책의 비용을 부담하는 집단을 말한다.

<출처> 문상식 · 최만규, 「보건행정학」, 보문각, 2013, p.249

2 보건정책의 이해

가. 보건정책의 정의

① 보건의료인에게 허용되거나 기대되는 행동범위에 대한 정부 및 국가의 공식적인 태도와 입장을 계획한 표현이라고 할 수 있다.

② 조직화된 노력으로 국민건강의 유지·증진이라는, 국가·사회의 목적을 달성하는데 허용되는 활동(행동)의 윤곽이라고 할 수 있다.(한국의학원, 2002)

나. 보건정책의 종류

① 보건의료정책 : 진단, 치료, 간호, 진료를 관리하는 것을 말한다. 즉, 이미 건강에 문제가 있는 사람들을 위한 활동을 가리킨다.

② 예방정책 : 이미 발생하고 있거나 나빠진 건강문제를 예방하기 위한 활동을 말한다. 이는 질병예방활동(예방접종, 건강검진, 선별검사 등), 건강증진활동(보건교육 등), 안전활동(식품위생과 식품규제 등 건강보호)을 포함한다.

③ 직제 간 보건정책 : 공식적인 권한과 체계 범위에서는 공중보건 업무범위가 아니지만, 아직도 건강에 손상을 주는 것을 방지하는 건강관련 정책이다. 예컨대, 교통안전정책, 건축규제, 고용정책, 농업정책 등을 들 수 있다.

<출처> 한국보건정보교육학회, 2000

다. 보건정책의 목표와 수단

① 보건정책목표

- 의료이용의 적절성과 형평성 증진
- 의료서비스의 경제적 효율성 증진
- 국민의료비 지출의 적정화
- 의료소비자 선택의 자유와 선택권의 보장
- 공급자의 적절한 자율성 보장 등

② 보건정책수단 : 보건의료서비스 공급을 위한 조직체계와 재원조달제도를 주축으로 하는 의료체계의 설계와 운영 등

③ 보건정책의 목표와 수단에 대한 구체적 내용과 우선순위, 보건의료체계의 결정 등은 그 사회와 국가가 처한 현실적 과제와 여건에 맞춰 객관적 분석과 판단을 하여 결정하는데, 또한 사회구성원들의 보건의료에 관한 가치관, 태도, 인식 등의 주관적 가치판단에도 크게 의존하고 있다. 즉, 객관적·주관적 분석 두 가지 모두가 관여한다는 점이 결론이다.

라. 보건정책의 특징

① 국가경제력과 밀접한 관련성

- 국가정책에서 보건정책의 우선순위는 대체로 경제력과 비례한다.
- 경제개발단계에서 보건정책은 우선순위가 그다지 높지 않고, 보건정책은 경제정책의 부산물 정도로 간주하는 경향이 있다.
- 보건정책은 경제발전 후의 과제로 미루어진다. 따라서 경제력이 큰 국가일수록 보건정책에 대한 우선순위가 높다고 볼 수 있다. 선진국은 보건정책을 중시하지만, 개발도상국이나 후진국은 보건정책을 중시하지 않는 경향이 있다.

② 시장경제원리 적용의 한계

- 보건분야는 일반 정책과 달리 시장경제의 원리가 항상 적용되는 것이 아니다.
- 수요와 공급의 법칙에 의해 의료인력이 과다공급되면 전체 국민의료비가 절감되어야 하나 현실은 그렇지 못하다. 또한 보건의료인력이 과다공급된다 하더라도 타 분야로의 전용(專用)이 불가능하여 국가적인 낭비를 초래하며 공급부족 시에도 단기간에 인력을 공급할 수 없는 한계를 가지고 있다.

③ 정책파급효과의 광범위성

- 보건의료서비스는 외부효과를 가지고 있기 때문에 보건정책은 국민 모두에게 지대한 영향을 준다.
- 보건정책의 대상은 국민 모두를 포함하고 있으므로 보건정책은 효과의 범위가 광범위하고 파급기간도 장기간에 걸치기 때문에 국가의 적극적 개입과 간섭이 정당화되고 있다.

④ 효율성보다는 형평성의 강조

- 보건정책이 수립 시에는 특유의 형평성 문제로 정책수단의 활용에 제한을 받는다.
- 보건정책은 인간생명을 다루어야 하는 위험의 절박성 때문에 효율성보다는 형평성이 강조된다.

⑤ 소득과 의식수준과의 비례관계(보건의료서비스 욕구가 급속히 증가)→ 욕구폭발현상

- 소득과 의식수준이 향상되면 보건의료서비스에 대한 국민들의 요구는 급속히 증가한다.
- 따라서 국민들의 다양한 의료욕구에 대한 보건정책 대처능력이 절실히 필요하다.

⑥ 구조적 다양성

- 보건의료부문은 구조적 연결고리가 다양하다.
- 보건의료부문은 학교교육, 선상보험, 참여주체의 다양성이나 정책, 재원관계 등을 총체적으로 고려해 보면 우리나라 정책 또는 사회경제 부문에서 구조적으로 가장 복잡하고 해결하기 어렵게 서로 얽혀져 있다.

<출처> 문상식 · 최만규, 「보건행정학」, 보문각, 2011, p.418

마. 보건정책 수립 시 고려사항

① 인구의 성장, 구성 및 동태

② 경제개발 수준 및 단계

③ 지배적인 가치관

④ 보건의료제도

⑤ 국민의 건강상태 : 감염성 질환과 영양상태, 만성질환, 사고, 환경오염, 스트레스, 정신질환, 노인건강 등

⑥ 사회구조와 생활패턴

<출처> 문재우 외, 「보건행정학」, 계축문화사, 2010, p.87

3 보건정책과정

앤더슨(Anderson)의 보건정책과정은 연쇄적, 동태적, 순환적 성격을 지니고 있는데, 그 순서는 정책형성(정책의제 설정), 정책결정, 정책집행, 정책평가, 정책종결 및 환류로 되며, 순환 반복을 통해 발전된다.

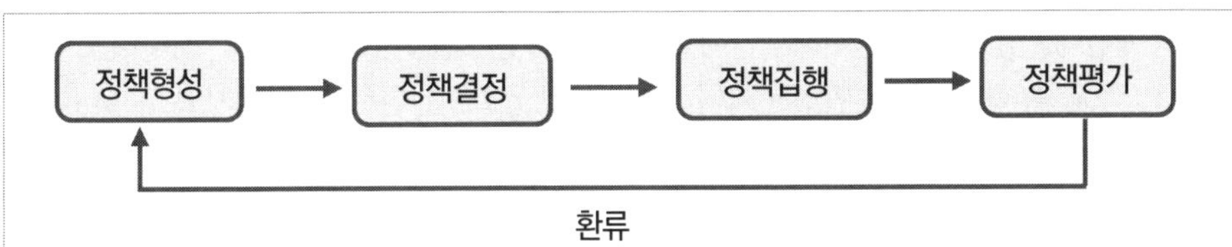

1 정책형성단계(Policy Setting)

가. 의의

정책형성은 사회문제가 정부의 관심을 받아 정책의제(agenda)로 될 때까지의 일련 과정으로, 정책의제 형성(agenda setting) 과정이라고도 한다. 아젠다(agenda)는 정책 안건들의 목록을 뜻한다.

나. 일반적인 정책의제 형성과정

정책의제가 어떻게 형성되고 또 어떻게 채태괴는가는 학자들에 따라 다양한 견해가 있다. 여기서는 다음과 같이 일반적인 정책의제(agenda) 형성과정을 다루기로 한다.

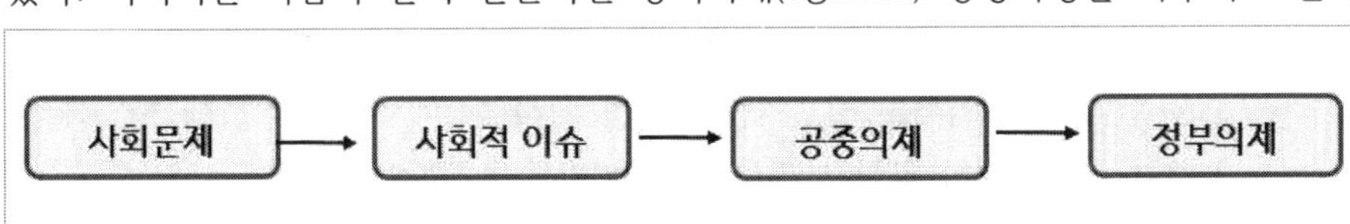

① 사회문제(문제제기, 사회문제의 인지, social problem)

- 어떤 개인문제가 관련된 개인들이나 집단들에 의해 사회문제로 인식되는 것을 말한다.
- 여기서 사회문제는 개인문제가 특정한 다수에게 장기간에 걸쳐 반복적으로 발생하는 문제라고 정의한다.

② 사회적 이슈(이슈화, 사회적 쟁점화, 문제의 사회적 쟁점화, social issue)

- 사회적 쟁점화(이슈어화)는 인식된 사회문제에 대해서 부정적 견해를 가지거나 해결방법에 대해 반대 견해를 가진 다수의 집단이 나타나 합의점을 찾지 못하고 갈등이 야기되는 단계를 말한다.
- 이러한 갈등 양상의 원인은 어떤 특정방법에 의한 문제해결 방법이 모든 집단에게 모두 이익을 주지 않기 때문이다. 즉, 어떤 집단에게는 혜택을 주지만, 다른 집단에게는 손해를 주거나 기득권을 위협하기 때문이다.
- 어떤 사회문제가 쟁점화 되려면 요건이 필요하다. 먼저 주도자나 주도집단(initiator)이 있어야 하고, 사람들의 주목을 끌 수 있는 방아쇠나 기폭제, 점화장치와 같은 사건(triggering event)이 발생하여야 한다.

예컨대, 성수대교 붕괴사건, 세월호 침몰사건, 윤일병 자살사건, 성수대교 붕괴 후 교량 및 건축물 안전문제의 사회적 쟁점화, 빈번한 여성납치와 사회치안문제의 쟁점화 등과 같이 큰 사건이 발생하면, 지금까지 수면 아래에 있던 사회문제가 사회적 이슈가 되는 것이다.

③ 공중의제(공중 아젠다, 쟁점의 공중의제화, public agenda)

- 일반대중의 주목을 받을 가치가 있으며 정부가 적극적으로 나서서 문제를 해결하는 것이 정당한 것으로 인정될 수 있는 사회문제를 말한다. 즉, 많은 사람들의 관심이 집중되어 있으며 정부가 그 문제를 해결할 수 있을 것으로 인정하는 사회문제를 말한다.
- 사회적 이슈(사회적 쟁점)가 공중의제가 되려면 세 가지 전제조건이 필요하다.
  - 많은 사람들이 관심을 가지거나 알고 있어야 한다.
  - 정부가 나서서 해결해야 한다고 믿는 사람들이 상당수 있어야 한다.
  - 문제가 정부의 적절한 고려대상이 될 뿐만 아니라 그 문제해결이 정부의 권한에 속한다고 많은 사람들이 믿어야 한다.

④ 정부의제(정부 아젠다, 제도의제, 쟁점의 정부의제화, government agenda)

- 정부의제는 제도의제(institutional agenda) 또는 공식의제(formal agenda)라고도 한다. 정부의제는 정부의 공식적인 의사결정에 의하여 그 해결을 심각하게 고려하기로 명백히 밝힌 문제들을 말한다(예 국무회의 안건, 국회상정 안건 등).
- 공중의제가 정부내부로 진입해 들어감으로써 정부의제화가 되는데, 공중의제

가 정부의제로 변화하는 과정이 정책의제 형성론의 핵심이라고 할 수 있다.

⑤ 중간과정이 생략되는 경우
- **사회문제 → 정부의제** : 권위주의 정치체제 또는 독재국가
- **사회문제 → 공중의제 → 정부의제(정책의제)** : 여객선침몰로 많은 사람이 사망하면 정원초과탑승에 대한 정부의 공식검토가 이루어지는 경우

<출처> 문상식 · 최만규, 「보건행정학」, 보문각, 2013, p.452

다. 주도집단에 따른 정책의제 설정과정

콥과 엘더(Cobb and Elder)는 미국과 같이 민주화 · 다원화된 선진국 정치체제에서 주로 나타나는 국민주도의 외부주도형과 후진국에서 흔히 나타나는 동원형, 그리고 양자의 성격이 혼합된 또 하나의 유형인 내부접근형을 제시하였다.

① 외부주도형(Outside Initiative Model)
- 정부 밖에 있는 집단들이 압력을 가하여 당면한 사회문제의 해결을 요구하는 형태이다.
- 정부에 압력을 행사할 수 있는 집단들이 많이 발달되어 있는 다원화 · 민주화된 서구 선진국에서 나타나는 유형으로 언론기관과 정당의 역할이 매우 중요하다.
- 정책의제 설정과정은 사회문제 → 공중의제 → 정부의제의 순서로 진행된다.
- 대표적인 정책으로는 낙동강 수질오염 개선, 군필자 가산점 폐지, 금융실명제, 개방형임용제, 양성평등채용목표제, 그린벨트지정 완화 등이 대표적이다.

② 동원형(Mobilization Model)
- 정책결정자가 새로운 정책이나 사업계획을 채택하여 발표하면 자동적으로 공식적인 정부정책으로 확정되는데, 이러한 정책이나 사회계획을 효율적으로 집행하는 데 필요한 공중의 관심과 지원을 확보하기 위해서는 공중의 동원(mobilization)이 요청된다는 모형이다.
- 정부의제가 먼저 채택되고 정부의 의도적인 노력에 의해서 공중의제로 확산되는 것이다.
- 정책의제설정과정은 사회문제 → 정부의제 → 공중의제 순서로 진행된다.
- 정부의 힘이 강하고 민간부문의 이익집단이 취약한 후진국에서 나타난다.
- 우리나라의 가족계획사업, 새마을운동, 의료보험제도(건강보험제도) 실시, 서울시 지하철 건설, 서울올림픽 유치, NEIS(나이스, 교육행정정보시스템) 도입, 행정수도 이전계획 등이 대표적인 예이다.

③ 내부접근형(음모형, Inside Access Model)
- 내부접근형은 정부내 관료집단이나 정책결정자에게 쉽게 접근할 수 있는 외부집단에 의해 주도되어 최고정책결정자에게 접근하여 문제를 정책의제화하는

경우이다.

- 내부접근형은 의제형성과정에 일반 국민의 참여가 배제된 가운데 정책담당자들에 의해 일방적으로 정책의제가 채택된다.
- 쉽게 정부의제화 된다는 점은 동원형과 유사하지만, 주도세력이 동원형은 최고통치자이고, 내부접근형은 고위관료라는 점이 차이점이다.
- 동원형은 홍보를 통해서 공중의제화 하나, 내부접근형은 공중의제를 막으려 한다는 점에서 차이가 난다. 즉, 내부접근형은 고위관료가 준비한 정책내용을 그대로 집행하거나 집행하는데 필요한 사람들에게만 알리고 반대세력에게는 이를 숨기려 한다.
- 일반적으로 내부접근형은 권력이나 부가 집중된 독재국가에서 흔히 나타난다.
- 정책의제설정과정은 사회문제 → 정부의제의 순서로 진행된다(조계표, 2004).
- 국가이익과 관련되거나 특수이익집단이 비밀리에 정부의 혜택을 보려는 경우에 내부접근형이 나타나는데, 전투결찰대 설치, 국방부의 무기구매, 마산수출자유지역 지정, 이동통신사업자 선정 등을 들 수 있다. 따라서 이를 음모형이라고도 한다(하상군, 2005)

<출처> 문상식 · 최만규, 「보건행정학」, 보문각, 2013, p.257~258

2 정책결정단계(Policy Making)

가. 정의 및 특징

① 정책결정의 정의

- 주로 정부기관에 의한 장래의 활동지침을 의미하며 이러한 활동지침은 최선의 방법으로 공익을 공식적으로 추구하려는 복잡하고 동태적인 과정이다(Y. Dror).
- 공익을 추구하거나 공적 문제의 해결을 위하여 미래의 합리적이고 바람직한 정부의 대안을 탐색 · 평가 · 선택하는 일련의 동태적 · 역동적 과정을 말한다.

② 정책결정의 특징

- 정책결정의 주체는 정부기관이다.
- 결정과정에 정치권력이 개입된다.
- 정책결정은 국민전체의 공익을 우선시하므로 공공성을 띤다.
- 정책결정은 장래의 일반적인 정부의 활동지침이다.
- 정책결정의 수준은 주로 정치 및 행정체계의 벌전수준에 따라 이루어진다.
- 정책결정과정은 매우 동태적인 과정이다.

<출처> 문상식 · 최만규, 「보건행정학」, 보문각, 2013, p.452

참고하기

정책결정의 특징

1. **정치성** : 정치적 환경하에서 정치적 영향을 받음, 정치행정일원론
2. **공공성** : 공익을 추구, 인본주의적 성격
3. **가치성 · 규범성** : 최적대안을 선택하여야 할 책임성
4. **동태성 · 복잡성** : 많은 갈등과 이해관계의 상호작용
5. **미래지향성** : 미래의 행동대안 선택
6. **의사결정의 한 형태** : 합리성 추구

<출처> 문재우 외, 「보건행정학」, 계축문화사, 2010, p.100

나. 정책결정과 의사결정

① 정책결정과 의사결정과의 관계

- 문제해결이나 목표달성에 의하여 여러 대안 중 하나의 대안을 선택하는 점에서는 동일하기 때문에 기법 · 절차 등에 있어 본질은 같으나 의사결정이 정책결정보다 더 일반적 · 포괄적인 개념이다.
- 드로어는 "정책결정이란 정부가 공익을 위하여 내리는 의사결정"으로 정의했다.

② 정책결정과 의사결정의 비교

구분	정책결정	의사결정
주체	정부	정부 · 기업 · 개인
결정사항	정부활동지침	모든 합리적 대안 선정
성격	공적 성격	공 · 사적 성격
근본이념	공익성	공익 또는 사익
계량화	곤란(질적 요인 및 불확실성 때문)	용이

다. 정책결정과정

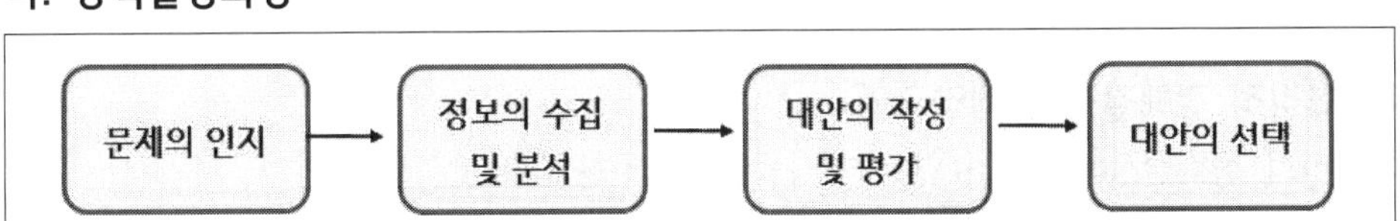

① 문제의 인지(문제의 파악과 정의)

- 정책결정의 첫 번째 단계는 문제의 인지이다. 문제의 인지는 상황분석을 통하여 정책문제가 무엇인지에 대하여 정확히 파악하는 것이다.
- 문제를 인지하는 데는 결정권자의 행태, 조직구조적인 요인, 정치 · 경제 · 사회 · 문화적인 환경에 따라 달라질 수 있다.

② 정보의 수집 및 분석
  ㉠ 문제가 인지되고 나면 그 문제해결을 위하여 관련된 정보와 자료를 수집하고 분석하는 단계이다.
  ㉡ 정보의 수집 및 분석에서의 고려사항
    - 어떤 행정활동을 강요하거나 견제하는 요소의 탐색
    - 과거의 경험과 미래상황 예측에 관한 것
    - 현실적이거나 행동진로를 진행시키기 위해 필요로 하는 정보의 수집 및 분석
    - 불확실하고 급변하는 상황에도 적절하게 대처할 수 있는 정보자료의 수집 및 분석

③ 대안의 작성 및 평가
  ㉠ 문제해결을 위한 대안들을 작성하고, 이들 대안들을 비교 · 분석 · 평가한다.
  ㉡ 정책 대안의 비교 · 평가 시 고려하는 일반적 요소로는 효과성, 비용편익분석, 파급효과, 실현가능성 등이 있다.

④ 대안의 선택
  ㉠ 정책결정의 최종단계는 작성 · 평가된 대안들 중 최적의 대안을 선택하는 일이다.
  ㉡ 정책결정권자는 선택안의 시행에 따른 위험과 시행착오, 이해당사자들 간의 갈등 등을 충분히 고려하고 이에 대한 극복방안을 마련하여 최종안을 선택하여야 한다.

라. 정책결정과정의 참여자

① 공식적 참여자(유권기관) : 입법부(국회), 대통령과 행정수반, 행정부처와 행정관료, 정무직공무원, 사법부(법원), 지방정부 등 권력기관

② 비공식적 참여자 : 이익집단, 시민단체(비정부기구, NGO), 시민(일반국민), 정당, 전문가집단(정책공동체), 언론

마. 합리적 정책결정의 제약요인

합리적 정책결정의 제약요인은 학자들에 따라 분류를 달리하고 있다. 여기서는 정책결정과정에 따라 문제인식 및 목표설정상의 제약요인, 정보수집 및 분석상의 제약요인, 대안탐색상의 제약요인으로 분류하였고, 내용상 분류에 따라 인간적 요인, 구조적 요인, 환경적 요인으로 나눠 설명하였다.

<출처> 문상식 · 최민규, 「보건행정학」, 보문각, 2013, p.261 / 문재우 외, 「보건행정학」, 계축문화사, 2010, p.100

① 정책결정 과정상 분류

㉠ 문제인식 및 목표설정상의 제약요인

- 결정자의 가치관 · 태도
- 인식적 제약(간소화)
- 문제와 목표의 다양성
- 집권화와 결정과정의 폐쇄성
- 사회적 규범이나 관습
- 투입기능의 취약성

㉡ 정보수입 및 분석상의 제약요인

- 지식의 불완전성
- 정보나 자료의 부족 및 부정확성
- 의사전달상의 장애

㉢ 대안탐색상이 제약요인

- 선례의 지나친 답습
- 권위주의
- 매몰비용(Sunk Cost, 이미 투입된 경비)의 문제

② 정책결정 내용상 분류

㉠ 인간적 요인(개인적 요인)

- 정책결정자가 가지고 있는 감정, 동기, 가치관 그리고 과거의 경험이나 개인적 판단에 의해서 제약을 받는다.
- 전문지식의 부족, 시간의 부족, 인지능력의 한계 등으로 불확실한 장래에 나타날 결과를 정확하게 예측한다는 것은 사실상 불가능하다.
- 정책결정자의 전근대적 가치관(가족주의, 운명주의, 연고주의, 권위주의 등)과 병리적 행태(무사안일, 선례답습주의, 무능, 보수주의) 등도 제약요인이다.

㉡ 구조적 요인

- 정책결정기구의 지나친 집권화는 정책결정과정에 참여자들의 충분한 의견 개진이 이루어지지 못해 독단적 결정이 되기 쉽다.
- 정책결정기구의 지나친 전문화로 인한 할거주의 현상이 있다면 합리적 정책결정의 제약요인이 된다.
- 의사전달체계가 왜곡되어 있거나 전문적인 정책결정 전담기구의 부족, 복잡한 정책결정 절차로 인한 문서주의 등도 제약요인이 된다.

㉢ 환경적 요인

- 조직활동의 대안으로 선택할 수 있는 목표나 문제가 다양하고 복잡한 경우, 이익집단이나 정치세력의 반대에 직면하는 경우, 사회관습과 규범의 요인에

의해서 영향을 받는다.
- 매몰비용(sunk cost)의 문제도 제약요인이 된다.

3 정책집행단계(Policy Implemenentation)

가. 의의

① 정책집행은 결정된 정책의 내용을 실현시키는 작용이다.

② 정책은 정책목표와 정책수단으로 이루어지는데 정책의 내용을 실현시킨다는 것은 정책수단을 실현시키는 것이 핵심이다.

나. 정책집행의 순응과 불응

순응이란 정책집행자나 정책대상집단이 정책결정자의 의도나 정책에 대해서 일치된 행위를 하는 것이고, 불응이란 불일치한 행위이다. 성공적인 정책집행을 위해서는 '순응'이 무엇보다 중요한 요소가 된다.

① 순응의 원인
- 정책결정기관의 정통성과 도덕성, 신뢰성이 높고, 정책이 정당한 절차에 따라 결정되었다는 신념을 갖게 되면 정책에 순응한다.
- 정책내용이 실현가능성이 있고, 목표가 적합하며 정책수단이 효과적이고 능률적이면 정책에 순응한다.
- 개인이나 집단이 정책 수용을 통해 직접적인 이익을 얻을 수 있다고 생각하는 사람들은 정책에 순응한다.
- 정책에 불응하면 벌금이나 처벌 등을 받게 되는 경우에 정책에 순응한다.
- 정책에 대한 수용력은 시간의 경과에 따라 증가한다. 처음에 논란이 많은 정책도 사람들에게 친밀하게 되면 수용력이 높아진다.

② 불응의 원인
- 정책결정기관의 정통성이나 도덕성에 대한 믿음이 결여된 경우, 순응에 필요한 자원이 부족한 경우에는 정책에 불응한다.
- 정책목표를 달성할 수단이 결여되어 있을 때, 정책집행자들이 정책의 목표에 동의하지 않을 때 정책에 불응한다.
- 정책담당자의 공정한 태도나 일관성이 결여된 경우, 정확한 정보를 획득하지 못하여 정책내용을 모르는 경우에는 정책에 불응한다.

③ 순응의 확보방안
- 교육과 설득으로 순응을 확보한다. 정책집행기관은 교육과 설득을 통하여 정책이 합리적이고 필요하며 사회적으로 유익하다는 것을 이해시켜 동의를 구한다.

- 편의의 제공을 통하여 순응을 확보한다. 정책담당자는 정책에 순응하는 사람들에게 경제적 이익과 같은 편익을 제공함으로써 정책대상집단의 자발적인 순응을 유도할 수 있다.
- 처벌과 강압과 같은 제재수단을 통하여 순응을 확보한다. 정책불응에 대한 벌금을 부과하거나 혜택이나 기득권을 박탈함으로써 순응을 확보한다. 그러나 이 방법은 개인의 인권과 재산권이 침해되며 감정적 적대감을 자극할 수 있다.

다. 정책집행에 영향을 미치는 요인

① 내부요인

- 정책목표가 명확하게 정의되어 있는지 없는지에 따라 정책집행에 영향을 미친다.
- 신규정책, 분권화된 정책, 논란이 많은 정책, 복잡한 정책, 위기정책 등의 정책 자체의 성격에 따라 정책집행에 영향을 미친다.
- 정책집행에 필요한 인적 · 물적 자원 확보 정도와 정보, 권한 정도 등이 영향을 미친다.
- 정책집행자의 성향, 즉 정책집행자의 심리적 태도와 가치관 등은 물론 행태적 특징도 정책집행에 영향을 미친다.
- 집행기관의 조직구조가 영향을 미친다. 집행기관은 비교적 권위적이고 집권적인 계층구조를 갖는데, 이러한 경우에 민주적이고 분권적인 구조를 신축성 있게 절충해야 한다.
- 집행기관의 규칙이나 절차 및 커뮤니케이션 체계 등도 영향을 미친다.

② 외부요인

- 정치, 경제, 사회, 문화 등 환경적 여건 변화는 정책집행에 많은 영향을 미친다.
- 정책집행 시 해당정책과 연계된 관련 단체들이 정책집행에 적극성을 보이고 자원을 지원하면 정책집행이 용이하다.
- 대통령과 국회와 같은 정책결정기관은 정책집중에 중대한 영향을 미친다.
- 대중매체의 관심과 여론의 지지가 정책집행에 중대한 영향을 미친다.

4 정책평가단계(Policy Evaluation)

가. 의의 및 목적

① 의의 : 정책수단이나 사업계획의 집행결과가 의도된 정책목표를 실현하였는가, 당초 생각되었던 정책문제의 해결에 기여하였는가, 어떤 파급효과 내지 부차적 효과를 가져왔는가를 체계적으로 탐색 · 조사 · 분석하려는 활동을 말한다.

② 목적 : 정책이 국민의 기대와 소망에 어느 정도 부응하고 있는가, 합리적 정책결정에 도움이 되는 정보를 제공하며, 정보의 분석을 통해 정책의 수정·보완과 자원의 배분을 가능하게 하며, 정책·사업계획을 집행하는 집행자가 평가를 통해 자기활동을 새로운 관점에서 파악할 수 있도록 하기 위함이다(노화준, 2003).

나. 정책평가의 유형

① 과정평가(형성평가, 도중평가, 진행평가, Process Evaluation)

- 집행과정을 평가대상으로 하고 집행계획, 집행절차, 집행활동을 검토하여 정책집행과정에서 제기되는 문제점을 분석하여 보다 바람직한 집행전략, 집행방법을 모색하기 위항 행하여지는 평가이다.
- 과정평가는 정책집행 완료 전에 행해지는 사전평가를 포괄하는 개념이다.
- 주된 대상은 자원투입의 적절성, 규정이나 절차의 준수여부, 정책효과를 발생시킨 인과경로의 추적, 의도대로 집행되었는가의 여부, 관련사업과의 균형적 추진여부, 일정이나 진도대로 집행되고 있는지 여부, 효율적인 정책집행의 전략수립 등을 들 수 있다.

② 총괄평가(결과평가, 영향평가, 종결평가, Summative Evaluation)

- 정책이 집행된 후에 의도했던 효과를 성취하였는가를 판단하는 활동이다.
- 정책이 집행된 후에 사회에 미치는 영향을 확인하려는 사실판단적 활동으로 정책의 영향에는 정책효과뿐만 아니라 부수적 효과도 평가한다.
- 주로 정책평가는 총괄평가를 의미한다.
- **총괄평가의 내용**
  - **효과성 평가** : 총괄평가의 가장 핵심적 작업으로 의도한 정책효과가 그 정책때문에 효과가 있었는지를 알아보는 것이다. 즉, 정책목표의 달성도인 효과성을 판단하는 것이다.
  - **능률성 평가** : 투입과 산출의 비율로 표현되며 능률성 평가는 정책효괴뿐만 아니라 정책의 비용까지도 고려한다.
  - **공평성 평가** : 정책효과와 비용이 사회집단 간 또는 지역 간에 공정하게 배분되었는가 여부를 평가하는 것이다.

다. 보건정책평가의 기준

① 능률성(Efficiency)

- 산출 대 투입의 비율을 의미한다. - 투입에 대한 산출(내부기준)
- 제한된 자원과 수단을 사용하여 산출의 극대화를 기하는 것

② 효과성(Effectiveness)

- 보건사업의 목적 또는 목표달성 정도를 의미하는 것
- 총괄평가의 가장 핵심적 작업
- 목표의 달성도는 조직의 효율성을 측정하는 하나의 기준
- 효과성 기준은 보건사업의 성공여부를 판단하는 제1의 기준
- 의도하거나 기대한 것과 같은 소망스러운 상태가 나타나는 성향을 말하며, 행정활동을 통해 집해 후 나타나는 정책목표의 달성정도를 의미한다.

③ 대응성(Responsiveness)

- 개인과 집단의 요구와 일치하는 행동을 정책결정자가 취하는 것이며, 정책대상자의 선호를 만족시키는 능력
- 정책수혜자의 요구와 기대 그리고 환경변화에 얼마나 융통성 있게 대처해 나가느냐 하는 능력
- 대응성의 기준은 수혜자의 만족도를 평가하는 기준이 된다.
- 정책실시 전의 여론조사 만족도가 정책실시 후의 여론조사 만족도와 얼마나 일치하는지를 보면 대응성을 가늠할 수 있다.

④ 국민(주민)의 만족도(Satisfaction)

- 대응성의 평가주체는 정책의 효과를 직접 받는 수혜자로서의 시민을 의미하는 반면, 만족도의 주관적 평가자로서의 시민은 개개의 정책이 집적된 장기적이고 전반적인 정책임팩트를 평가한다.
- 정책의 최종적인 성패의 판단기준은 정책시행으로 인해 편익을 받은 수혜대상집단의 만족도에 있다. - 외부기준
- 정책결정자들이 자신들이 추진하는 정책에 대한 일반국민의 광범위한 지지를 얻는 것을 말한다.

⑤ 형평성(Equity)

- 사회의 여러 상이한 집단과 개인 간의 가치배분과 관련하여 정책의 효과나 편익이 모든 사람에게 공정하게 배분되어 있는가를 분석하는 기분이다.
- 형평성의 대명제는 결국 모든 사람은 균등하게 잘 살아야 하며 행복해야 한다는 것이므로 형평성은 어떠한 행정이면보다 더욱 근원적이며 상위적인 개념이다.
- 형평성은 정치적 합리성을 측정하는 중요한 기준이 된다.
- 비용과 편익이 상이한 집단 간에 공정하게 배분되고 있는가에 대한 기준이다.

⑥ 민주성 및 참여성(Democratic & Participation)

- 민주성과 참여성은 현대 복지국가에서는 모든 정책의 가장 근본적인 기준이 되는 정책평가기준이며 가치체계
- 민주성과 참여성은 정책의 정당성 확보에 중요한 밑거름

- 민주성이란 정책의 여러 과정에 국민의 참여를 확대시키고 여론을 충실하게 반영시키며 집행에 있어서도 국민의 의사를 충분히 고려하는 것
- 참여성은 정책결정과정과 정책수행과정 및 정책평가과정에 다수의 국민들이 참여하여 어느 정도의 투입작용을 행하는 행위

⑦ 적정성(적절성, 적합성(Adequacy)

- 적정성이란 가치 있는 결과의 성취가 문제를 어느 정도 해결해 주었느냐의 평가이다. 즉, 문제의 해결 정도를 의미한다.
- 정책문제 해결을 위해 사용된 수단이나 방법들이 바람직한 수준에서 이루어졌는가를 평가하는 기준이다.
- 적정성이란 사회적 급여가 평등원칙에 근거하든 사회적 기여도에 따른 차등원칙에 근거하든 상관없이 급여의 수준이 인간으로서의 육체적 · 정신적 존엄과 가치를 유지할 수 있는 수준이 되어야 한다.
- 적정성을 평가할 때는 정책대상 접단구성원에게 당연히 주어져야 하는 최저수준이 존재하지 않으면 안된다.

◈ 통제성과 경과성은 기준으로 볼 수 없다.

◈ 참고자료 _ [정부 "모든 전공의에 복귀 여부 상관없이 행정처분 안 해"]

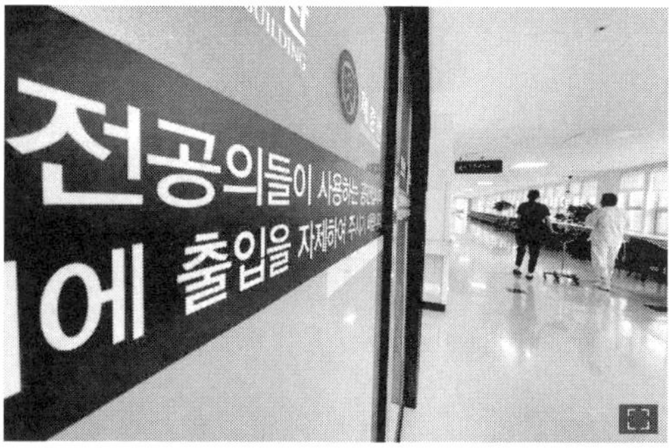

정부가 의대 증원 결정에 반발해 의료 현장을 떠난 전공의들의 복귀 여부와 상관없이 행정처분을 중단하기로 했다.

또 복귀한 전공의와 사직 후 올해 9월 수련에 재응시하는 전공의에 대해서는 수련 특례를 적용한다.

8일 보건복지부는 서울 종로구 정부서울청사에서 의사집단행동 중앙재난안전대책본부 회의 브리핑을 열고 이 같은 방침을 발표했다. 수련 현장의 건의와 의료현장 상황을 종합적으로 고려해 이날부터 모든 전공의에 대해 복귀 여부에 상관없이 행정처분을 하지 않기로 결정했다. 앞서 정부는 전공의들이 의료현장으로 복귀하지 않고 버틸 시 면허를 정지하겠다는 강수를 둔 바 있다.

사직한 전공의가 올해 하반기 전공의 모집에 응시할 수 있도록 수련 규정을 완화한다. 전공의 임용시험 지침에 따르면 수련 기간 도중 사직한 전공의는 1년 이내에 같은 과목·같은 연차로 복귀할 수 없는데, 전공의 복귀를 유도하기 위해 제한을 완화한다.

이는 전공의 대다수가 수련병원을 떠나 의료계에 혼란이 발생하고 있는 데 따른 조치다. 전공의들은 지난 2월 정부의 의대 정원 확대 정책에 반대하며 집단으로 사직서를 냈다. 현재 수련병원 211곳의 전체 전공의 1만3756명 중 1104명(8.0%)만 출근 중이다.

조규홍 복지부 장관은 "중증·응급환자의 진료 공백을 최소화하고, 전문의가 제때 배출되도록 수련 체계의 연속성을 유지하는 것이 공익에 부합한다고 판단해 고심 끝에 내린 결단"이라며 "각 병원은 오는 7월 15일까지 미복귀 전공의에 대한 사직 처리를 완료하고, 결원을 확정해 주시기를 바란다"고 당부했다.

<출처 : 매일경제 2024.07.08. 16:03>
https://www.mk.co.kr/news/society/11061574

Chapter 11

보건인사행정

11
Chapter

보건인사행정

개요

이 장에서는 조직목표 달성에 필요한 인적자원을 확보하고 그들이 갖고 있는 능력을 충분히 발휘하여 조직에 기여할 수 있도록 각종 인사행정 제도의 기본 개념과 장단점 및 보건행정 공직분야의 임용과정을 학습한다.

학습목표

1. 보건행정 인적자원관리 개념을 이해한다.
2. 인사행정의 각종 제도의 개념과 장단점을 이해한다.
3. 보건행정 공직의 임용과정을 이해한다.

11.1 보건인사행정의 기초이론

1 인사행정의 개념

가. 인사행정의 정의

① 인사행정이란 조직체의 업무를 수행하기 위해서 요구되는 인적 자원을 동원하고 관리하며 운용하는 과정을 의미한다.

② 즉, 조직체의 업무를 능률적이고 효과적으로 수행하기 위해서는 유능한 인재를 유치하고(채용), 그들의 능력을 개발·발전시켜(능력발전), 사기를 높이는 활동(사기앙양)이 필요한데, 이러한 일련의 활동과정을 인사행정이라고 할 수 있다.

나. 인사행정의 변화

① 과거에는 모든 행정이 통제중심의 소극적인 것이었으나, 사회의 변화와 더불어 적극적·전문적·과학적으로 되어 가고 있으며 그 범위가 확대되어 가고 있다.

② 최근 인사행정은 노동시장의 유연성을 강조하는 조직 내·외적인 환경과 밀접한 관련성이 있다.

◈ **인사행정과 인사관리의 차이**

인사행정	인사관리
• 평등성 • 공개성 • 신분보장(강) • 경직적(법적 제약)	• 불평등성 • 비공개성 • 신분보장(약) • 탄력적(자율성)

다. 인사행정의 3대 요소

채용(임용), 능력발전, 사기앙양(동기부여)

라. 인사행정의 전개과정

① 인사행정의 토대는 미국에서 발달한 실적제로 볼 수 있다.

② 1930년대 이후 적극적 인사행정은 실적주의에 대한 비판과 수정·보완과정으로 볼 수 있으며 근본적으로 실적주의를 부정한 것은 아니다.

③ 신자유주의와 신공공관리론은 성과중심의 인사를 지향하면서 임용뿐만 아니라 능력발전, 보수제도, 공무원단체 등 인사행정이 전반에 걸쳐 혁신을 추구하고 있다.

◈ 절대관료제(16~18C) → 엽관제(19C) → 실적관료제(19C 이후) → 적극적 인사행정(20C)

2 인사행정의 발달과정

1 엽관주의(Spoils System)

가. 엽관주의 개념

① 선거에서 승리한 정당이 그 공헌도나 충성도에 따라 관직을 차지하는 것으로 정치적 신임 · 충성 · 당파성 등에 의한 임용제도이다.

② 관직을 전리품처럼 나누어 주는 제도이며, 공직경질제라고도 한다.

나. 엽관제의 장 · 단점

순기능(장점)	역기능(단점)
① 정당정치의 발달과 정치이념에 적합 ② 강력한 정책수행이 용이 ③ 초기에는 공직의 문호를 개방함 (→ 정치적으로 민주화에 기여) ④ 공직의 침체, 특권화 방지(공직경질로) ⑤ 민주통제의 용이 및 책임정치 구현 ⑥ 정권에 대한 충성심 확보	① 정치적 중립성 확보가 곤란(정당의 노예화) ② 부패의 발생과 예상낭비 초래(위인설관으로) ③ 평등원칙, 공직취임의 기회균등의 위배 ④ 행정의 능률성과 전문성 저하 ⑤ 행정의 계속성, 안정성 저해 ⑥ 정실주의로 흐를 가능성이 있다.

다. 엽관주의와 정실주의

엽관주의	정실주의
① 미국에서 발달 ② 정치적 충성도나 당파성이 기준 ③ 상대적으로 신분보장이 결여 ④ 정당에 충성	① 영국에서 발달 ② 혈연, 학연, 지연 등 개인적 관계 ③ 상대적으로 신분보장이 강함(종신고용제) ④ 정치가 개인의 충성

2 실적주의(Merit Systems)

가. 실적주의 개념

① 공직임용의 기준으로 개인의 능력 · 자격 · 실적을 중시(임용상의 기회균등)

② 공개경쟁채용시험의 실시(신분보장)

③ 정치적 중립성 확보 → 중앙인사기관의 신설(소극적 모집, 인사권의 집권성)

④ 과학적 · 능률적인 인사행정(능률성 · 전문성 중시)

⑤ 실적제는 개방형(미국) 실적제와 폐쇄형(한국) 실적제가 있다.

나. 실적주의의 장·단점

장점	단점(문제점)
① 행정의 능률성, 계속성, 전문성, 안정성 ② 공직기회의 균등 및 민주적 평등이념 실현 ③ 정치적 중립과 부패방지 ④ 공부원의 직업적인 안정감의 확보 ⑤ 직업공무원제 확립에 기여 ⑥ 시험을 통한 유능한 인재 선발	① 관리보다는 기술성 중시(인간성 상실) ② 인사행정의 소극성, 경직성, 집권성 초래 (중앙인사기구로 인함) ③ 관료의 특권화로 대응성, 책임성 저해 ④ 강력한 정책수행이 곤란 ⑤ 인사행정의 형식화, 비인간화 초래 ⑥ 관료제의 대표성 약화 및 정당정치 저해 ⑦ 행정의 정치성과 가치지향성의 과소평가

다. 실적주의의 폐해

① 인사행정의 소극화 : 모든 인사처리가 기준에 얽매이거나 단순한 반엽관주의화 할 우려가 있다.

② 인사행정의 집권화 : 독립적 중앙인사기관의 권한을 강화함으로써 인사행정의 지나친 집권화를 초래한다.

③ 인사행정의 형식화·비인간화 : 객관적인 인사절차나 법규에 지나치게 집착하는 나머지 융통성 있는 인사를 저해한다.

④ 강력한 리더십 행사가 곤란 : 공무원의 지나친 신문보장은 행정수반의 강력한 정책수행을 어렵게 한다.

⑤ 행정의 대응성 민주성, 정치적 책임성 확보 곤란

◈ 엽관주의와 실적주의 비교

엽관주의(Spoils System)	실적주의(Merit Systems)
① 선거를 통해 집권한 정당에 정부관료제를 예속시킴으로써 정책변동에 대응성이 강하다. ② 관직을 전리품(spoils)처럼 나누어 주는 제도이며, 공직경질제라고도 한다. ③ 정당정치의 발달과 정치이념에 적합 ④ 강력한 정책수행이 용이 ⑤ 민주통제의 용이 및 책임정치 구현 ⑥ 평등원칙, 공직취임의 기회균등의 원칙에 위배 ⑦ 행정의 능률성과 전문성 저하 ⑧ 행정의 계속성, 안정성 저해 ⑨ 정실주의로 흐를 가능성이 있다. ⑩ 정치적 중립성 확보가 곤란(정당의 노예화)	① 공직임용의 기준으로 개인의 능력·자격·실적을 중시(임용상의 기회균등) ② 공개경쟁채용시험의 실시 → 신분보장, 인재선발 ③ 정치적 중립과 행정 부패방지 ④ 행정의 능률성, 전문성, 계속성, 안정성 확보 ⑤ 평등원칙, 공직취임의 기회균등이 원칙 실현 ⑥ 직업공무원제도 수립에 도움이 된다. ⑦ 인사행정의 소극성, 경직성, 집권성 초래 ⑧ 인사행정의 형식화, 비인간화 초래 ⑨ 관료제의 대표성 약화 및 정당정치 저해 ⑩ 관료의 특권화로 대응성, 책임성 저해 ⑪ 강력한 정책수행이 곤란

3 적극적 인사행정

가. 적극적 인사행정의 개념

① 적극적 인사행정은 1935년경부터 미국에서 대두된 것이며 실적제의 한계점을 보완하고 분권적 · 사회심리적 욕구를 충족시키는 가치주의적 · 신축적인 인사관리를 운용하자는 것이다.

② 엽관제의 장점과 실적제의 장점을 상호 조화시키는 인사행정을 의미한다.

나. 적극적 인사행정의 발달과정

반엽관제적인 실적주의가 지닌 소극성 · 비융통성 · 집권성 · 지나친 독립성 및 배타성 등의 한계와 과학적 인사관리에 따른 비인간주의 현상을 극복하기 위해 대두되었다.

다. 적극적 인사행정의 특성

① 공무원의 적극적임 모집 : 가장 유능하고 의욕적인 인재를 공직에 확보하여 오랫동안 근무할 수 있도록 하는 적극적인 모집활동이 의도적으로 실시된다.

② 재직자의 능력발전 : 행정능력, 기술의 발전, 잠재력의 개발을 위하여 재직자의 교육훈련이 강화되고 합리적인 승진 · 전직 · 근무평정제도 · 특별채용확대 등을 확립하여 능력발전과 공동의식을 고취한다.

③ 인간관계의 개선 및 사기앙양 : 공직에의 안정감을 확보하고 의욕적인 근무를 하게 하기 위하여 근무환경의 개선, 고충처리제도, 인사상담제도, 제안제도, 동기유발, 커뮤니케이션 관리 등을 개선하여 행정의 인간화로 발전시킨다.

④ 인사권의 분권화 : 중앙인사기관의 인사권을 분권화하여 각 부처의 인사기능을 강화한다.

⑤ 고위직에 정실주의 요소를 가미 : 고위정책결정권자와 행정수반과의 정치적 이념이 일치하게 됨으로써 정책구현의 실효를 거둘 수 있으므로 고위직위의 정치적 임명이 가능하도록 신축성을 부여한다.

⑥ 개방형 임용제 실시 : 과학적 인사관리의 실현을 위하여 직위분류제 같은 지나친 획일적 적용을 지양하고 계급제를 적절히 가미하여 전체적으로 융통성 있고 능률적인 인사제도를 수립하여야 한다.

4 우리나라 인사행정의 바람직한 방향

가. 인사행정의 발전으로 민주적 정치발전 촉진
나. 민주적 공직관의 정립
다. 전문직업화의 향상
라. 행정풍토의 쇄신과 행정윤리의 확립
마. 인사행정기능의 전문화와 인사기관의 자율화
바. 공부원의 신분보장제도의 개선
사. 보수제도의 합리화
아. 승진제도의 운영개선
자. 인간관계의 개선, 교육훈련제도의 개선 등이 요구된다.

3 직업공무원제도

1 직업공무원제도의 개념 및 특징

가. 직업공무원제도의 개념

① 유능한 젊은 인재를 공직에 유치하여 → 기회균등
② 공개경쟁시험을 거쳐 → 신분보장, 정치적 중립성 확보
③ 개인의 능력, 자격, 실적을 기준으로 → 기회균등
④ 장기간에 걸쳐 고위직으로 승진할 기회 제공 → 폐쇄형 승진

나. 직업공무원제도의 특징(특성)

① 정치적 중립을 통한 행정의 안정성과 계속성
② 신분보장과 폐쇄형 계급제
③ 직업의식과 사명감 강조
④ 장기적인 발전가능성과 잠재력 강조

2 직업공무원제도의 순기능과 역기능

순기능	역기능
① 정치적 중립성 확보 ② 행정의 계속성, 안정성, 통일성 확보 ③ 재직자의 사기 제고 ④ 직업의식이나 소명감 고취	① 유능한 외부인재 등용이 곤란 ② 관료의 특권의식을 조장, 공직의 침체화 초래 ③ 민주적 통제 곤란으로 무책임성

3 직업공무원제와 실적주의와의 관계

가. 직업공무원제는 실적주의를 바탕으로 확립될 수 있지만, 양자가 서로 동일시될 수는 없다.

나. 인직업공무원제에서는 공직에 젊고 유능한 인재가 들어와서 봉사하는 데 중점을 둔 것이라면, 실적주의에서는 채용에 있어서 객관적 기준에 따른 공개경쟁시험을 원칙으로 하기 때문에 양 제도는 서로 구별된다.

다. 양자의 유사점으로는 공개경쟁채용, 신분보장, 정치적 중립성, 공직취임기회균등 등이다.

4 직업공무원제의 확립방안

가. 실적제의 확립(공개경쟁시험, 신분보장, 정치적 중립성 확보)

나. 직공무원 재직자의 능력발전

다. 승진 · 전직 · 전보제도의 합리적 운영

라. 사기앙양책 연구(보수의 적정화)

마. 연금제도이 확립

바. 유능한 인재의 확보

사. 공직에 대한 높은 사회적 평가제고(우리는 높고 미국은 낮은 편이다)

아. 공무원의 직급별 인력수급계획의 수립 : 공무원의 연령구조 · 이직률 · 평균근무연한 등을 파악하여 장기적인 인력계획을 수립하고 이에 의해 채용 · 효과적인 인력관리 · 퇴직관리를 해야 한다.

4 공직의 분류체계

1 공직분류의 개념

인사행정의 편의와 능률화 · 공평성을 기하기 위해 공직을 일정한 기준에 따라 분류히고 그 기준에 의해 분유유형에 따라 공무원의 인사행정을 도모할 필요성에서 공직분류가 행해지고 있다.

2 공직분류의 기준

가. 임명권자의 기준 : 국가직과 지방직 공무원

나. 충원방식 여부 : 개방형 폐쇄형

다. 직무중심 여부 : 계급제(인간중심)와 직위분류제(직무중심)

라. 실적주의 적용 여부 : 경력직과 특수경력직

3 개방형과 폐쇄형

가. 개방형과 폐쇄형의 개념

개방형은 조직의 모든 직급을 개방하여 공직외부로부터 자유로운 신규채용을 허용하나, 폐쇄형은 원칙적으로 조직 내 하위층에 신규 임용된 이후 자체승진을 통해 고위층으로 승진하는 방법을 채택한다.

나. 개방형과 폐쇄형의 장 · 단점

① 개방형의 장 · 단점

장점	단점
㉠ 우수인력 확보 용이 ㉡ 행정이 질적 수준의 증대 및 전문화 제고 ㉢ 공직의 관료주의화와 침체 방지 ㉣ 행정에 대한 민주통제가 용이 ㉤ 신진대사 촉진 ㉥ 경쟁의 도입으로 재직자(공무원)의 자기개발 노력 촉진	㉠ 재직자의 사기 저하 ㉡ 신분조장이 어렵고 안정성 저해 ㉢ 이직률의 증가로 직업공무원제의 확립 저해 ㉣ 빈번한 교체근무로 인한 행정책임성 저하 ㉤ 조직의 응집성 · 전문성 약화 ㉥ 자의적 인사 · 정실인사의 가능성

② 폐쇄형의 장 · 단점

장점	단점
㉠ 재직자의 사기앙양(승진의 기회 확대) ㉡ 직업공무원제도 확립(공무원의 이직률이 낮아짐) ㉢ 행정능률 향상(공무원의 충성심 발휘) ㉣ 행정의 안정성 유지(공무원의 신분보장 강화) ㉤ 인사행정에 있어 객관성 확보(경력위주로 승진제도 운영)	㉠ 우수한 인재의 등용이 곤란 ㉡ 행정의 질적 수준 향상이 곤란 ㉢ 행정조직의 침체와 관료주의화 우려 ㉣ 관료에 대한 민주통제가 불가 ㉤ 기관장의 영향력과 리더십 발휘가 곤란

4 경력직과 특수경력직

가. 경력직공무원

경력직공무원이란 실적과 자격에 의하여 임용되고, 그 신분이 보장되며 평생토록 공무원으로 근무할 것이 예정된 공무원이다.

① 일반직공무원

- 기술 · 연구분야 또는 행정일반에 종사하는 자(1급에서 9급으로 구분)
- 우리가 말하는 공무원의 의미(단, 1급은 신분보장이 안 됨)
- 직업공무원제의 주류를 이루고 있음
- 행정자치부 OO국장

② 특정직공무원

- 특별법의 적용을 받는 자(국가공무원법 제2조 제2항 제2호)
- 군인 · 군무원, 경찰공무원, 교육공무원, 소방공무원, 법관 · 검사, 특수분야의 업무를 담당하는 공무원으로 9급 체계와 관련이 없다.

나. 특수경력직공무원

경력직 이외의 공무원을 특수경력직공무원이라 한다.

① 정무직공무원

- 선거에 의해서 취임 : 자치단체장, 지방의회 의원, 대통령, 국회의원 등
- 임명에 있어서 국회의 동의를 요하는 직위 : 감사원장, 헌법재판소장 등
- 고도의 정책결정업무를 담당하는 직위 : 국무총리, 국무위원 등

② 별정직공무원

- 특정한 업무를 담당하기 위하여 별도의 자격기준에 의하여 임용되는 자로서 법령에서 별정직으로 지정되는 자
- 국회의원 보좌관, 비서관, 비서, 전문위원, 국가정보원 기획조정실장 등

5 계급제와 직위분류제

가. 계급제

사회적 신분을 중시하고 농업사회의 관료제전통이 강한 우리나라, 영국, 독일, 프랑스, 이탈리아, 중국, 일본 등에서 발달

① 개념 : 계급제란 공부원의 자격 · 학력 · 신분을 기준으로 하여 계급을 부여하고 일정한 신분 · 자격에 의해 9급, 7흡 혹은 5급에 분류하는 사람중심의 공직분류 형식이다. 계급제에서는 전문적 권위보다 행정적 권위를 중시한다.

② 특성

- 공직이 계급으로 이루어져 있다.
- 폐쇄성 · 직업공무원제를 채택한다.
- 계급 간의 차별이 크다
- 고급공무원의 엘리트화가 쉽게 이루어진다.
- 계급정년제가 존재한다. 즉, 일정한 기간 동안 상위직으로 승진하지 못하면 퇴직시키는 제도가 존재한다.

③ 계급제의 장 · 단점

계급제의 장점	계급제의 단점
• 일반적 교양과 능력 있는 자의 채용 • 유능한 일반행정가의 양성 • 종합적 능력발전 및 직업공무원제의 발전 촉진 • 장기간의 근무로 공무원의 능력발전 및 환경대응능력 향상으로 충성심 고양 • 커뮤니케이션, 협조, 조정의 원활화 • 사람중심의 분류이므로 공무원 신분보장의 강화 • 계급만 동일하면 전진 · 진보가 가능하여 인사배치의 신축성, 융통성, 적응성 도모 • 장기적인 계획수립의 용이	• 행정의 전문화 및 전문행정가의 양성의 어려움 • 직무가 명확하지 않아 갈등소지가 있고 직무를 다른 사람에게 전가할 가능성이 있음 • 인사관리의 객관적 합리화 및 객관적 기준 설정의 어려움 • 인력수급계획의 곤란 • 신분보장과 폐쇄적 인사관리로 관료주의화 초래 • 강한 서열의식으로 상하 간 의사소통의 장애를 초래 • 권한과 책임의 불명확

<출처> 문상식 · 최만규, 「보건행정학」, 보문각, 2013, p.334

나. 직위분류제

엽관주의의 폐해를 극복하고 실적주의가 강조되는 상황에서 과학적 관리론의 영향으로 합리적인 보수제도의 확립을 위한 직무분석, 직무평가가 촉진됨으로써 발달하게 되었다. 산업화된 국가인 미국, 호주, 캐나다, 필리핀, 파나마, 뉴질랜드 등에서 운영된다.

① 개념

- 직위분류제란 다수의 직위를 각 직위에 내포되는 직무의 종류와 곤란도 · 책임도를 기준으로 한 객관적인 직무중심의 공직분류방법이다.
- 직위분류제는 동일한 업무에 동일한 보수 지급과 관련된다(직무급).
- 직위분류제는 과학적이고 능률적인 인사행정을 의미한다.

② 직위분류제의 구성요소

- **직위(position)** : 1명의 공무원에게 부여할 수 있는 직무와 책임을 말한다. 일반적으로 직위의 수와 공무원의 수가 일치한다(직위분류제가 시작되는 가장 최소한의 기초가 되는 단위).

  예 인사계장, 건강증진팀장

- **직급(class)** : 직위가 가지는 직무의 종류, 곤란성과 책임도가 상당히 유사한 직위의 군을 말한다. 따라서 직급의 수는 직위의 수보다 적다(동일한 직급에 속하는 직위에 대해서는 인사행정상 채용 · 보수 등을 동일하게 대우).

  예 보건사무관, 행정주사

- 직렬(series) : 직무의 종류가 유사하나 그 곤란도, 책임의 정도가 상이한 직급의 군을 말한다.

㉮ 보건직렬, 의무직렬, 의료기술직렬 등

- 직류(sub-series) : 동일한 직렬 내에서의 담당분야가 유사한 직위군을 말한다(임용시험의 내용을 결정하고 보직관리를 하는 데 기준을 제시함).

㉮ 행정직렬 내의 일반행정직류, 법무행정직류, 재경직류 등

- 직군(group) : 직무의 성질이 유사한 직렬의 군(집단)을 말한다(직위분류제의 가장 큰 단위)

㉮ 기술직군 = 농업직렬 + 기상직렬 + 보건직렬 + 의료기술직렬 + 의무직렬 등

- 등급(grade) : 직무의 종류는 상이하지만, 직무의 곤란도, 책임의 정도, 자격요건이 유사하여 동일한 보수를 지급할 수 있는 모든 직위를 말한다. 계급제의 1~9급에 해당하는 것으로 직위분류제에서는 직책여하에 따라 여러 계층을 만들어 놓는데 이를 등급이라 한다.

구분	성질 · 종류	곤란도 · 책임도	구성범위	비고
직위			1인의 업무량	
직급	유사	유사	직위의 군(집합)	
직렬	유사	상이	직급의 군(집합)	
직군	유사		직렬의 군(집합)	
직류	유사	상이	직무의 군(집합)	직렬을 세분함
등급(계급)	상이	유사	직위의 군(집합)	직군 · 직렬을 초월

◈ 직위분류제의 최소단위에서 최대단위까지 구성은 '직위-직급-직렬-직군' 순이다.

③ 직위분류제의 수립절차

㉠ 준비작업 단계 : 직위분류를 주관할 기관을 신정하고 분류대상 직위를 결정한다.

㉡ 직무조사(직무기술서 작성)

- 직무조사는 분류된 직위의 직무에 대한 객관적 정보를 수집하고 기록하는 단계이다. 이를 위해 직무기술서를 작성한다.
- 직무기술서(Job Description) : 직무의 특성에 대한 일종의 설명서로 채용, 급여, 결정, 승진, 배치, 훈련 등의 인적 자원관리의 기초가 된다. 즉, 직무를 수행하는 데 요구되는 다양한 사항들을 계량화해서 구체적으로 서면화한 것으로 그 내용에는 직무명, 근무위치, 직무개요, 직무내용, 기구와 장비, 물품과 서식, 감독, 근무조건, 위험 등이 있다.

㉢ 직무분석(Job Analysis) : 조직의 어떤 직위에서 필요로 하는 지식, 기술, 태

도, 성격요건 등을 확인하는 것을 직무분석이라 하기도 하고, 직무조사에서 얻은 직무에 관한 정보를 토대로 직무를 종류별로 구분하는 작업을 직무분석으로 보기도 한다.

㉣ 직무평가(Job Evaluation) : 직무평가는 직위들을 각 직위가 내포하고 있는 상대적 수준 또는 등급별로 구분하는 것이다.

◈ **직무분석과 직무평가의 비교**

구분	직무분석	직무평가
분류구조	직무의 종류에 따라 직군·직렬·직류별로 수직적·종적 분류	상대적인 수준 또는 비중을 결정하는 수평적·횡적 분류
기초자료	직무기술서	직무분석의 자료에 기초
목적	직무중심의 객관화·과학화·합리화	보수의 공정성·합리화
순서	직무평가보다는 먼저	직무분석 후

㉤ 직무명세서(Job Specification) : 직무에 필요한 자격요건의 직무기술서에서 찾아내어 더욱 상세하게 기술한 것으로 직무를 적절하게 수행하는 데 필요한 어떤 특별한 인적 특성을 기록한다. 즉, 그 직무를 수행하는 사람의 성격요건, 경험, 지식, 체력, 교육수준 등을 구체적으로 계량화하며 명시하는 것이다.

㉥ 정급(Allocation) : 지금까지의 자료와 정보를 토대로 각 직위를 해당 직급에 배치하는 것이다.

㉦ 사후평가, 유지관리 : 사후평가를 통해 제반 문제점을 시정 및 보완하고, 지속적으로 유지관리한다.

<출처> 문상식·최만규, 「보건행정학」, 보문각, 2010, p.301

④ 직위분류제의 장·단점

장점	단점
• 보수체계의 합리화(동일직무에 동일보수를 따르는 직무급 실현가능, 그러나 보수체계의 세분화로 보수관리는 복잡) • 직위가 요구하는 직무의 성직이나 내용에 맞는 인사배치의 객관적 기준 마련 • 동일직무의 장기근무로 행정의 전문화, 분업화 가능 • 교육훈련 수요파악에 용이(전문행정가 양성)	• 유능한 일반행정가의 확보와 양성이 곤란 • 동일직렬에 따라 전보·승진이 이루어지므로 인사배치의 신축성이 결여 • 신분의 분란(직위가 없어지면 자신의 신분도 상실된) • 직업공무원제 확립 곤란(신분보장이 잘 되지 않고, 결원 충원 시 개방형을 특징으로 하기 때문

• 직책의 내용파악으로 근무성적평정의 자료제공(직무기술서 작성) • 상하 간 수평적인 권한 · 책임 한계의 명확화로 행정 능률성 향상 • 행정의 민주화(공직의 모든 직무가 분석 · 평가 · 명세화되어 국민의 공직에 대한 통제가 용이) • 정원관리의 효율화와 인력수급계획의 수립 용이 • 예산관리의 능률화(중복업무의 억제)	• 장기적 · 다방면의 능력발전이 곤란(지나친 전문성과 인사이동이 곤란성 때문) • 조정의 곤란(지나친 세분류로 할거주의 유발) • 조직구성원의 관계가 사무중심으로 이루어져 사무적 인간관계를 지님

<출처> 문상식 · 최만규, 「보건행정학」, 보문각, 2013, p.330

다. 계급제와 직위분류제의 비교

구분	계급제	직위분류제
배경국가	영국, 일본, 프랑스, 독일 등 농업사회	미국, 호주, 캐나다 등 산업사회
분류기준	개개인의 자격, 신분, 학력	직무의 종류, 책임도, 곤란도
보수체계	생활급	직무급(동일직무 동일보수)
충원방식	폐쇄제	개방제
공무원의 성격	일반행정가	전문행정가
기본관리사상	인간관계론(인간 중심)	과학적 관리론(일 중심)
인간과 직무	인간중심제도	직무중심제도
채용기준	일반교육	전문지식
인사이동	용이	곤란
조정	용이	곤란
전문성	약함	강함
교육훈련	직무와 관련성 낮음	직무와 관련성 높음
조직계획	장기적	단기적
신분보장	강함	약함
직업공무원제	용이	곤란

<출처> 문상식 · 최만규, 「보건행정학」, 보문각, 2013, p.336

11.2 보건공무원의 임용과정

1 공무원의 모집과 임용

1 모집

가. 개념

공직에 취임하기를 원하는 자에게 시험에 응시할 수 있도록 기회를 부여하는 활동이다.

나. 모집의 종류

① 소극적 모집(외형적 · 형식적 모집)
- 공직희망자 가운데 자질과 능력을 겸비하지 못한 부적격자를 가려내거나 정실을 배제하는 방식이다(결격사유의 예로서 학력, 연령, 국적, 거주지, 성별 등).
- 실적주의의 초기단계인 반엽관주의 인사행정에서 나타난다.

② 적극적 모집(내용적 · 실질적 모집)
- 보다 유능한 인재들이 공직에 응시하도록 하는 적극적인 유인 · 유치활동이다.
- 적극적 모집의 기준은 가치관, 태도, 지식, 기술, 자격증, 경험, 능력 등이 있다.

2 시험

가. 개념

① 모집된 인원 중에서 가장 우수한 자를 선발하는 단계로서 직무수행능력의 유무를 판정하는 기준이다.

② 공개경쟁채용시험을 통해 공직에 대한 기회균등, 행정의 능률성에 기여한다.

나. 시험의 효용성 측정기준

① 타당도 : 응시자의 시험성적과 채용 후의 근무성적을 비교하여 차이가 근소할수록 타당도가 높다.

② 신뢰도 : 동일한 사람이 동일한 시험을 달리하여 치른 경우 그 성적 차이가 근소할수록 신뢰도가 높다.

③ 객관도 : 동일 답안을 다른 채점자가 채점한 결과의 차이가 근소할수록 객관도가 높다.

④ 난이도 : 쉬운 문제와 어려운 문제의 혼합비율의 적정도를 말한다.

⑤ 실용도 : 비용이 저렴하게 드는가, 시험의 실시와 채점은 용이한가 등 현실적으로 얼마나 실용적인가 하는 것을 말한다.

다. 시험의 종류

형식적 분류	목적별 분류
① 필기시험 ② 실기시험 ③ 면접시험 ④ 서류심사 ⑤ 경력심사	① 적성검사 ② 지능검사 ③ 성격검사 ④ 업적검사 ⑤ 신체검사

3 임용

가. 개념

공무원을 특정의 직위에 취임시키는 행위로서 공무원의 결원을 충원하는 것이다.

나. 임용의 종류

① 외부임용(신규임용) : 공개경쟁채용, 특별채용

② 내부임용(재배치)

- 수평적 이동 : 배치전환, 겸임, 직무대행
- 수직적 이동 : 승진, 강임

다. 임용의 단계

모집 → 시험 → 채용후보자 명부작성(등재) → 추천 → 시보임용 → 정식임용

4 배치전환(=순환근무제)

가. 개념

동일한 등급, 직급, 계급 내의 수평적인 인사이동(계급제에서 발달)을 의미한다.

나. 종류

① 전직 : 직무의 종류와 내용을 달리하는 직렬의 직급으로 수평적 이동을 하는 것을 말하며 전직시험에 합격해야만 가능하다(행정주사 → 보건주사).

② 전보 : 동일한 직급 · 직종 · 직렬 내에서 보직(직위)의 변경을 말한다.

③ 파견근무 : 국가적 사업의 수행을 위하여 공무원의 소속을 바꾸지 않고 일시적으로 타기관이나 국가기관 이외의 기관 및 단체에 근무하게 하는 것이다.

④ 전입 : 인사 관할을 달리하는 기관끼리의 이동을 말한다.

⑤ 겸임 : 한 사람에게 직무내용이 유사한 둘 또는 그 이상의 직무를 부여하는 것

으로서, 일종의 잠정적인 결원보충방법이라고 할 수 있다.

⑥ 직무대행 : 공무원의 직급배정을 변경함이 없이 다른 직급의 업무를 수행하게 하는 것이다. 일종의 잠정적인 임용방법이다.

5 승진

가. 개념

① 하위계급에서 상위계급으로 수직적 · 상향적 인사이동이다.

② 승진은 배치전환(수평적 이동), 승급(호봉)으로 구분한다.

나. 신규채용과 승진의 장 · 단점

구분	신규채용	승진(폐쇄형)
장점	① 행정의 질 향상 ② 조직의 관료제화를 억제 ③ 활발한 신진대사로 새로운 활력을 공무원사회에 제공	① 재직자의 사기앙양 ② 직업공무원제 확립의 필수요건 ③ 하위직의 경험을 활용 ④ 임용이 비용이 절감 ⑤ 안정된 인력체계를 확보 ⑥ 자기발전에 공무원이 열중 ⑦ 채용자의 능력과 적성을 잘 알고 있으므로 신규채용의 오류를 감소시킴
단점	① 재직자의 사기 저하 ② 이직률이 높음으로 인한 조직사회의 안정이 위협	① 고위 관리자의 질의 저하를 초래 ② 조직의 침체 우려 : 신진대사의 부족 초래

2 공무원의 능력발전

1 교육훈련

가. 개념

공무원의 가치관 · 행태 및 의식변화를 통해 다양한 지식 · 기술을 습득하게 하여 직무수행능력을 향상시키는 것이다.

◈ 훈련수요 = 공무원이 담당할 직무내용 - 현재의 능력 · 자격

나. 교육훈련의 목적

① 직무수행능력 향상을 통한 예산의 절감 및 생산성 향상에 기여

② 사기제고에 기여

③ 감독이나 통제의 필요성 감소

④ 다양한 지식 · 기술 습득
⑤ 가치관 · 행태 및 의식변화를 통해 인간관계의 개선
⑥ 교육훈련을 통하여 능력부족으로 인한 사고와 낭비의 감소
⑦ 조직의 안정성과 융통성 향상
⑧ 행정발전과 관리능력의 향상

다. 교육훈련의 종류

① 신규채용자 훈련(기초훈련)과 재직자 훈련(보수훈련)
② 감독자 훈련과 관리자 훈련
- 감독자 훈련 : 리더십 향상과 인간관계의 개선에 중점을 두고 실시하는 훈련
- 관리자(경영자) 훈련 : 정책결정, 계획수립에 필요한 지도력이나 의사결정능력, 정책분석능력의 함양 훈련

라. 교육훈련의 방법

① 강의식(주입식) 기법
- 강의, 강연
- 강의식 방법은 체계적이고 정밀한 정보전달이 가능
- 많은 인원을 대상으로 교육할 수 있다.
- 일방적 의사전달방법으로 훈련생들이 수동적이고 소극적 학습태도를 가질 우려가 있으며 실제 현장에서의 적용방법이 무시되고 있다는 단점이 있다.

② 참여식 · 토론식 기법

㉠ 토론회의(Discussion)

■ 포럼(Forum) : 공개성
- 특정주제에 관하여 훈련생들에게 새로운 자료와 견해를 제공하여 그들로 하여금 그 주제에 대한 관심을 높이고 나아가 필요한 정보를 제공하여 문제를 명확하게 한 후 그들 자신의 의견을 표명하도록 촉진하는 것이다.
- 포럼에서는 훈련생들의 질의와 토론을 허용하고 나아가 이를 촉구하는 것으로 대개 강의가 있은 후에 이루어지는 것이 보통이다.

■ 패널토의(Panel Discussion, 배심토의) : 대표성

집단의 구성원이 많아 각 성원이 그 토론에 참여하기 곤란한 경우 토의할 문세에 대해 사진에 충분한 지식을 가진 소수의 대표자들이 다수의 청중 앞에서 그룹토의를 하는 방법이다. 토의에 참석한 전문가들은 토의의 주제에 관하여 각기 다른 의견을 발표하여 문제를 다각도로 다루고 미래를 예측할 수 있다. 패널디스커션은 한 가지 문제(주제)에 관하여 찬반양론(의견과 대

립의견으로 나뉘어 토론이 진행된다(예:MBC <100분 토론>). 가끔씩 격한 논쟁이 벌어지기도 하는데, 패널디스커션의 성패는 사회자의 토의진행 기술에 달려 있다. 패널디스커션에서도 청중들의 질의 · 응답이 있을 수 있다. 사회자는 청중에게도 토론을 유도한다.

- 심포지엄(Symposium) : 전문성

한 가지 주제에 관하여 연사 2~5명이 차례대로 여러 가지 다른 각도에서 발표를 한다. 발표가 끝나면 청중들과 짧은 질의 · 답변이 있다. 심포지엄에서도 문제의 다양한 측면을 보기 위한 목적이 적용된다.

ⓛ 사례연구(Case Study)

- 일정한 사례를 공동으로 연구하여 문제점을 도출하고 그에 대한 대안을 모색하는 방법으로 인간관계의 훈련에 적합하다.
- 실제 일어난 여러 가지 사례나 판례를 피훈련자로 하여금 사전에 조사 · 분석 · 연구하게 하여 그 내용을 토의하는 것이다.
- **장점** : 피훈련자 전원이 능동적으로 참가할 수 있고, 주입식 교육을 탈피하고, 독립적 · 분석적 사고능력과 문제해결능력을 발전시켜 준다.
- **단점** : 작은 집단 내에서만 가능하고, 상당한 시간이 소요됨, 적합한 사례를 구하기 쉽지 않다.

ⓒ 신디케이트(Syndicate)

- 몇 사람이 반을 편성하여 문제를 연구하고 전원에게 보고하며 비판을 가하는 방법이다(우리나라 고위직공무원 훈련의 부임토의가 이와 유사함).
- **장점** : 참가자의 관심유도, 상대방의 의견존중 등
- **단점** : 비경제적이고 충분한 시간이 필요하다는 점 등

ⓡ 역할연기(Role Playing)

- 여러 사람 앞에서 실제행동으로 연기를 하고 연기가 끝나면 사회자가 청중에게 이에 대한 논평을 하도록 하는 방법이다.
- 감독자 훈련에 적합하고 인간관계 및 고객에 대한 태도 개선에 효과적이지만 우수한 사회기술과 사전준비가 필요하다.

③ 체험식 기법

ⓖ 현장훈련(OJT ; On the Job Training)

- 현장훈련 또는 직장훈련이란 피훈련자가 직책을 정상적으로 수행하면서 담당업무의 수행능력을 향상시키기 위하여 상관이나 선임자로부터 지도 · 훈련을 받는 것이다.
- 2005년도부터 정부가 도입한 멘토링(Mentoring)은 선임자(Mentor)가 신입공무원(Mentee)을 1:1로 책임지도하는 현장훈련의 일종이다.

- **장점** : 훈련내용이 기술적 · 실용적이고, 교육차출의 어려움 극복, 비용이 저렴, 상하 간의 협조적 분위기 조성이 가능하다.
- **단점** : 일과 훈련이 반분되거나, 훈련관 · 감독자의 시간과 정력이 많이 소모되고, 훈련이 형식적으로 흐를 가능성이 있고 통일된 훈련이나 동시에 다수훈련이 곤란하다.

ⓒ 감수성 훈련(Sensitivity Training, 실험실 훈련, 팀 훈련)

- 피훈련자를 외부환경과 차단시킨 상황 속에서 자신을 들여다보고, 자신의 경험을 교환하고 비판하게 함으로써 대인관계에 대한 이해와 감수성을 높이고 스스로 바람직한 행동을 찾게 하는 현대적 훈련방법(OD기법의 일종)이다.
- **장점** : 훈련이 민주적이고, 인간관계에 불가결한 가치관 · 태도 · 행태의 변화에 유익하다.
- **단점** : 다수자의 참여가 곤란하고 권위적인 풍토에서는 효과가 저조하다.

ⓒ 시찰, 견학

- 시찰이란 훈련을 받는 사람이 실제로 현장에 가서 어떠한 일이 어떻게, 어떠한 상황에서 일어나고 있는가를 목격 · 체험하도록 하는 것을 말한다.
- **장점** : 피훈련자의 시야와 이해력을 넓히는 데 효과적이다.
- **단점** : 막대한 경비와 시간이 소요된다.

ⓔ 배치전환 : 순환보직, 전직

- 피훈련자의 근무처를 여러 다른 직위 · 직급에 전진 또는 순환보직시키면서 훈련시키는 것을 말한다.
- 공무원의 시야와 경험을 넓혀 주므로 고급공무원의 훈련 또는 전문가를 일반행정가로 훈련하거나 조정능력 확보에 특히 효과적이다.

2 근무성적평정(인사고과)

가. 의의

상관이 부하의 근무실적 · 근무수행능력 · 근무수행태도 등을 관찰하여 합리적인 사고방식으로 부하를 평정하는 기법이다.

나. 근무성적평정의 목적

① 직원의 현재적 및 잠재적 능력의 발견 및 발전

② 상벌의 판단기준

③ 적정한 인사배치의 자료 : 승진, 전직, 배치 등 인사이동의 기초자료

④ 적재적소의 배치

⑤ 근무능률 향상에 활용, 감독자와 부하직원 간의 인간관계 개선
⑥ 보수관리의 기초자료
⑦ 교육훈련의 기초자료
⑧ 시험의 타당도의 기준

다. 근무성적평정의 저해요인

① 과학적인 직무분석의 미비
② 고과자의 편견
③ 연공서열에의 집착감

라. 평정방법

① 도표식 평정방법 : 세계적으로 가장 많이 사용하는 방법이다.
㉠ 한편에 근무실적, 능력, 태도 등을 나타내는 평정요소를 나열하고 다른 편에는 우열을 나타내는 등급을 어구나 숫자로 표시한다.
㉡ **장점** : 평정이 쉽고 간편하며 상벌에 이용하기에 용이하다.
㉢ **단점** : 평정요소가 과학적 직무분석에 기초하지 않고 직관이나 선험에 의한 주관적 · 임의적 판단이므로 인간관계에 의한 영향과 연쇄효과, 집중화 · 관대화 오차의 발생을 배제할 수 없다.
㉣ 도표식 평정방법의 임의성(주관성)을 막기 위하여 도표식 평정방법에다 중요사건기록법을 가미한 것이 형태기준척도법이며 사실기록법 등도 모두 이러한 임의성을 보완해 주는 기법들이다.

② 강제배분법
㉠ 집단적 서열법으로 피평정자들을 우열의 등급에 따라 구분한 뒤 몇 개의 집단으로 분포비율에 따라 배치하도록 강제하는 방법이다.
㉡ 절대평가의 단점인 집중화 · 관대화 경향을 막기 위하여 사용된다.
㉢ 원칙적으로 3등급 이상으로 평가하되, 최상위등급은 반드시 20%, 최하위등급은 10%를 배정하도록 강제배분하고 있다(2006년 이후).
㉣ 평정대상이 많을 때는 객관성 · 신뢰성을 보장할 수 있으나, 평정대상이 적거나 특별히 우수한 자 또는 열등한 자들로 구성된 조직의 경우에는 부적합하다.

③ 사실기록법 : 객관적인 기록이나 사실에 의한 평정으로 도표식 평정방법의 임의성과 자의성을 보완해 줄 수 있다.
㉠ **산출기록법** : 산출량을 기록하여 비교평가하는 방법으로으로, 업무의 성질이 일상적 · 반복적이어서 그 단위측정이 가능한 직위에 적용한다(타자, 운전 등).
㉡ **주기검사법** : 대상자가 달성한 일의 양 또는 일정한 일을 완성함에 소요되는

시간을 주기적으로 검사하여 평정하는 방법이다.

㉢ **근무태만기록법** : 대상자의 근무태만 사실을 기록하여 이를 평정의 주요요소로 하는 방법이다.

㉣ **주요사건기록법** : 대상자의 근무성적에 영향을 크게 주는 중요 사건을 객관적으로 기록하여 평정하는 방법이다.

④ 대인비교법(인물비교법) : 모든 피평정자 중에서 지식 · 능력 · 태도 · 숙련 등의 특성이 가장 우수한 자, 가장 뒤떨어지는 자, 보통인 자 등 몇 단계의 피평정자를 선정하고 이 중에서 표준적인 인물을 각 특성의 평정기준으로 삼는 방법이다.

⑤ 순위법 : 평정자가 자기 감독하에 있는 직원을 그 업적에 따라 순위를 매겨 평정하는 방법이다.

⑥ 체크리스트(프로브스트식 평정법)

㉠ 1930년 미국 미네소타주의 J. B. Probst가 고안한 평정방법이다.

㉡ 어떤 문제에 관한 의견과 태도를 긍정적 · 적극적 · 부정적 · 소극적 등의 평정항목으로 나열하고 각 항목에 등급을 매긴 후 피평정자로 하여금 이를 선택하도록 하여 전체 점수를 환산하는 평정방법이다.

㉢ **장점** : 의견이나 태도조사에 유리하고, 계량적 방법(체크리스트법)을 사용하므로 편견이나 정실을 배제할 수 있다.

⑦ 행태기준척도법(BARB, 도표식 + 중요사건기록법)

㉠ 평정의 임의성과 주관성을 배제하기 위하여 도표식 평정방법에 중요사건기록법을 가미한 평정방법으로 실제로 관찰될 수 있는 행태를 서술적 문장으로 평정척도를 표시한 도표를 사용한다.

㉡ 직무분석에 기초하여 주요 과업분야를 선정하고 이 과업분야별로 바람직한 또는 바람직하지 않은 행태의 유형 및 등급을 구분 · 제시한 뒤 각 등급마다 중요행태를 명확하게 기술하여 점수를 부여하는 방법이다.

㉢ **장점** : 평정의 임의성과 주관성을 배제할 수 있다.

⑧ 강제선택법

㉠ 4~5개의 체크리스트적인 단문 중에서 피평정자에게 가장 적합한 또는 부적합한 표현을 선택하도록 하는 방법으로 체크리스트법은 항목별 점수가 부여되는 계량적 방법이지만, 강제선택법은 계량적 방법이 아니다.

㉡ **장점** : 관대화나 연쇄화의 경향을 방지할 수 있다.

⑨ 업무보고법 : 평정지 피평정자의 근무성적을 서술적인 문장으로 기록하는 방법이다.

⑩ 목표관리법(MBO) : 근무과정이나 태도보다는 결과중심적 평정방법으로 조직단위 내지 조직구성원이 참여과정을 통하여 업무수행목표를 명확하게 체계적으로 설정하고 그 결과를 공동으로 평가 · 환류시키는 목표관리방식을 근무성적에 활용한다.

마. 근무성적평정의 오류(오차)

근무성적평정은 평정자의 주관적인 판단 또는 의견에 기초를 둔 것이므로 판단상의 착오가 있을 수 있기 때문에 이를 분석함으로써 평정방법의 결함인지, 개인의 평정능력·태도 등의 결함인지 검토하고 개선하여야 한다.

① 연쇄효과 또는 후광효과(헤일로 효과, Halo effect) : 첫 평정요소의 평정이 피평정자의 일반적 인상으로 작용하여 다른 평정요소의 평정에도 영향을 미치는 것을 의미한다. 한 사람에 대한 전반적인 인상 혹은 주요 특정 차원에 대한 평가가 개별적 차원의 평가에 영향을 미치는 것 또는 평정자가 개념적으로 구별되고, 잠재적으로 독립적인 피평정자 행위의 여러 측면을 차별하여 평가하지 못하는 경향을 의미한다. 특히 혼효과(Horn effect)와 비교하여 연쇄효과 또는 후광효과는 피평가자의 긍정적 인상에 기초하여 평가시 어느 요소의 우수함이 다른 평가요소에서도 높이 평가받는 경향을 말한다.

② 혼효과(Horn effect) : 혼효과는 헤일로 효과와는 반대되는 것이다. 평정자가 지나치게 혹독한 경우로서 피평정자를 상대적으로 낮게 평가하는 경향을 말한다.

③ 집중화 경향(중심화 경향, Central effect) : 중간으로 대부분 평정하기 때문에 척도상의 중간에 절대 다수가 집중되는 경향을 말한다.

④ 관대화 경향(Leniency tendency) : 평정자가 피평정자로부터 불평이나 공격을 피하기 위하여 공정하게 평정하지 않고 관대한 잣대를 가지고 실제보다 높게 평정하는 경향을 말한다.

⑤ 규칙적 오차(Systematic error) : 한 평정자가 다른 평정자보다 일반적·지속적으로 과대 또는 과소 평정하는 경향을 말한다.

⑥ 총계적 오차(Total error) : 동일한 평정자에 대한 일관성이 없는 평정으로서 실제 평정과 평균치 간의 차이를 의미한다.

3 고충처리

가. 의의

고충처리는 개인의사기와 인사관리의 개선을 위해 매우 중요하며, 직원들의 권리의식과 함께 중시되고 있다.

나. 고충처리의 목적

직원들의 정당한 권리보호, 사기앙양, 하의상달의 의사전달체계의 개선, 신분보장 등이 있다.

다. 고충의 원인 또는 처리의 대상

① 고충처리의 대상은 주로 표시된 불만이 대상이다.

② 불만은 부당한 대우에서 주로 발생한다. 그러나 정당한 근거가 없는 불만도 대상이 될 수 있다.

③ 고충처리의 대상은 직장생활에 한하는 것이 일반적이다.

④ 처리방법에는 공식적인 처리방법(고충처리위원회, 미국의 MSPB)과 비공식적인 처리방법이 있는데, 부작용을 완화하기 위해 비공식적 방법이 많이 사용된다.

라. 옴부즈만제도(Ombzman)

① 옴부즈만이란 공무원의 위법·부당한 행위로 인하여 권익이 침해된 시민이 제기하는 민원·불평을 조사하여 관계기관에 시정을 권고함으로써 국민의 권리를 구제하는 기관으로 호민관 또는 행정감찰관을 뜻한다.

② 옴부즈만제도는 1809년 스웨덴에서 처음 명문화된 이후 현재는 많은 국가에서 이를 채택·실시하고 있다.

③ 우리나라는 대통령소속기관인 국민고충처리위원회가 옴부즈만에 해당한다.

4 제안제도(Suggestion System)

가. 의의

① 조직구성원으로 하여금 행정(경영)의 개선점 또는 보다 합리적이며 능률적인 관리방안을 제안시켜, 그것이 심의결과 기관의 운영전반에 큰 공헌이 있는 것으로 인정되는 경우 그 공헌의 정도에 따라 표창과 상금을 지급하는 제도를 말한다.

② 조직의 업무개선과 더불어 조직참여자들의 사기앙양에 도움이 되는 장치로서 인간관계론적인 행정의 한 접근방법이다.

나. 제안의 종류

① 자유제안 : 제안자가 과제선정을 자유로 정하여 제출하는 제안을 말하며, 과제선정의 대상에는 제한이 없다.

② 지정제안 : 기관에서 과제를 미리 지정하여 모집하는 제안을 말한다.

③ 직무제안 : 자기담당직무를 수행하는 과정에서 창의성을 발휘하여 업무의 현저한 개선효과를 거둘 수 있는 제안이다.

④ 추천제안 : 자체제안제도에 의하여 심사·채택된 제안이거나, 또는 이미 채택되어 실시중인 제안 중 그 내용이 우수하다고 인정되어 해당 제안을 채택한 것을 다시 상급부서에 추천한 제안을 말한다.

다. 제안제도의 장점

① 행정의 능률화와 예산절감에 기여
② 직무에 대한 관심, 근무의욕(사기) 향상
③ 창의력을 개발하고 문제해결능력 증진
④ 참여의식의 고취와 행정관리의 민주화 구현
⑤ 계층 간의 의사소통 촉진

참고하기

공무원의 능력발전 방안

방안	내 용
교육훈련	직무수행능력과 바람직한 공직관 함양
근무성적평정	직무수행능력 · 성적 · 태도 등을 평정하여 인사자료로 활용, 근평결과의 공개가 중요
승진	상위직급으로의 수직적 · 상향적 인사이동, 능력중심의 승진
배치전환	전직(다른 직렬로 이동), 보직(직렬 내 이동), 파견
직무확충	직무확장(횡적 확대), 직무충실(종적 심화)
제안제도	예산절감, 행정개선을 위한 아이디어 수집
기타	권한위임, 실적주의, 직업공무원제도, 조직의 동태화, 통솔범위의 확대, 참여확대(MBO 등) 등

3 직무확충, 직무충실화

가. 직무확충(Job Enlargement, 직무확대)

① 직무분담의 폭을 횡적(양적)으로 넓히는 것
② 담당업무의 수와 다양성의 증가
③ 직무분담의 재편성으로 인간의 자아실현적 욕구 충족
④ 직무의 수평적 변혁

나. 직무충실화(Job Enrichment)

① 단순히 직무의 수를 늘리는 것이 아니라 직무내용을 다양하게 하고 자율성과 책임을 더 많이 부여하는 방법이다.
② 허즈버그(F. Herzberg)의 2요인론을 바탕으로 나온 직무설계 방식으로 근무자에게 동기를 부여하여 직무만족과 성과를 높이는 데 목적이 있다.
③ 직무확대가 수평적으로 직무의 부담을 늘리는 데 반하여 직무의 충실화는 수직

적 직무의 부담, 즉 직무의 질(Quality)을 높이는 것이다.

④ 개인차, 직무특성을 고려하여 적용하여야 한다.

⑤ 직무를 재설계할 경우에 세심한 검토로 비용(-)보다는 이점(+)이 많을 때 실시하여야 한다.

4 보수체계

보수체계는 기본급의 결정기준에 따라 연공급, 직무급, 직능급으로 나눌 수 있다. 연공급은 보수를 생계의 원천이라고 생각하는 근로자의 입장을 고려한 반면, 직무급은 보수는 노동의 단순한 대가라고 생각하는 경영자의 입장을 반영한 체계라 할 수 있다. 연공급과 직무급이 너무 극단적인 성향이 있지만 직능급은 연공과 직무가 동시에 반영되는 절충형의 보수체계이다.

가. 연공급

① 연령, 근속기간, 학력, 성별 등 인적 요소를 중심으로 보수수준을 결정한다.

② 근속연수가 증가할수록 임금이 증가하는 체계로 근속연수가 증가할수록 직무숙련도 및 노동생산성이 증가한다는 논거를 깔고 있다.

③ 연공급의 장·단점

장점	단점
㉠ 생활보장, 고용안정 ㉡ 조직에 대한 귀속의식이 높음 ㉢ 서열의식이 강하여 사회적 질서의식과 합치 ㉣ 지휘체계의 안정 ㉤ 가족주의적 인간관계	㉠ 소극적·종속적 근무태도 ㉡ 전문인력의 확보가 곤란 ㉢ 능력 있는 젊은 층의 사기저하 ㉣ 인건비 부담의 가중 ㉤ 근무실적과 무관하며 동기유발 기능이 약함

나. 직무급

① 동일직무에는 동일한 보수를 지불하는 것을 원칙으로 한다.

② 직무의 중요도, 난이도, 기여도에 따라 직무의 질과 양에 대한 상대적 가치를 평가함으로써 보수를 결정한다.

③ 직무급은 직무에 대한 과학적 분석이 선행된다.

④ 직무분석, 직무평가, 직무의 표준화, 합리적인 인사관리 등이 전제된다.

⑤ 직무급의 장 · 단점

장점	단점
㉠ 직무중심으로 합리적 인사관리 가능 ㉡ 생산성 향상에 기여(능력주의) ㉢ 젊고 유능한 인재확보 용이 ㉣ 비합리적 인건비 과다지출 방지	㉠ 직무의 과학적 분석이 어려워 적용 곤란 ㉡ 연공중심의 풍토에서 오는 저항 ㉢ 종신고용 풍토의 혼란 ㉣ 평가와 관리의 객관성을 전제

다. 직능급

① 직무수행능력을 중심으로 하고 인적 요소를 반영하는 보수체계이다.

② 능력에 따라 승급하며 연공에 따라 호봉이 상승하는 체계이다.

③ 직능급의 장 · 단점

장점	단점
㉠ 근로자 능력신장에 기여 ㉡ 유능한 인재의 확보 가능 ㉢ 능력에 따른 보수결정으로 근로자 불평해소 ㉣ 완전한 직무급 도입이 어려운 조직에 적합	㉠ 직무수행능력에 치우쳐 일상업무의 소홀 ㉡ 직무수행능력이 떨어지는 근로자의 근무의욕이 상실되어 조직이탈 가능성 ㉢ 직무표준화와 직무분류가 미비할 때 효과를 기대하기 어려움

라. 연봉제

① 정의 : 연봉제는 기존 임금체계의 '연공서열'에 따른 방식이 아닌 '개인의 능력, 업적, 공헌도를 기준으로 계약에 의해 연간 임금수준을 결정하는 능력중시 임금지급체계'를 말한다. 1년을 단위로 매년 '개인의 업무 성과'에 따라 임금을 차별화하여 계약하는 능력주의(성과주의)형 임금제도이다.

② 도입배경

㉠ 한정된 임금재원을 근속, 직급기준에 따라 획일적으로 분배하는 현재의 연공적 임금체계로는 고성과 · 고부가가치의 창출이 불가능하다.

㉡ 평준화된 임금은 저임금의식을 형성 → 저효율 · 저부가가치 → 고임금 · 고노무비 초래

㉢ 기여도가 큰 생산성, 고부가가치 계층에 고임금 지급 : 더 큰 생산성, 부가가치 창출로 기업 전체적인 저인건비율 실현 수단

㉣ 무사안일 쇄신과 조직활성화

③ 연봉제의 장 · 단점

장점	단점
㉠ 연공서열, 무사안일 쇄신과 조직활성화 ㉡ 실적에 대응한 보수지급 ㉢ 인센티브 부여로 경쟁 유발 ㉣ 능력발전과 성과중심의 실력주의의 강화 ㉤ 우수인재 유치 용이 ㉥ 임금체계 간소화 및 임금관리 효율화 ㉦ 목표관리의 효율화	㉠ 공정한 성과평가 기준 마련이 어려움 ㉡ 팀워크나 부문 간 · 개인 간 연대감 저해 ㉢ 단기적이고 가시적 업적이나 하위목표에만 집착하여 목표전환을 초래할 가능성 ㉣ 불공평감의 증대

마. 성과급

① 근로자의 작업에 대한 노력 및 능률의 정도를 고려하여 높은 능률의 근로자에게는 높은 임금을 지급함으로써 그들의 생활을 보장하는 동시에 노동생산성을 향상시키고자 하는 임금형태이다.

② 성과급제도의 전제조건

㉠ 생산단위의 측정이 가능한 경우

㉡ 작업자의 노력과 생산량의 연계가 명확한 경우

㉢ 직무가 표준화되어 있고 작업의 흐름이 정규적인 경우

㉣ 생산의 질이 생산량보다 덜 중요하거나 그 질이 일정한 경우

㉤ 작업자에 대한 감독을 철저하게 할 수 있는 경우

㉥ 경쟁적이어서 사전에 단위 생산비 중 노무비가 결정되어 있는 경우

③ 성과급의 장 · 단점

장점	단점
㉠ 합리성, 공평감 ㉡ 작업능률 자극, 소득증대 효과 ㉢ 직접 노무비가 일정하므로 원가 계산 용이	㉠ 표준단가 결정, 작업량 측정 곤란 ㉡ 심신과로, 수입 불안정 ㉢ 제품품질 저하, 기계설비 소모

◈ 참고자료 _ [중앙부처 여성 고위직 11%...아직 멀었다]

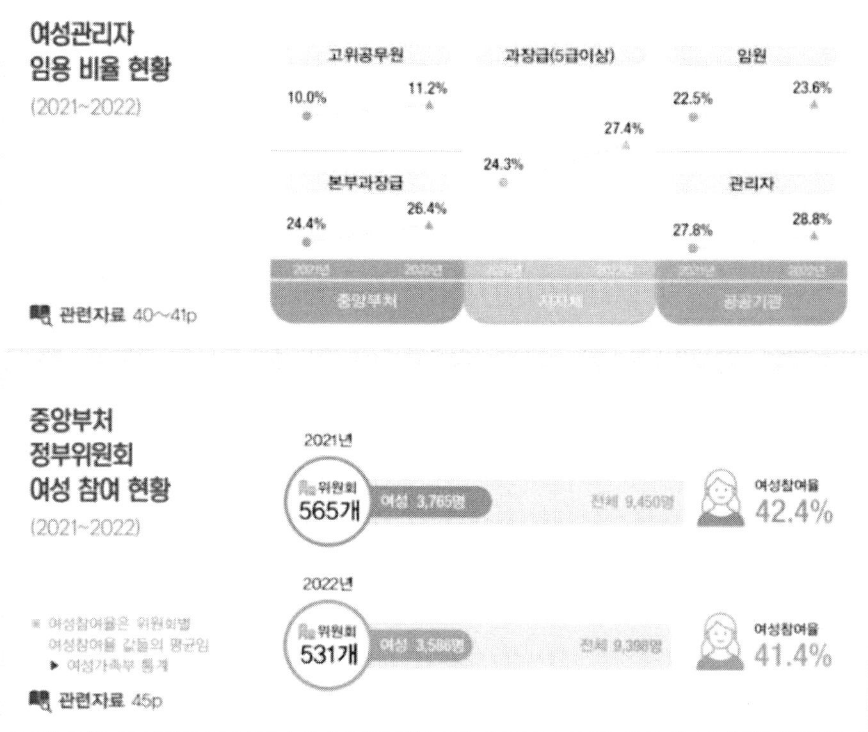

여성관리자
임용 비율 현황
(2021~2022)
고위공무원
10.0%
11.2%
과장급(5급이상)
24.3%
27.4%
임원
22.5%
23.6%
본부과장급
24.4%
26.4%
관리자
27.8%
28.8%
중앙부처
지자체
공공기관
관련자료 40~41p
중앙부처
정부위원회
여성 참여 현황
(2021~2022)
2021년
위원회
565개
여성 3,765명
전체 9,450명
여성참여율
42.4%
2022년
위원회
531개
여성 3,586명
전체 9,398명
여성참여율
41.4%
관련자료 45p

<2023 공공부문 통합인사 연차보고서_인사혁신처>

정부는 2023년 9월 19일 양성평등·장애인·지역인재 등 분야별로 통계 현황을 담은 '2023공공부문 통합인사 연차보고서'를 발표했다. 보고서를 보면 지난 2019년 이후 4년 동안 공공부문 여성 관리자 임용목표를 초과 달성했다. 각 분야별 여성 관리자 임용목표 비율은 중앙부처의 경우 고위공무원 10.2%, 본부 과장급 25%이며 지방자치단체 5급 이상 24.5%, 공공기관 임원과 관리자 각각 23%, 28%이다.

중앙부처 여성 고위공무원 수가 175명으로 전체의 11.2%에 그쳤다. 임용목표는 달성했으나 아직 멀었다. 조직 내 다양성을 확보하고 의사결정 과정에서 성별 균형을 맞추기 위해서는 여성 고위직 비중이 더 늘어나야 한다.

<출처 : 여성신문 2023.09.20. 21:38>
https://www.womennews.co.kr/news/articleView.html?idxno=240

Chapter 12

보건재무행정

12
Chapter

보건재무행정

개요

이 장에서는 보건 조직목표 달성에 필요한 물적자원을 확보하고 보건조직이 마련한 경제적 자원의 동원과 관리에 관한 결정이 시장경제체제와 어떠한 관계를 갖는가에 초점을 두어 보건재무행정의 기초이론과 그 내용을 이루고 있는 예산과정 및 주요 예산제도를 살펴본 후 궁극적으로는 의료기관 회계기준규칙에 준거한 재무제표를 이해하도록 학습한다.

학습목표

1. 보건행정 물적자원관리 개념을 이해한다.
2. 보건예산의 개념과 그 운용의 기본원리를 파악한다.
3. 보건예산제도의 종류와 장단점을 이해한다.
4. 보건예산제도의 과정을 각 단계별로 설명할 수 있다.

12.1 보건재무행정 기초이론

1 재무행정의 기초이론

재무행정이란 '국가 및 보건관계기관이 공공정책을 수행하는 데 필요한 재원을 동원·관리·운용하며 또한 이를 위한 정책을 결정하고 수행하는 것'을 말한다.

가. 재정정책의 3대 요소

① 세입예산(조세, 세금)
② 세출예산(정부지출)
③ 공채발행

나. Dimock(재무행정의 구성요소)

① 예산
② 회계
③ 감사
④ 구매

다. White(예산의 과정)

예산편성 → 심의 → 집행 → 회계감사

2 보건재정과 예산

1 보건재정과 예산의 개념

가. 보건재정

재무재정은 국가 및 보건관련기관의 물적 자원을 효율적으로 관리하는 분야로 외부환경과 밀접한 관련을 가진다. 재정정책의 3대 요소는 세입예산(조세, 세금), 세출예산(정부지출), 공채발행으로 볼 수 있다. 재정의 3대 원칙은 다음과 같다.

① 양출제입의 원칙 : 얼마만큼 지출이 필요한가를 우선 책정하고, 다음에 일정한 조세 수입을 고려한다.
② 수지균형의 원칙 : 조세 수입과 경비 지출을 일치시킨다.
③ 능력의 원칙 : 국민의 부담 능력에 맞게 조세를 부과한다.

나. 예산의 개념

① 실질적 개념 : 국가의 실질적인 세입·세출예산으로서 1회계연도의 예정된 계획서
② 행정관리적 개념 : 행정부 최고 관리계층의 이념을 달성하기 위하여 편성된 예산
③ 과정으로서의 예산의 개념
㉠ 예산의 일반적 과정 : 예산편성 → 예산심의 → 예산집행 → 회계검사 및 감사
㉡ 보건복지부의 편성 → 국회의 심의·의결 → 보건복지부의 집행 → 감사원의 회계검사를 거친 국가재정의 계획서

<출처> 김기훈 외, 「보건행정학」, 계축문화사, 2012, p.95~98

2 예산의 원칙과 기능

가. 예산의 원칙의 의의

예산의 원칙이란 예산의 편성 및 집행에 있어서 준수해야 할 원칙을 말한다. 입법국가에서의 전통적 예산의 원칙은 행정부에 대한 의회의 통제수단으로서 발전되어 왔다. 한편, 현대 행정국가에서는 정부기능의 확대·강화로 인해 정부의 재정활동의 범위가 넓어지게 되었고, 국민경제에 있어서 재정의 중요성이 중시됨에 따라 과거의 통제중심의 원칙에서 벗어나 행정관리의 합리화를 위한 현대적 예산원칙이 제창되었다.

나. 전통적 예산원칙

입법국가시대의 예산원칙으로 일명 통제지향적 예산원칙이라고도 부른다. Neumark와 Sundelson에 의해 주장되었다.

① 공개성의 원칙 : 예산의 편성·심의·집행 등에 관한 정보를 공개해야 한다.
[예외] 신임예산(제2차 세계대전 때 영국 등), 우리나라 일부 국방비·외교활동비와 정보비

② 명료성의 원칙 : 예산은 모든 국민이 이해할 수 있도록 합리적 관점에서 분류되고 명료·정확하게 표시되어야 한다는 원칙이다.
[예외] 총액계상예산, 안전보장 관련 예비비

③ 정확성(엄밀성)의 원칙 : 예산은 정확하고 엄밀하게 표시되어야 한다는 원칙이다.

④ 완전성의 원칙(예산총계주의의 원칙) : 예산에는 모든 세입·세출이 완전히 계상되어야 하며, 예산에 계상되지 않은 수입·지출은 인정될 수 없다는 원칙이다. 즉, 예산에는 모든 정부활동이 예외 없이 반영되어 있어야 한다는 것이다.
[예외] 순계예산, 기금, 현물출자, 외국차관의 전대, 수입대체경비, 국가연구개발사업의 대사

⑤ 단일성의 원칙 : 예산은 전체적 관련성 파악과 국민의 예산 이해증진 및 국회의

예산통제권 행사를 위해 단일한 것이어야 하며, 추가경정예산이나 특별회계예산은 가급적 평성하지 않도록 해야 한다는 원칙이다.

[예외] 특별회계, 추가경정예산, 기금

⑥ 사전의결(사전승인)의 원칙 : 예산은 지출이 행해지기 전에 국회에 제출되고 심의 · 의결되어야 한다는 원칙을 말한다.

[예외] 사고이월, 준예산, 예비비, 전용

⑦ 통일성의 원칙 : 특정한 세입과 특정한 세출이 연결되어서는 안 된다는 원칙이다.

[예외] 목적세, 특별회계예산, 기금, 수입대체경비

⑧ 한정성의 원칙 : 지출기간(회계연도 독립의 원칙), 지출과목, 지출주체 등에 있어서 명확하게 한정된 대로 예산이 집행되어야 한다는 원칙이다.

[예외] 이용, 전용, 예비비, 계속비, 이월, 과년도수입, 과년도지출 등

다. 현대적 예산원칙

행정국가시대의 예산원칙으로서 일명 관리지향적 예산원칙이라 불린다. Smith에 의해 주장되었다.

① 행정부 책임의 원칙 : 행정부는 입법부의 의도를 행정수반이 지휘 · 감독 아래 허용된 예산에 의해 가장 능률적인 방법으로 실현시켜야 할 책임을 진다는 것이다.

② 행정부 사업계획의 원칙 : 예산의 편성 · 기획은 행정수반의 직접적 감독 아래서 전체 사업계획과 밀접한 관련성을 가지며 이루어져야 한다는 것이다.

③ 보고의 원칙 : 예산의 편성 · 심의 · 집행 등은 정부의 각 행정기관으로부터 올라오는 보고에 기초하며, 업무의 집행상황에 관한 최신정보가 제공되어야 한다.

④ 다원적 절차의 원칙 : 모든 정부기관은 다양한 예산절차를 활용함으로써 유효적적하게 예산을 운용해야 한다는 것이다.

⑤ 적절한 수단구비의 원칙 : 행정부 책임의 원칙을 이행하기 위해서는 행정수반의 직접 감독하에 유능한 공무원이 배치되어 있는 예산기과이나 월별 · 분기별로 예산을 배정할 권한, 준비금제도 등 적절한 행정수단이 필요하다는 것이다.

⑥ 시기의 신축성의 원칙 : 사회 · 경제상태의 변화에 신속히 대응할 수 있도록 사업을 실시하는 시기를 행정부가 융통성 있게 조정할 수 있게 해야 한다는 것이다.

⑦ 행정부 재량의 원칙 : 입법무가 예산안을 심의 · 의결할 때 심의를 엄격히 하되 총괄적으로 하여 입법부의 정치적 방침에 위배되지 않는 한 행정부가 필요한 운용수단을 결정할 수 있도록 재량권을 부여해야 한다는 것이다.

⑧ 예산기구 상호교류의 원칙 : 예산기능은 중앙예산기관만의 기능이 아니라 행정기구 전체에 얽혀 있는 과정이므로 중앙예산기관과 각 부처 예산기관 간에는 상호교류로 능률적 · 적극적인 협력관계가 확립되어야 한다는 것이다.

◈ **전통적 예산원칙과 현대적 예산원칙의 비교**

전통적 예산원칙 (입법부 예산원칙, Neumark의 예산원칙 통제중심적 예산원칙)	현대적 예산원칙 (행정부 예산원칙, Smith의 예산원칙 관리중심적 예산원칙)
① 공개성의 원칙 ② 명료성의 원칙 ③ 완전성의 원칙 ④ 단일성의 원칙 ⑤ 한정성의 원칙 ⑥ 엄밀성의 원칙 ⑦ 사전승인의 원칙 ⑧ 통일성(Non-affection)의 원칙	① 계획의 원칙 ② 책임의 원칙 ③ 보고의 원칙 ④ 수단구비의 원칙 ⑤ 다원적 절차의 원칙 ⑥ 재량의 원칙 ⑦ 시기융통성의 원칙 ⑧ 예산기구 교류의 원칙

라. 예산의 기능

① 재정통제의 기능 : 국민의 대표인 의회가 행정부에 대해 행사하는 민주통제의 기능
② 정치적 기능 : 국민의 이해관계를 조정하고 이에 따른 가치배분의 기능
③ 경제적 기능
  ㉠ 경제안정기능 : 국민경제생활의 균형을 유지하는 기능
  ㉡ 경제성장촉진기능 : 주로 개도국의 경제성장을 위한 자본형성
  ㉢ 소득재분재기능 : 세율조정이나 사회보장적 지출을 통하여 소득재분배형성
  ㉣ 자원배분기능 : 자원을 필요에 맞게 효율적으로 배분하는 기능
④ 관리적기능 : 각 부처의 예산을 검토 · 사정 · 관장 · 관리하는 기능
⑤ 계획기능(기획기능) : 조직의 목표를 결정하고, 그 목표를 성취하기 위해 투입될 자원을 결정하고 자원을 배정 · 사용하기 위한 정책들을 결정하는 일련의 기능
⑥ 법적 기능 : 법률에 근거하여 지출이 이루어졌는가를 파악하는 기능
⑦ 감축기능 : 경제불황으로 자원의 부족과 예산의 절감을 위해 정부지출을 감축하는 관리기능을 말한다.

<출처> 문상식 · 최만규, 「보건행정학」, 보문각, 2010, p.337

마. 예산집행의 신축성 유지

① 이용(移用) : 입법과목인 장(章), 관(款), 항(項) 간의 상호융통을 말한다. 예산의 이용(移用)은 입법과목이므로 원칙적으로 불허하지만, 예산집행상 필요에 의해서 미리 예산으로서 국회의 의결을 얻었을 때에는 기획재정부장관의 승인을 얻어 이용하거나 기획재정부장관이 위임하는 범위 안에서 자체적으로 이용할 수 있다.

② **전용(轉用)** : 행정과목인 세항(細項), 목(目) 간의 상호융통을 말한다. 예산의 전용은 국회의 사전승인까지는 필요하지 않지만 기획재정부장관의 승인을 요한다.
③ **이체(移替)** : 정부조직 등에 관한 법령의 제정이나 개정 또는 폐지로 인하여 그 직무권한에 변동이 있을 경우 예산집행에 관한 책임소관을 변경시키는 것이다. 예컨대, 청소년 보호기능이 보건복지부에서 여성가족부로 이관되었다면, 조직개편에 따른 예산항목의 전환을 위해 예산의 이체(移替)가 이루어진다.
④ **이월(移越)** : 당해연도 내에 사용하지 못한 예산을 다음 연도의 예산으로 넘겨 사용하는 것을 말하다. 이월에는 명시이월(明示移越)과 사고(事故移越)이월이 있는데, 명시이월은 세출예산 중 연도 내에 그 지출을 끝내지 못할 것이 예상될 때에는 미리 국회의 승인을 얻어 다음 연도에 사용하는 제도이고, 사고이월은 지출원인행위를 하고 불가피한 사유로 인하여 연도 내에 지출하지 못한 경비와 지출원인행위를 하지 아니한 부대경비의 금액에 한하여 인정된다.
⑤ **예비비(豫備費)** : 예측할 수 없는 예산 외의 지출 또는 예산초과지출을 충당하기 위해서 계상된 경비로서 총액으로 국회의 의결을 얻어야 한다.
⑥ **계속비(繼續費)** : 완성에 수년간 요하는 공사나 제조 및 연구개발사업에서는 경비의 총액과 연부액(年賦額)을 정하여 미리 국회의 의결을 얻은 범위 내에서 수년도에 걸쳐 지출할 수 있는 경비를 말한다.
⑦ **국고채무부담행위** : 법률, 세출예산, 계속비 외에 정부가 채무를 부담하는 행위로서 이러한 행위를 할 때에는 미리 예산으로서 국회의 의결을 얻어야 한다.
⑧ **수입대체경비** : 지출이 직접 수입을 수반하는 경비로서 용역과 시설을 제공하여 발생하는 수입과 관련된 경비, 즉 국가가 특별히 서비스를 제공하고 그 제공을 받은 자로부터 비용을 징수하기 위하여 소요되는 경비를 말한다.

<출처> 문상식 · 최만규, 「보건행정학」, 보문각, 2010, p.351 / 김중규, 「선행정학」, 에드민, 2008, p.1046

3 예산의 종류

가. 일반회계와 특별회계

① 일반회계 : 국회의 심의 · 의결을 거친 일반회계 사무와 관련하여 편성한 예산
② 특별회계 : 국가가 특정한 목적이나 사업을 설치할 필요가 있을 때(정보통신 · 철도 · 양곡 · 조달사업), 특정한 세입이 특정한 세출로 직접 연결될 필요가 있을 때(목적세)
③ 통합예산 : 국가재정의 총규모를 파악하고자 분류(일반회계+특별회계+기금 포함)

나. 예산성립시기에 따른 분류(본예산, 수정예산, 추가경정예산)

① 본예산 : 최초로 편성되어 국회에서 심의 · 의결 · 확정된 예산

② 수정예산 : 국회에서 심의 · 의결 중 예산액의 변경을 가하는 예산

③ 추가경정예산

㉠ 추가경정예산은 예산안이 국회를 통화하여 예산이 성립된 이후 예산에 변경을 가할 필요가 있을 때에 이를 수정 · 제출하여 국회의 심의를 거쳐 성립되는 예산이다.

㉡ 추가경정예산은 예산이 국회를 통과하여 성립된 이후에 변경하는 것인데 비해, 수정예산은 예산이 국회를 통과하기 이전에 수정되는 제도이다.

㉢ 추가경정예산은 일반적으로 약식으로 심의되고 있어 본예산을 심의할 때 삭감된 항목의 부활이 가능하다.

㉣ 추가경정예산은 본예산을 집행하는 과정에서 예산변경의 사유가 발생하였을 때 편성한다는 점과 국회의 심의 · 의결을 받아야 한다는 특징이 있다.

㉤ 일반적으로 예기치 못한 사유가 발생해 예산변경이 필요한 경우 예비비로 충당하거나 이용(移用) · 전용(轉用)을 이용해야 하지만, 이것으로 감당하기 어려운 재원은 추가경정예산 편성의 사유가 된다.

㉥ 국가재정법에서는 추가경정예산의 편성을 극히 제한적으로 허용하고 있는데, ⓐ 전쟁이나 대규모 자연재해가 발생한 경우, ⓑ 경기침체 · 대량실업, 남북관계의 변화, 경제협력과 같은 대내 · 외 여건에 중대한 변화가 발생하였거나 발생할 우려가 있는 경우, ⓒ 법령에 따라 국가가 지급하여야 하는 지출이 발생하거나 증가하는 경우 등으로 제한하고 있다.

㉦ 추가경정예산은 본예산과 별개로 성립 · 집행되므로 예산단일성 원칙의 예외가 된다.

<출처> 문상식 외, 「보건행정학」, 보문각, 2013, p.360

다. 예산불성립시 분류(준예산, 잠정예산, 가예산, 답습예산)

① 준예산 : 새로운 회계연도가 개시될 때까지 예산이 국회에서 의결되지 못한 때에 정부가 국회에서 예산안이 의결될 때까지 전년도 예산에 준하여 경비를 지출할 수 있는 예산이다(한국, 독일). - 우리나라는 1960년부터 준예산제도를 채택하고 있으나 실제 준예산을 사용해 본적은 없다.

② 잠정예산 : 회계연도 개시 최초 수개월 분의 예산을 국회가 의결하여 운영하며 국회의 승인이 필요하다는 면에서 준예산과 다르다(영국, 일본, 캐나다).

③ 가예산 : 예산이 의결되지 못한 때에 국정상의 지장을 막기 위하여 단기간에 걸쳐 잠정적으로 편성하는 예산이다.

◈ 예산의 종류 정리

본예산	최초로 편성되어 국회에서 심의 · 의결 · 확정된 예산
수정예산	국회에서 심의 · 의결 중 예산액의 변경을 가하는 예산
추가경정예산	국회에서 심의 · 의결 · 확정된 후 예기치 못한 사태로 변경을 가하는 예산으로, 횟수에는 제한이 없으며, 반드시 국회의 심의 · 의결을 거쳐야 한다.
준예산	새로운 회계연도가 개시될 때까지 예산이 국회에서 의결되지 못한 때에 정부가 국회에서 예산안이 의결될 때까지 전년도 예산에 준하여 경비를 지출할 수 있는 예산이다(한국, 독일).
잠정예산	회계연도 개시 최초 수개월 분의 예산을 국회가 의결하여 운영하며 국회의 승인이 필요하다는 면에서 준예산과는 다르다(영국, 일본, 캐나다).
가예산	새로운 회계연도가 개시될 때까지 예산이 국회에서 의결되지 못한 때에 처음 한 달의 예산을 국회의 의결로 미리 쓰는 제도
답습예산	예산 불성립시 편성하는 예산(미국)

12.2 보건예산의 분류

1 예산의 분류

가. 품목별 분류

① 개념 : 정부가 필요한 사무용 비품이나 인건비, 공공요금, 봉급 등으로 편성한다.

② 특성

㉠ 입법부의 행정부 통제 용이

㉡ 행정부의 재량행위 억제

㉢ 공무원의 부정부패 방지

㉣ 행정에 필요한 각종 자료 · 정보 제공

㉤ 회계책임이 명확하고 회계검사가 용이

㉥ 예산과 사업계획을 연계시킬 수 없음

나. 기능별 분류

① 개념 : 예산과 국가의 사업활동 · 기능별로 편성한 예산(성과주의 예산)

② 특성

㉠ 품목별 분류의 한계점을 극복하고자 나타남

㉡ 방위비, 교육비, 경제개발비, 사회개발비, 일반행정비, 지방재정교부금, 채무상환비

㉢ 행정부의 재량행위 확대(신축성, 탄력성 부여, 관리중심)

㉣ 행정부가 사업계획 수립에 용이(국회의 예산심의 용이)
㉤ 정부가 국민에 대한 PR에 용이하고 국민이 이해하기가 용이해서 일명 '시민을 위한 분류방법'이라 불림
㉥ 공공사업을 별도로 편성하지 않음

다. 조직체별 분류

① 예산을 편성 · 심의 · 집행하는 주체에 따라 분류(부처별 · 소관별 · 기관별 분류)
② 가장 오래된 분류방식
③ 입법부 예산심의에 가장 유용(통제중심)

라. 경제성질별 분류

① 예산이 국민경제에 미치는 영향을 파악하고자 편성
② 가장 대분류 방식(다른 분류와 병행해야 함)
③ 최고관리계층에서 주로 이용
④ 인플레이션이나 디플레이션 방지 가능
⑤ 예산을 경상계정(일반회계)과 자본계정(특별회계)으로 구분

2 보건예산의 과정

예산편성 → 예산심의 → 예산집행 → 예산결산 → 회계검사

가. 예산편성(주체 : 행정부)

① 정부가 다음 회계연도에 수행할 정책이나 사업을 금액으로 표시한 계획을 작성하는 과정이다.
② 중기사업계획서 세출 → 예산편성지침 및 기준 시달 → 예산요구서 작성 및 제출 → 예산의 사정 → 정부예산 확정 및 국회제출

나. 예산심의(주체 : 입법부)

① 행정부가 편성한 예산안은 국회의 심의를 거치게 되어 있다.
② 본회의 시정연설 → 상임위원회 예비심사 → 예산결산특별위원회종합심사 → 본회의의결

다. 예산집행(주체 : 행정부)

① 국가의 수입 · 지출을 실행 · 관리하는 모든 행위이다.
② 배정 → 재배정 → 지출원인행위 → 지출

라. 예산결산(주체 : 입법부)

① 1회계연도 동안의 국가의 수입 · 지출의 실적을 확정적 계수로써 표시하는 행위이며, 예산에 의하여 수입 · 지출을 한 정부의 사후적 재무보고를 의미한다.

② 출납사무완결 → 결산서 작성 및 제출 → 결산검사 및 송부 → 결산보고서 제출 → 결산심의(국회) 및 회계검사(감사원)

마. 회계검사(주체 : 입법부)

정부기관의 재정활동 및 그 수지결과를 검사 · 보고하는 행위이다(감사원의 결산확인).

3 예산의 심의과정

본회의 시정연설 → 상임위원회 예비심사 → 예산결산특별위원회 종합심사 → 본회의 의결

가. 본회의 시정연설

① 예산안이 국회에 제출되면 본회의에서 대통령의 시정연설과 기획재정부장관의 예산안 제안 설명이 행해진다. 시정연설은 정치 · 경제 · 사회 등 국정전반에 대한 대통령의 시각과 정책의지가 담겨 있다.

② 본회의 시정연설 시 대정부질의와 국정감사가 이루어진다. 국정감사의 목적은 국정운영을 감사하여 그 결과를 새해 예산심의에 반영시키는 데 있다. 국정감사는 매년 9월 10일부터 20일간 행한다(여야 간 조정으로 일정조정 가능). 따라서 시기적으로 보면 대통령의 시정연설보다 국정감사가 먼저 실시되는 편이다.

나. 상임위원회 예비심사

① 본회의에서 시정연설이 끝나면 예산안은 소관 상임위원회(보건복지부는 보건복지위원회)로 회부되어 예비심사를 받게 된다.

② 예비심사는 소관 상임위원회에서 소관 부처 장관의 정책설명을 들은 후 의원들이 정책질의를 하는 순서로 진행된다. 부처별 심의나 계수조정을 위한 소위원회가 구성되어 결정하고, 소관 상임위원회의 의견이 되어 국회의장에게 보고된다.

③ 국회의장은 정부예산안에 상임위원회 예비시사보고서를 첨부해 이를 예산결산특별위원회에 회부한다.

다. 예산결산특별위원회 종합심사

① 각 상임위원회의 예비심사를 거친 후 예산결산특별위원회의 심사를 거친다. 예산안을 종합 · 조정하기 위해서 계수조정위원회를 구성하고 구체적인 심사를 한다.

② 계수조정위원회는 가장 실질적인 심의과정이며 치열한 로비가 동반된다. 일반적으로 소위원회의 수정안이 예산결산특별위원회안으로 채택된다.

③ 예산결산특별위원회의 종합심사는 구체적으로 아래의 순서를 밟는다. 이는 상임위원회의 예비심사 과정과 흡사하다.

㉠ 기획재정부장관의 예산안 제안설명

㉡ 예산결산특별위원회 소속 전문위원 검토보고

㉢ 종합정책 질의와 답변

㉣ **부처별 예산안 심의와 계수조정** : 계수조정 작업은 예산안 조정 소위원회가 구성되어 행한다. 소위원회는 보통 14~15명으로 구성되며 국회예산결정에서 사실상 소위원회의 권한은 막강하다.

㉤ 예산결산특별위원회 전체회의 의결

라. 본회의 의결

예산결산특별위원회의 종합심사가 끝나면 사실상 예산심의는 종결된 것이다. 형식적으로나마 본회의에서 의결을 거쳐 예산안 심의를 종결짓는다. 국회가 예산안을 회계연도 개시 전까지 확정시키지 못하였을 경우에는 준예산에 의해 예산을 집행한다.

<출처> 문상식 · 최만규, 「보건행정학」, 보문각, 2013, p.364~365

4 예산제도

가. 품목별 예산제도(LIBS ; Line Item Budgeting System)

통제중심의 예산으로 지출의 대상이 되는 물품 또는 품목(인건비, 물건비, 여비 등)을 기준으로 하는 예산제도이다.

나. 성과주의예산제도(PBS ; Performance Budgeting System)

① 관리지향적 예산제도로 국가의 활동 · 기능 · 사업을 기준으로 편성한 예산제도이다.

② '단위원가(업무측정단위 하나를 생산하는 데 소요하는 경비) × 업무량(사무량) = 예산액'이 된다.

③ 수단보다는 목적 · 사업을 중시한다(예산절약에 기함).

다. 계획예산제도(PPBS ; Planning & Programming Budgeting System)

단기적인 예산과 장기적인 계획을 하나로 결합하여 의사결정의 일원성을 확보함으로써 예산의 절약과 능률성 같은 자원배분의 최적을 기하려는 기획중심의 예산이다.

라. 영기준예산제도(ZBB ; Zero-Base Budgeting System)

① 전년도 예산이나 정책·사업을 기준으로 하지 않고 '0'의 수준에서 새로이 정책·사업을 편성하는 감축중심의 예산이다.

② 전년도 예산을 기준으로 예산을 결정하는 점증주의적 관행을 탈피하려는 목적이 주된 목적이다. 미국의 주정부와 민간기업에서 사용된다.

③ '계속사업+신규사업'을 비교·분석하여 우선순위를 결정한다.

④ 과정 : 하부의 의사결정단위(부, 과)에서 모든 정책을 패키지로 작성한다. 작성된 패키지에 포함된 정책에 대한 비용-편익분석을 하여 우선순위를 결정한 후 상위관리자에게 제출한다. 상위관리자는 정책패키지를 검토해서 다시 서열화작업을 하여 다음 상위관리자에게 제출한다. 기존에 추진 중인 사업이라도 그 순위가 떨어지는 사업은 예산배정에서 탈락된다.

⑤ 장점

㉠ 점증주의 방식을 탈피하여 가용자원의 효율적 배분이 가능하다.

㉡ 중·하위관리자를 예산편성에 참여시킴으로써 예산의 효율적 집행이 가능하다.

㉢ 추진 중인 사업에 대한 지속적인 평가가 가능하다.

㉣ 영기준예산은 어떤 예산제도와도 공존할 수 있다.

㉤ 예산팽창을 방지할 수 있다.

⑥ 단점

㉠ 취지는 좋지만, 매년 거대한 국가정책의 효율성을 재검토하는 것이 현실적으로 불가능하다.

㉡ 의사결정패키지를 매년 재검토하고 분석하는데 시간과 비용, 노력이 많이 든다.

㉢ 갑자기 중단될 수 있으므로 예산정책의 일관성이나 지속성이 유지되지 못할 가능성이 크다.

㉣ 상부에서는 하부에서 결정된 우선순위를 반영하지 않을 수도 있다.

㉤ 경직성이 강한 부문에는 적용하기 어렵다.

㉥ 갑작스런 사업축소나 사업중단에 대한 이해당사자들의 반발가능성이 높다.

마. 일몰법(Sunset Law Budgeting System) 예산

① 특정의 행정기관이나 사업이 일정기간(3~7년)이 지나면 국회의 재보증을 얻지 못하는 한, 자동적으로 폐지되게 하는 법률이나 예산

② 일몰법 예산은 정책의 자동적 종결과 주기적인 재심사를 특징으로 하며, 영기준예산의 연장적 사고로 볼 수 있다.

③ 일몰법은 현사업의 능률성과 효과성을 새로 검토하고 사업의 계속여부를 결정하기 위한 재심사라는 점, 기득권의식을 없애고 자원의 합리적인 배분을 기할 수

있다는 점, 감축관라라는 점이 영기준예산과 공통점이다.

④ 일몰법은 검토주기가 3~7년으로 비교적 장기라는 점이 1년마다 평가하는 영기준 예산과는 차이점이다.

<출처> 김중규, 「선행정학」, 에드민, 2008, p.1005~1006

바. 자본예산제도(CBS : Capital Budgeting System)

정부예산을 정책이나 절차상의 편의를 위해 경상지출과 자본지출로 나누고, 경상지출은 수지균형을 원칙으로 하여 조세수입으로 충당(운영예산이라 함)하며, 자본지출은 적자재정이나 공채발행으로 충당하는 복식예산제도이다.

◈ **주요예산제도의 특징 비교**

구분	특징	시기	중점	장점	단점
품목별 예산 (LIBS)	지출의 대상·성질 또는 구입물품·서비스 중심	1920~ 1930년대	재정통제 회계책임	회계책임 명확화 재정통제 용이	신축성 저해 성과·지출 목적 불분명
성과주의 예산 (PBS)	기능→사업→활동으로 사업분류 세부사업예산=단위원가×업무량	Truman 대통령(1950) 후버(Hoover) 위원회가 건의	사업중심 관리중심	사업목적 분명 신축성 유지	회계책임 불문명
계획예산 (PPBS)	계획+예산 자원의 합리적 배분	Johnson 대통령(1965)	계획중심 Planning →Programming →Budgeting	조직간 장벽 제거	예산편성의 집권화 환산작업 곤란 하향적·예산 평성
목표관리 예산 (MBO)	구성원의 참여에 의한 예산편성 단기목표강조	Nixon 대통령(1973)	분권적·상향적 예산 관리기능 위주	민주적	단기목표에 치중
영기준예산 (ZBB)	전년도 예산을 기준으로 하지 않음 계속사업·신규사업을 모두 분석	Carter 대통령(1979)	우선순위 중심 자원난시대에 적합한 예산	예산의 팽창 방지	사업축소로 인한 반발 시간·노력과다 소모
일몰법예산 (Sunset Law)	3~7년 경과 후 국회의 재보증을 얻지 못하면 자동 폐기	1980년대	정책의 자동종결과 주기적 재심사 자원난시대 대비	시간·노력 절감 예산팽창 방지	

◈ 예산제도이론의 변천

연대	목적	예산제도
1920년대	• 예산통제목적	• 품목별 예산
1930년대	• 사업성과의 명확화 • 공공투자사업의 확충	• 성과주의예산 • 자본예산제도
1960년대	• 계획과 예산의 연계	• 계획예산제도
1970년대	• 예산편성을 통한 감축관리 • 의회 · 입법을 통한 감축관리	• 영기준예산 • 일몰예산

5 재무제표(Financial Statements)

가. 개념

① 일정기간 기업의 경영성적 · 재정상태를 기록 · 계산한 회계보고서를 말한다.

② 기업의 경영활동을 화폐가치로 기록 · 계산하고, 일정기간 기업의 노력과 그 성과(경영성적), 기업이 소유하고 있는 자산 · 부채 및 기업자본의 재고(재정상태) 등을 명확하게 하기 위한 보고서이다.

나. 의료기관 회계기준 규칙

① 목적(제1조) : 이 규칙은 「의료법」 제62조에 따라 의료기관의 개설자가 준수하여야 하는 의료기관 회계기준을 정함으로써 의료기관 회계의 투명성을 확보함을 목적으로 한다.

② 의료기관 회계기준의 준수대상(제2조)

㉠ 「의료법」 제62조 제2항에 따라 의료기관 회계기준을 준수하여야 하는 의료기관의 개설자는 100병상 이상의 종합병원(이하 '병원'이라 한다)의 개설자를 말한다.

㉡ ㉠에 따른 병상수는 해당 병원의 직전 회계연도의 종료일을 기준으로 산정한다.

③ 의료기관 회계기준의 준수대상(제2조)

㉠ 병원의 개설자인 법인의 회계와 병원의 회계는 이를 구분하여야 한다.

㉡ 법인이 2이상의 병원을 설치 · 운영하는 경우에는 각 병원마다 회계를 구분하여야 한다.

④ **재무제표(제4조)** : 병원의 재무상태와 운영성과를 나타내기 위하여 작성하여야 하는 재무제표는 다음과 같다(재무제표의 세부작성방법은 보건복지부장관이 정하여 고시한다).

㉠ 대차대조표(재무상태표)

㉡ 손익계산서(포괄손익계산서)

㉢ 기본금변동계산서(병원의 개설자가 개인인 경우를 제외한다)

㉣ 현금흐름표

⑤ 회계연도(제5조) : 병원의 회계연도는 정부의 회계연도에 따른다. 다만, 「사립학교법」에 따라 설립된 학교법인 병원의 회계연도는 사립학교의 학년도에 따른다.

⑥ 계정과목의 표시(제6조) : 재부제표는 이 규칙에서 정한 계정과목을 사용하여야 한다. 다만, 계정과목을 정하지 아니한 것은 그 성질이나 금액이 유사한 계정과목으로 통합하여 사용하거나 그 내용을 나타낼 수 있는 적절한 계정과목을 신설하여 사용할 수 있다.

⑦ 대차대조표(제7조)

㉠ 대차대조표는 대차대조표 작성일 현재의 자산·부채 및 자본에 관한 항목을 객관적인 자료에 따라 작성하여야 한다.

㉡ 대차대조표는 일정시점에 있어서 기업의 재무상태를 명확하게 보고하기 위하여 대차대조표 작성일 현재의 자산·부채·자본을 적정하게 표시한 정태적 재무제표를 말한다.

㉢ 자산 = 부채 + 자본

⑧ 손익계산서(제8조)

㉠ 손익계산서는 회계기간에 속하는 모든 수익과 이에 대응하는 모든 비용을 객관적인 자료에 따라 작성하여야 한다.

㉡ 기업의 경영성과를 명확하게 보고하기 위하여 일정기간에 발생한 모든 수익과 이에 대응하는 모든 비용을 기재하여 순손익을 계산한 보고서이다.

㉢ 수익 = 비용 + 순이익

⑨ 기본금변동계산서(제9조) : 기본금변동계산서는 기본금과 이익잉여금의 변동 및 수정에 관한 사항을 객간적인 자료에 따라 작성하여야 한다.

⑩ 현금흐름표(제10조)

㉠ 현금흐름표는 당해 회계기간에 속하는 현금의 유입과 유출내용을 객관적인 자료에 따라 작성하여야 한다. 다만, 병원의 개설자가 「사립학교법」에 따라 설립된 학교법인 또는 「지방공기업법」에 따라 설립된 지방공사인 경우에는 자금수지계산서로 이를 갈음할 수 있다.

㉡ 기업의 현금흐름을 나타내는 표이다. 기간별 현금의 유입과 유출 내용을 표시함으로써 향후 발생할 기업자금의 과부족현상을 미리 파악할 수 있다.

⑪ 결산서의 제출(제11조) : 병원의 장은 매 회계연도 종료일로부터 3월 이내에 다음의 서류를 첨부한 결산서를 보건복지부장관에게 제출하여야 한다.

㉠ 대치대조표와 그 부속명세서

㉡ 손익계산서와 그 부속명세서

㉢ 기본금변동계산서9병원의 개설자가 개인인 경우를 제외한다)

㉣ 현금흐름표

◈ 참고자료 _ [충남대병원 "세종충남대병원 누적 손실 감당 못해, 지원 절실"]

-세종충남대병원 누적 손실 2073억원
-충남대병원 총 차입금 4224억원 이상 발생

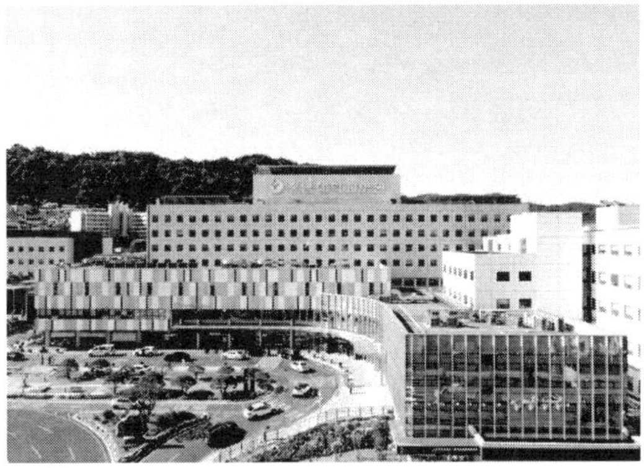

충남대병원과 세종충남대병원이 지난 2024년 7월 14일 입장문을 통해 극심한 경영난을 토로했다. 병원의 정상적 운영을 위해 정부와 지자체의 지원이 필요하다고 호소했다.

세종충남대병원은 "세종시 핵심의료기관으로서 중증·응급·소아 등 필수의료뿐만 아니라 총 31개 진료과 및 10개 전문센터를 운영해 지역주민들에게 최고 수준의 의료서비스를 공급해왔다"면서 "금리 상승으로 인한 건립차입금 이자 부담 증가(이자율 2018년 2.7%→ 2024년 4.9%), 코로나19 사태, 세종시 인구수 증가 둔화 등으로 인해 매년 적자가 누적돼 개원 이후 4년간 누적 2,073억원의 손실이 발생했다"고 했다.

충남대병원 본원은 세종 분원으로 2023년까지 1,261억원의 운영 자금(전입금)을 지원했으나, 올해는 전공의 부재로 인한 입원·외래·수술건수 감소에 따라 본원의 수익도 크게 감소해 추가 전입금 지원은 불가한 상황이라고 했다.

충남대병원 본원은 이러한 경영위기 극복을 위한 자구책으로 비상진료체제 2단계 시행을 통해 ▲무급휴직(휴가) 사용 장려 ▲병동 및 센터 통폐합 확대 ▲직책보조비 100% 감축 등 다양한 조치들을 취하고 있으나, 전공의 부재로 인한 수익 감소로 인해 여의치 않은 실정이라고 했다.

세종충남대병원 역시 경영 정상화를 위해 인력 감축, 조직 축소 개편을 통한 업무효율화, 예산 감축 조정 등 자구노력을 기울이고 있으나, 세종시 핵심 필수의료를 책임지고 있는 세종충남대병원 4개소(응급의료센터, 소아응급의료센터, 신생아중환자실, 심뇌혈관센터)에 대한 2023년 결산결과 67억원의 손실이 발생해 현 상태로는 지속 운영이 어려운 상황이라고 했다.

충남대병원은 정부와 지자체 및 국회에 ▲세종 분원 건립 차입금 중 병원 건립사업 투자 재원 마련을 위해 조달한 장기(시설)차입금 원리금에 대한 긴급 지원 ▲세종충남대병원의 안정적 운영을 위해 개원 후 2023년까지 발생된 당기순손실 및 향후 발생될 운영자금에 대한 지원 ▲국회의 행정중심복합도시 건설을 위한 특별법 개정과 보건복지부의 지역필수의료 인프라 유지를 위한 보다 과감한 재정 투입 등을 요청했다.

<출처 : 청년의사 2024.07.15. 09:59>
https://www.docdocdoc.co.kr/news/articleView.html?idxno=3019146

Chapter 13

각국의 보건의료제도

13
Chapter

각국의 보건의료제도

개요

이 장에서는 세계 주요 선진국(영국, 미국, 독일, 일본)에서 시행되고 있는 보건의료제도에 대하여 개략적으로 살펴보고 앞에서 살펴본 우리나라 보건의료행정 전반에서 야기되는 비판적 시각과 현대 보건의료에 대한 향후 과제에 대해 전망해 본다.

학습목표

1. 영국과 독일의 보건의료제도에 대하여 이해한다.
2. 미국의 보건의료제도에 대하여 이해한다.
3. 일본의 보건의료제도에 대하여 이해한다.
4. 현대 보건의료 분야에 직면한 문제점과 향후 과제에 대하여 토의한다.

13.1 각국의 보건의료제도

공적의료보장제도는 크게 두 가지로 구분할 수 있다. 즉, 독일, 프랑스, 일본 등과 같은 사회보험방식과 영국, 스웨덴, 이탈리아와 같은 국가보건서비스 방식이다.

1 영국의 의료보장제도

1 국가(국민)보건서비스의 개요

가. 국가(국민)보건서비스제도

① 1946년에 제정된 「국민보건서비스법」(National Health Service Act)에 근거하여 질병예방 및 재활서비스를 포함한 포괄적인 의료서비스를 제공하고 있다. 1948년에 시행된 「국민보건서비스법」의 기본구조는 병원의 국영화, 병원종사자의 공무원화 등 의료공급의 사회화를 전제로 주로 국가의 조세에 의해 경비를 조달함에 따라 모든 주민에게 원칙적으로 무료로 의료보장을 하고 있다.

② 국민보건서비스(NHS ; National Health Service)제도란 의료의 사회화로 전 국민에게 질병예방, 치료, 재활서비스 등 포괄적인 의료서비스를 거의 무료로 제공하는 의료보장제도이다.

③ NHS제도는 1942년 베버리지 보고서를 근간으로 하고 있다.

나. NHS의 특징

① 보건의료공급이 국영이며 경비의 대부분은 국고에서 조달된다.

② 전 국민을 대상으로 하며 원칙적으로 무료인 서비스를 제공한다.

③ 예방, 치료, 재활훈련 등을 포함한 포괄적 의료보장제도이다.

④ 국가가 의료를 계획적이고 평등하게 제공하기 위해 의료공급 측면에 상당한 제한을 가하고 있다.

⑤ 의사를 비롯한 의료인은 거의 대부분 국가가 고용한다.

2 국민보건서비스조직

가. 보건부(Department Health)

NHS는 중앙정부의 보건부장관이 모든 책임을 지고 총괄한다. 정책결정, 지역에서 공급해야 할 의료서비스의 종류 · 규모 · 균형 등의 결정, 지방보건당국의 예산배분 및 사업지도를 한다.

나. 지방보건당국(Regional Health Authorities)

보건부와 지역보건당국의 중간에 위치하여 쌍방의 중간적인 역할을 한다. 인구 200~500만 규모의 지역을 관할지역 내 보건사업 정책결정, 지역보건당국에의 예산배분, 지역보건당국 간 사업조정, 병원의 상급직원 채용, 병원건립 등에 관한 사항 등을 담당한다.

다. 지역보건당국(District Health Authorities)

NHS의 실제활동을 수행하는 조직으로 NHS의 기초조직이다. 지역 내 보건의료서비스계획 수립 및 운영, 지방당국과 협조하여 주민들에게 보건, 환경, 교육 및 기타 서비스를 제공한다.

라. 지방당국(Local Authorities)

중앙정부로부터 재정지원을 받아 각종 사회, 환경, 보건서비스를 제공한다.

마. 지역보건위원회(Community Health Council)

지방보건당국 산하의 조직으로 지역주민대표가 참여하여 주민의견을 수렴하고, 최적의 보건의료서비스가 제공되도록 지방보건당국에 영향력을 행사한다.

바. 일반(가정)의 위원회(Family Practitioner Committee)

보건부 산하의 조직으로 일반(가정)의와의 의료공급계약체결을 맺는다.

3 보건의료서비스체계

가. 일반(가정)의 서비스(General Practitioner Service)

① 등록된 주민의 건강유지에 대한 일반적 지시, 특히 다이어트나 적당한 운동의 필요성을 설명하거나 담배, 술, 섭취량의 자기관리에 대하여 조언을 해준다.
② 환자의 진찰 및 상병명을 알아내기 위한 검사를 한다.
③ 예방접종으로 홍역, 풍진, 백일해, 소아마비 등의 예방주사를 한다.
④ 환자를 병원에 의뢰한다.
⑤ 만성환자의 상태를 계속 관리한다.

나. 병원전문의서비스(Hospital and Specialist Service)

일반(가정)의로부터 이송되어 온 환자의 진료를 담당한다. NHS 병원에서 진료를 받으려면 응급 시를 제외하고 본인의 일반(가정)의를 통하여 예약하는 것이 원칙이다.

다. 지역보건서비스(Local Authority Service)

① 방문보건부 : 지역간호사, 조산원과 같이 지구보건국에 소속되며, 신생아를 중심으로 노인, 장애자 등의 가정을 방문해 보건상의 문제점을 파악·조언하며 필요에 따라 일반가정의, 병원, 지방자치단체의 사회복지부 등으로 연락업무를 한다.

② 지역간호사 : 노인, 장애자 등의 가정을 방문하여 환자의 물수건 목욕, 목욕 간병, 침구교환, 붕대교환, 주사, 투약, 혈압 및 뇨 등의 검사를 한다.

③ 조산원 : 자택분만의 조산, 출산 전후의 지도 및 간병을 한다.

④ 지역보건의사 : 소속된 지방 또는 지역의 보건의료 욕구나 서비스 분석, 지방자치단체의 환경위생, 사회복지, 주택, 교육에 대한 조언, 조사연구 등의 임무를 한다.

4 NHS 의료전달체계

가. 영국 국민의 대다수(90% 이상)가 NHS의 일반의에 등록되어 있다.

나. 1차 진료 : 일반(가정)의

1차 진료는 대부분 관리주체가 임용한 의사, 치과의사, 안과의사 및 약사에 의해 수행되며 일부 개업의가 여기에 포함된다. 그리고 1차 보건업무는 의사와 가정간호사, 조산사와 보건방문요원으로 구성된 팀에 의해서 이루어진다.

다. 2차 진료(병원)

2차 진료는 NHS체제 내의 전문의에 의해 의료가 공급된다. 1차 보건의료를 담당하고 있는 일반의로부터 이송되어 온 환자의 진료를 담당한다.

5 보수지불방식

가. 일반가정의

기본보수 및 등록된 주민수에 따라 1인당 일정액을 받는 인두제를 기본

나. 병원의사

봉급제로 국가에서 지급

6 보건의료 재정

가. NHS의 재원은 일반조세와 국가보험이 95% 가까이 차지하고 있어 공공재원이 대부분을 점유하고 있다.

나. 영국보건의료예산은 보건부와 타 부처와의 협의에 의해 결정되며, 보건부는 이를 지방보건 당국에 배분한다. 예산의 배정기준은 각 지역의 인구수, 성 및 연령구성, 이환율의 대표치로 사용되는 표준사망률에 근거한다.

7 NHS의 장점 및 문제점

가. 장점

전 국민의 의료보장 및 의료자원의 효율적 배분이 용이

나. 문제점

노인인구의 증가, 의료장비의 고가화, 인건비 상승 등으로 인한 의료비증가로 인한 재정악화 및 의사의 진료의욕 저하, 시설의 노후, 시설부족에 따른 대기환자의 증가 등으로 인한 의료서비스의 질 저하

2 미국의 의료보장제도

1 미국의 의료보장제도 개요

가. 의료공급체계가 자유방임형으로 국민은 민간보험을 이용한다.

나. 전 국민을 대상으로 하는 공적의료보험제도는 없고, 65세 이상의 노인 및 장애인 의료보험인 Medicare와 저소득자를 대상으로 하는 Medicaid가 있을 뿐이다.

다. 전 국민의 약 20%는 의료보험에 가입되어 있지 않다.

라. 관리주체가 다양하고 의료제도도 획일적이 아니다

2 의료보장제도의 종류

가. 공적의료보장제도

① Medicare : 65세 이상의 모든 노인과 신체장애자, 특수질환의 중증질환자 등을 대상으로 양질의 보건의료 제공, 경제적 부양을 경감시키는 데 주목적이 있는 사회보장제도이다.

㉠ **적용대상** : Medicare는 노인 및 장애자 의료보험으로 강제적용의 입원보험과 임의가입의 보충의료보험이 있다.

- **입원보험 적용대상자** : 65세 이상인 자, 철도종업원 퇴직자제도에 의하여 매월 연금급여의 수급자격을 가진 자, 24개월 이상 장해연금급여의 수급자격을 가진 65세 미만의 장애자, 신장투석 또는 신장이식을 필요로 하는 만성신장병이 있는 자 및 그 부양가족 등
- **보충의료보험의 수급자격** : 65세 이상의 자로서 매월 보험료를 지불하는 자, 사회보장 연금급여 또는 철도종업원 퇴직자급여의 수급을 통해 Medicare 입원보험의 수급자격을 갖는 자, 미국에 거주하는 자로 영주권을 합법적으로 인정받고 있는 외국인 등이다. 보충의료보험이 정지되는 경우는 보험료를 납부하지 않거나, 희망해서 탈퇴하는 자이다.

㉡ **관리운영** : 보건인력서비스성(DHHS)은 입원보험제도 전반을 관리하며 보건재정청(HCFA)이 운영을 담당하고 있다.

㉢ **진료비 지불방식** : 적정요금의 결정에 근거하여 연방정부 및 중간지불기관에서 지불, 지정지불(현물급여)과 본인지불(상환)이 있다.

- **지정지불** : 환자는 본인부담금(20%)만을 의사에게 지불하고, 의사는 나머지 80%를 적정요금에 따라 청구한다.
- **본인지불** : 진료비 전액을 적정요금에 관계없이 의사에게 지불한 후에 적정요금으로 80%를 상환 받게 된다.

㉣ Medicare 수급자의 대부분은 Medicare에서 지불해 주지 않는 의료비를 보충하기 위하여 민간보험에 가입하고 있으며, 이와 같은 민간의료보험을 'Medigap Insurance'라 부른다.

② Medicaid : 1965년에 도입된 저소득층을 대상으로 하는 의료부조제도로 우리나라의 의료급여에 해당한다. 즉, 빈곤층 일부의 의료비를 일반 조세수입으로 정부가 부담하는 제도이다.

㉠ **적용대상** : 다른 사회보장프로그램에 적용받지 않는 저소득자로서 의학적으로 취약한 계층을 적용대상으로 노령자, 장애자, 소득보조 수급자 및 모자가정부조 수급자 등이다.

㉡ **운영** : 연방정부는 급여조건 등에 대하여 일정한 지침을 설정, 각 주의 재정상황에 따라 보조금을 부담하고 있다. 주정부는 수급요건을 정함과 동시에 운영을 책임지고 있다.

나. 민간의료보험제도

공적보험부문이 전 국민의 약 20%를 맡고 있고, 나머지 대부분의 국민들은 민간의료보험에 가입되어 있다. 민간의료보험 조직은 크게 Blue Cross, Blue Shield, HMO, 일반보험회사 등으로 구분된다.

① Blue Cross와 Blue Shield

㉠ **미국 최대의 민간의료보험기구** : 전 국민의 약 70% 이상이 가입

㉡ 비영리조직으로 이사회에 의하여 운영되는 자율적인 단체이다.

㉢ 각 주의 주법에 의해 활동이 규제되며, 각 주 보험국의 감독을 받는다.

㉣ Blue Cross

- 입원진료를 제공하기 위하여 설립된 제도이다.
- 일정기간의 입원비용, 각종 검사비용, 수술 및 투약 등 현물급여 원칙이다.
- Blue Cross의 각 조직은 주로 계약병원을 통하여 가입자에게 입원의료서비스를 제공한다. 진료비는 Blue Cross 조직과 병원 사이에 계약된 기준에 의하여 지불한다.
- 진료보상 한도액은 총 진료비가 사전에 약정된 의료비를 초과하는 경우 환자가 그 차액을 부담한다.

㉤ Blue Shield

- 개업의사들의 외래진료를 해결할 목적으로 설립된 제도이다.
- **급여형식** : Blue Shield는 가입자에게 계약병원이나 의사를 통해서 현물급여방식으로 제공한다.
- **보수지불** : Blue Shield는 보수를 병원이나 의사에게 직접 지불한다.

② 건강유지기구(Health Maintenance Organization ; HMO)

㉠ 진료시설과 인력을 보유한 조직에 지역주민이 일정금액을 지불하고 자발적으로 가입하면 그 조직이 가입자에게 포괄적인 보건의료서비스를 제공하는 것으로 미국에서 1960년대 후반 의료의 위기적 상황이 심각하였을 때 Nixon 정권은 HMO를 채택하였다. 집단개원의 효율성과 선불방식이 가지는 경제적 이점을 종합한 것으로 가입자에게 총괄보건의료서비스를 하게 된다.

㉡ 보험자가 제3자의 지불주체가 아니고 의료자체를 피보험자에게 직접 제공한다. 보험자와 의료제공자가 직접 결합하여 보험료 사전지불방식으로 운영되는 회원제 의료보험체계이다.

㉢ 특징

- 인두제에 의한 정액선불제를 원칙으로 하고 있다.
- HMO는 자발적으로 가입한 일정수의 가입자에게 의료서비스를 제공한다.
- 가입과 탈퇴가 자유다.

㉣ HMO의 유형

- **Group Model(집단개업형 HMO)** : 집단개원의사 그룹이 HMO가 소유한 병원에서 HMO와 계약을 맺어 의료서비스를 제공하는 형태이다.
- **Staff Model(전속고용 HMO)** : HMO가 월급제 의사를 전속고용하여 가입자

에게 의료서비스를 제공하는 형태이다.

- IPA Model : 독립개업의연합회(Independent Practice Association) HMO 이며, 개업의 연합회와 HMO가 계약에 의하여 개별진료소에서 진료하는 형태이며, 진료보수는 인두제이다.

③ PPO(의료제공자위원회, Preferred Provider Organization)

㉠ HMO와 Fee for Service를 합친 형식, 계약된 의사나 병원을 선택할 수 있다.

㉡ **지불방식** : Deductible(공제액) - 보험회사가 의료비용을 보조하기 전에 1년 동안 본인이 부담하는 일정액의 의료비이다. 1년 Deductible이 ＄500이면, 매년 본인이 치료비로 ＄500을 낸 후에야 보험회사가 의료비를 내준다.

㉢ PPO는 의료기관 그룹과 보험자가 가입자에게 할인된 행위별 수가로 의료서비스를 제공하는 것을 계약하는 것이 특징이다.

㉣ 기본적으로는 네트워크 외의 의료기관에 가도 보험급여가 되지만, 네트워크 내의 의료기관에서는 보다 낮은 본인부담으로 의료를 받을 수 있다.

㉤ 의료서비스 공급이 제한될 가능성이 있는 것에 비해, 보험료가 싸기 때문에 가입자가 증가하고 있다.

④ Kaiser Foundation

㉠ 1933년 댐건설노동자의 건강관리를 위해 설립된 제도로서, 가입자로부터 미리 일정액을 징수하여 계약의사에게 인두제로 사전에 진료비를 지불하는 제도이다.

㉠ Kaiser 제도는 조기진료, 조기발견, 조기치료에 중점을 두고 있어서 종합적인 건강관리를 추구하고 있다.

㉡ 계약의사들은 주로 집단개업을 통해 진료를 하여 시설과 인력의 낭비와 중복을 줄임으로써 의료비가 상당히 절감되는 효과가 있다.

3 보건의료행정조직 및 관리체계

가. 보건 · 국민서비스부(Department of Health Human Services)

전국적인 보건의료, 사회보장, 공공부조 등의 큰 틀의 업무를 수행하고 있으며, 그 이외 하위업무는 다른 공공기관이나 민간조직에 권한을 위임하고 있다.

나. 의료재정행정청(HCFA ; Health Care Financing Administration)

의료재정행정청은 노인들의 보건의료서비스를 지원하는 국가사회보험프로그램인 Medicare와 극빈자의 보건의료지원프로그램인 Medicaid를 운영하는 중요한 기관이다.

다. 기타 보건의료조직

직업별 근로자들의 보건의료문제만을 전문적으로 다루고 있는 OSHA(Occupational Safety and Health Administration)가 있으며, 재향군인들을 위해 전국적인 연계 병원조직을 갖춘 독립적인 VA(Veterans Administration)이라는 연방조직이 있다.

4 보건의료시설

가. 병원

미국의 병원은 단기병원과 장기병원으로 크게 분류된다. 단기병원이란 절반 이상의 환자가 평균 재원일수 30일 미만의 병동에 입원되고 있는 병원을 의미하고, 그 이외는 장기병원에 속한다.

나. 보건소

보건소(Community Health Center)는 1920년에 설립되어 전반적인 예방보건서비스를 제공하고 보건행정과 위생행정을 수행한다. 일부이긴 하지만 대도시와 농촌지역의 빈곤계층을 위해 외래서비스를 제공하기도 한다.

5 미국 보건의료제도의 동향

가. DRG(Diagnosis Related Group)에 의한 정액지불방식

진단명기준환자군이라 번역되는 DRG는 미국의 예일대학팀에 의해 1960년대 말부터 10여 년에 걸쳐 병원경영개선을 위해 개발된 입원환자 분류체계이다. 1983년 미국 노인대상 의료보험(Medicare)의 병원진료비 지불방식이 포괄수가제로 바뀌면서 이 제도의 지불단위로 사용된 이후 현재 의료비 지불이나 의료서비스 이용분석의 목적으로 널리 사용되고 있다. DRG 분류체계에서는 모든 입원환자들이 주 진단명 및 부상명, 수술명, 연령, 성별, 진료결과 등에 따라 511개(2000년 현재)로 분류되는데, 이때 하나의 질병군을 DRG라고 부른다. 환자가 병원에서 어떤 치료를 받든지 입원일수와 질병의 정도(중증도)에 따라 미리 정해진 보험급여비(본인부담금 포함)를 병원에 지급하는 제도이다. 현행 행위별 수가제는 개별진료행위 수가를 모두 합해 총진료비를 산출하는 데 반해, 포괄수가제는 진료비 총액이 미리 책정되어 있다는 점이 다르다.

나. RBRVS(자원기준상대가치체계, Resource Based Relative Value System)

① RBRVS는 의료행위 간의 불균형을 시정하고 의료비 단가를 통하여 의료비 상승의 억제를 효과적으로 통제하기 위해 도입된 새로운 진료보수 지불방식이다.

② 특징 : 원가 보전적인 지불방식 - 각 진료행위에 관계된 투입비용을 보전

③ RBRVS는 의사 진료행위의 가치를 해당행위에 이용된 자원, 즉 업무량(시간, 노력 등), 자원의 양(인력, 시설, 장비 등), 위험도 등을 고려하여 산정한 요양급여의 가치를 각 항목 간에 상대적 점수로 나타낸다.

다. 관리의료(Managed Care)

① Managed Care(MCO ; Managed Care Organization)는 의료비 급등의 대안으로 관리경쟁을 통한 의료비용을 조절 · 관리하는 방법으로, 관리의료는 보험자와 의료서비스 제공자가 사전협의에 의하여 미리 정한 의료수가표에 따라 진료비를 지불하는 방식으로 일정액의 공제나 본인부담액이 없는 것이 특징이다.

② Managed Care의 예로는 HMO와 PPO 등이다.

3 일본의 건강보험제도

가. 개요

① 일본의 의료보험은 크게 직역건강보험과 지역건강보험을 2개의 축으로 운영된다.

② 직역건강보험에는 정부관장건강보험, 일용노동자건강보험 및 선원보험과 그 밖의 조합방식인 피용자의료보험으로서 국가공무원공제조합, 지방공무원공제조합, 공공기업체직원공제조합 및 사립학교직원공제조합이 있다.

③ 지역건강보험에는 농어민과 그 밖의 자영업자를 그 주된 대상으로 하며 각 시 · 정 · 촌(특별지구)의 국민건강보험조합이 경영주체가 되는 국민건강보험이 있다.

나. 연혁

① 1922년 건강보험법이 제정되어 1927년부터 건강보험제도가 실시되었다.

② 1938년 국민건강보험법을 제정하고 1961년 농어민, 도시자영업자들도 국민건강보험 가입을 의무화하여 전 국민을 대상으로 한 의료보험제도가 실시되었다.

③ 1939년 선원보험법이 제정되고 그 이듬해인 1940년부터 시행되었다.

다. 특징

① 다양한 의료보험제도 : 정부관장건강보험, 일용노동자건강보험, 선원보험, 국가공무원공제조합, 지방공무원공제조합, 공공기업체직원공제조합, 사립학교직원공제조합, 국민건강보험 등 다양한 의료보험체계를 가지고 있다. 공제조합은 독특한 종합보험체계를 이루고 있어 단기급여로 건강보험을 대행하고, 장기급여로 연금제도를 대행하는 종합보험적 성격을 띤다.

② 행위별 진료수가제(성과급제) : 각 의료기관은 진료의 종류에 따라 환자에게 제

공한 의료서비스에 대한 배상금을 지급받는다.

③ 의사의 자유개업제 : 의사들은 자신의 병원을 어디서든지 개업할 수 있다.

④ 노인진료비의 상승 : 세계 최고의 장수국가인 일본의 경우 노인진료비의 증가는 의료보험제도의 가장 큰 위협이 되고 있다. 이에 대한 대책으로 「장기건강보험법」 제정 등의 다양한 개혁을 시도하고 있다.

4 독일의 보건의료체계

가. 의료보장

① 독일은 세계에서 최초로 사회보험방식으로 국민의 의료보장을 실시한 국가이다. 세계 최초로 사회보험, 즉 질병보험법이 Bismarck에 의해 1883년에 제정되고 계속하여 1884년에 산업재해보상보험법, 1889년에 장애 및 노령보험 도입(오늘날의 연금보험) 등이 제정되어 근대적 의미의 사회보험체제를 정비하였다.

② 독일의 공적의료보험제도에서는 공무원과 군인 등 다른 제도에서 급여를 받는 사람과 소득이 높은 피용자 그리고 대부분의 자영업자와 같이 민간의료보험으로 대응할 수 있는 사람에 대해서는 공적의료보험의 가입의무를 면제하고 있다. 가입의무가 면제되고 있는 사람도 대부분이 경우 공적의료보험제도에 임의로 가입하는 것이 가능하고, 국민의 약 90%가 공적의료보험으로 관리되고 있고, 남은 10%도 민간의료보험 또는 그 외의 의료보험에 가입하여 의료보장의 혜택을 받고 있다.

③ 독일의 공적의료보험은 소위 조합관장방식에 의해 이루어져 있으며, 보험자는 질병금고이다. 각 질병금고는 재정적 · 조직적으로 독립적이다.

나. 질병금고(Sickness Fund)

① 질병금고의 종류

㉠ **지역질병금고** : 일정지역 주민을 대상으로 한 금고로 일반질병금고로 불린다.

㉡ **기업질병금고** : 기업체(1,000명 이상 가입자)의 사용자에 의해 설립된 금고

㉢ **동업조합질병금고** : 수공업자의 동업조합(1,000명 이상 가입자)에 의해 설립된 금고

㉣ **농업질병금고** : 자영농민과 그 가족종업원을 대상으로 한 금고

㉤ **선원질병금고** : 해상 선박 승무원을 위한 질병금고

㉥ **연방광산종업원조합** : 비스마르크의 입법 이전부터 특유의 공제제도의 역사를 가진 금고

㉦ **노동자대체금고** : 노동자를 대상으로 한 금고로 여기에 가입하면 다른 통상의 법정 금고에 가입하는 것을 면제받는다.

㉧ **직원대체 금고** : 직원을 대상으로 한 대체금고

② 질병금고의 운영 : 질병금고는 공법인으로 인가된 단체로 정부와 지방자치단체 행정기구에 따라 당사자에 의한 자치 원칙을 기본으로 운영되고 있다. 질병금고는 각각의 종류마다 주 연합회 및 연방연합회를 조직하고, 각각의 수준으로 정관을 정해 자치적으로 운영되고 있다. 또 각종 질병금고 연방연합회의 공동조직으로서 중앙연합회가 설립되어 있고, 일정지역의 각종 질병금고의 횡단적 조직으로서 지역질병금고연합회가 설립되어 있다.

③ 질병금고의 선택권 : 농업질병금고를 제외한 모든 질병금고에서 피보험자 자격을 특별히 정하는 규정은 폐지하였고, 강제나 임의를 묻지 않고 모든 피보험자가 근무지 또는 주거지에 소재하는 질병금고를 자유롭게 선택할 수 있도록 하고 있다.

④ 질병금고의 합병 · 통합 : 질병금고의 합병과 관련해서 지리적 및 재정적 요건이 붙여져 있지만, 의료보험구조법 이후 이들 요건은 완화되어 합병이 촉진되고 있다.

다. 재원

① 의료보험의 재원은 대부분이 피보험자와 사업주가 부담하는 보험료로 조달되고 있고 정부 보조금은 거의 없다.

② 농업질병금고에 대한 보조금 등 일부 예외가 있긴 하지만, 원칙적으로 국고보조는 없어서 순수한 사회보험방식을 취하고 있다고 말할 수 있다.

③ 보험료

㉠ 의료보험은 보험료를 주요한 재원으로 하며, 보험료율의 폭은 각 질병금고의 재원상태에 따라 각각 다르다.

㉡ 보험료는 피용자의 경우 강제가입자, 임의 가입자 모두 노사가 절반씩 부담한다. 연금수급자의 보험료는 연금수급자와 연금보험자가 절반씩 부담한다. 실직보험금의 수급자에 대해서는 연방고용청이, 사회부조의 수급자는 사회부조기관이, 그리고 병역 중에 있는 자는 연방정부가 각각 보험료를 부담하고 있다.

라. 의료체계

① 의료공급체계

㉠ 일반개원의 · 전문개원의 · 치과의사가 외래진료시설로 개원하고 있다. 대다수는 보험개원의이고, 그 주의 보험의협회에서 회원으로서 인가를 받아 질병금고와 계약을 하고 있다.

㉡ 병원은 크게 공립병원, 공익병원 그리고 사립병원이 있다. 공립병원은 연방, 주, 시군읍(시군읍 연합) 등에 의해 운영되고 있다.

② 진료보수체계

㉠ 보험의의 진료보수 지불은 각 주 보험의협회가 총액계약방식으로 질병금고에

서 지불된 금액을 행위별 수가제 방식에 의거 각 보험의에게 배분한다.

㉡ 진료보수는 포괄화된 보수로서의 '1건당 포괄지불' 및 '특별보수'와, 환자 1인 1일당 정액인 '수진과목별 요양비' 및 '기초요양비'를 혼합시킨 방식을 취하고 있다.

마. 고령자간병보험제도의 도입

① 1994년 4월 고령자간병보험법이 제정되어 의료, 산재, 연금, 실업의 각 사회보험에 이은 제5의 사회보험이 탄생했다.

② 1995년 1월 1일에 시행되면서 보험료가 징수되기 시작하였고, 거택간병급여는 1995년 4월 1일부터 실시되었다. 시설간병급여는 1996년 7월 1일부터 실시되었다.

③ 고령자간병보험의 보험자는 고령자간병금고이며 모든 질병금고에 설치된다.

13.2 현대 보건의료의 향후 과제

1 현대 의료에 대한 비판적 시각

가. 듀보스(Rene Dubose)와 매큐언(T. McKeown)의 비판적 시각

① 듀보스와 매큐언은 현대 의학적 기술의 성과와 업적에 대하여 비판적 시각을 제시

② 이들은 인류역사상 가장 커다란 건강문제였던 감염병의 극복은 의학기술의 진보 이전에 이미 상당히 진전되었다는 사실을 규명

③ 감염병의 감소와 극복은 의학적 기술진보에 기인한 것이 아니라 오히려 생태계, 경제적 생활수준의 향상, 영양상태의 호전, 환경위생 상태의 개선에 더 큰 원인

나. 문명 비판적 시각

① 일리치(I. Illich)를 중심으로 전개된 문명 비판적 시각에 의하면 현대적 보건의료가 인간의 질병을 치료하기보다는 오히려 건강에 위협적인 존재로 작용

② 도구적 수단으로서의 기술적인 현대의 보건의료가 인간의 자율성을 마비시키게 만들고 자기 자신의 건강문제를 의료제공자에게 전적으로 의존하세끔 하여 보건의료의 현저한 발전이 오히려 건강에 부정적으로 작용하는 위협적인 존재

③ 일리치(Illich)는 의료가 질병을 치료하는 것이 아니라 오히려 의료에 의해 질병이 발생하게 된다는 의원병의 개념을 전개

④ 의원병의 종류

㉠ 임상적 의원병(Clinical Iatrogenesis)

- 의사에 의해 제공되는 보건의료서비스가 부작용을 일으켜 새로운 질병을 야기하거나 기존이 질병을 악화
- 임상에 있어서의 오진, 과잉진료 등을 포함하여 약품의 해독 등 주로 의학기술의 피해로 질병이 발생

㉡ 사회적 의원병(Social Iatrogenesis)

- 현대인은 제도적으로 설정된 보건의료의 범위 밖에서는 물 밖의 물고기처럼 스스로 적응하지 못함
- 인간의 모든 생활이 보건의료서비스에 전적으로 의존하도록 길들여지고 조장됨으로써 보건의료에 중독되어 버리는 생활의 의료화에 빠지게 됨

㉢ 문화적 의원병(cultural Iatrogenesis)

- 이미 인간은 의학적 사고에 종속되어 있으므로 가치관마저 현대적 · 제도적 의료를 떠나서는 자신의 건강문제를 해결할 수 없는 상황
- 제도적인 의료와 의료전문가가 현대의 의료기술을 맹신한 나머지 질병을 극복하고 건강을 생산할 수 있다고 확신시킴으로써 인간에게 본래부터 부여된 질병과 싸우고 자신의 건강을 스스로 관리할 수 있는 자율성을 포기

다. 정치 · 경제학적 시각

① 인간의 건강수준은 자본주의적 생산양식에 의해 결정

② 보건의료에 대한 국가적 개입은 자본주의체제의 유지와 보호를 위한 범위 내에서만 이루어지고 있으며 건강은 오로지 개인의 문제로 취급

③ 병의 문제를 해결하기 위해서는 자본주의체제에 대한 근본적인 개혁이 필요

④ 엥겔스(F. Engels)는 「영국노동자계급의 상황」이라는 책에서 노동자계급의 질병과 조기사망의 원인은 경제적 생산조직과 사회환경에 있다고 주장

⑤ 보건문제의 해결은 제한된 의료제공을 통한 해결보다는 근본적인 사회구조의 변화를 통해서 이루어진다.

2 현대 보건의료의 향후과제

1 자원배분의 불평등성

가. 보건의료는 개인의 사회 · 경제적 지위에 관계없이 제공되어야 한다. 보건의료의 이용을 결정하는 유일한 요인은 개인의 필요이어야 한다. 지역 간 또는 각 계층 간의 보건의료의 수혜에 대한 형평성이 달성되어야만 건강수준에 있어서의 형평성도 달성

나. 자원배분을 둘러싼 논쟁의 핵심

① 보건의료전문가, 정부 당국, 소비자 또는 납세자 등 누가 보건의료자원의 배분을 결정할 것인가?

② 배분의 원칙을 어떻게 정할 것인가?

③ 배분의 원칙을 묵시적으로 할 것인가? 아니면 명시적으로 결정할 것인가?

다. 보건의료 자원배분의 정책적 원칙

① 수요(구매력)에 따른 배분

㉠ 시장경제하에서는 개인의 능력, 즉 구매력에 의하여 보건의료서비스의 분배가 이루어진다.

㉡ 인간의 생명을 다루고 있는 보건의료서비스도 배분에 있어서는 형평성보다 시장경제를 통한 효율성과 생산성을 가장 커다란 기본원칙으로 중시하게 된다.

② 필요에 따른 배분

㉠ 시장필요에 의한 보건의료서비스 배분은 영국, 스웨덴 등 서구의 복지국가가 기본적인 원칙으로 채택하고 있다. 즉, 건강권이 이제는 생존권적 기본권으로 받아들이게 되고 인간이 누려야 할 대표적인 권리로 인정받는 것이 현실이다.

㉡ 인간은 경제력이 아닌 오로지 건강상의 필요에 의하여 보건의료서비스가 제공되어야 하며 이에 따르는 경제적 · 지리적 장벽은 국가에 의해 제거되어야 한다.

③ 사회 전체의 필요에 따른 배분

㉠ 사회주의에서는 생산수단의 공동소유를 통하여 개인이 필요에 의한 보건의료서비스의 이용을 강조하고 있다.

㉡ 사회구성원은 사회 · 경제적 지위에 관계없이 동등한 수준의 건강을 유지하기 위하여 필요한 보건의료서비스를 받을 권리가 있다는 원칙이 전제가 된다.

㉢ 이러한 원칙의 실현을 위해 보건의료서비스의 사회적 생산구조를 전문직이 아닌 대중의 통제기능체제를 지향하고 있다.

④ 공평성에 의한 배분

㉠ 롤스(J. Rawls)는 「정의론」에서 사회구성원들의 상충적인 욕구를 조정할 수 있는 기준으로 공평성을 제시하였다. 즉, 부족한 재화와 서비스의 배분원칙으로 평등의 원칙과 차등의 원칙을 주장하였다.

㉡ 국민적 합의를 통하여 불평등 해소를 위한 방법이 제시된다면 차등은 합리화되고 사회의 기본 가치인 자유와 평등은 실현되어 사회정의가 달성된다는 것이다.

㉢ 이 이론은 근본적으로 자본주의체제와 자유민주주의체제를 옹호하는 보수주의적 성격을 지니고 있어 적극적 평등주의자들로부터 비판을 받으며, 현실 세계에 적용할 수 있는 구체적인 모습을 구현해야 하는 커다란 과제를 안고 있다.

㉣ 그러나 국민의 건강권을 확보하기 위해 국가가 기본적인 보건의료서비스에 대해 적극적으로 개입해야 하는 정당성을 제시하고 있다.

2 비효율성

가. 많은 사람들이 19세기와 20세기의 사망률 감소에 의학이 결정적으로 기여하였다고 하는 것은 상당히 과장된 것이라고 주장하고 있다.

나. 매큐언(McKeown)에 의하면 인간의 건강은 보건의료에 의해 결정되기보다는 인간의 생활조건의 개선이 결정적이라고 한다.

다. 보건의료이 비효율적인 응용으로 인한 문제

① 보건의료비의 급격한 상승
② 의료의 질이 투자에 비해 상대적으로 증가하고 있지 못함
③ 의료에 대한 국민의 불만 증가

라. 보건의료의 효율성 향상 방안

① 자원의 개발 및 운영
② 조직의 운영
③ 의료전달체계의 확립

마. 행정기능은 양적 · 질적으로 변화되고 확대되어 국가예산의 규모는 급격히 팽창, 특히 국가예산 중 보건의료비가 차지하는 비중은 날로 팽창되고 있다.

3 의료비의 문제

가. 의료비가 지나치게 상승하는 반면, 그에 상응한 의료의 질적 수준의 향상은 이루어지지 못한다.

나. 의료비 앙등에 대한 원인은 대체로 많은 사람들이 공감하는 공통분모가 있지만 그 대책에 대해서는 각기 다르고 복잡하다.

다. 의료비를 통제하는 데에는 한계가 있고 인간의 가장 소중한 생명과 직결되는 문제이기 때문에 윤리적 문제를 결코 소홀히 할 수 없는 딜레마이다.

4 보건의료에 대한 새로운 패러다임의 요구

가. 현대 보건의료의 문제

① 현대 보건의료의 가장 큰 특징으로 흔히 보건의료의 전문화와 세분화

② 의료의 전문화와 세분화는 인체의 국소적인 측면을 지나치게 강조하는 경향

③ 인간의 정신적 · 사회적 측면을 고려하지 않음으로써 전인적인 진료와 치료를 등한시하는 결과를 초래

④ 현대 보건의료가 지나치게 치료 중심의 방향으로 나아가고 있어 예방이나 건강증진이라는 본질적인 문제에 대해서는 상대적으로 등한시하는 분위기를 조성

나. 보건의료의 개편방향

① 보건의료에 대한 기본전제의 전환

㉠ 현재의 과학적 보건의료는 질병발생 이후의 진단 및 치료기술의 개발에 치중, 건강보다는 질병에 중점을 두고 있다.

㉡ 이제는 질병중심의 사고에서 벗어나 건강중심의 사고로의 전환이 필요

㉢ 보건의료의 궁극의 목표는 질병이 아닌 건강이라는 대전제가 우선되어야 한다.

㉣ 공급자 주도의 의료서비스조직은 환자의 수요와 취향에 따라 소비자 주도로 변모

② 질병예방 및 건강증진에 대한 강조

㉠ 작업장이나 직장에서의 건강문제, 환경오염문제, 흡연이나 음주 등의 생활행태, 영양문제 등에 대해서는 지금까지는 상태적으로 소홀

㉡ 21세기의 보건의료는 종래의 질병치료 위주의 소극적 자세에서 적극적으로 건강을 증진시키는 방향으로 전환

㉢ 앞으로는 질병의 치료보다는 질병을 일으키는 각종 병인의 퇴치에 초점

㉣ 건강문제는 적극적인 건강증진으로 해결

③ 임상의료의 적정화 및 역할의 변화

㉠ 기존의 전통적인 진료행위는 전적으로 의사의 자유재량에 의존

㉡ 최근에는 의료비 상승 : 의료내용의 능률성과 효과성에 대한 공정한 평가를 통하여 사회적 적정성에 관한 객관적인 검증이 필요

㉢ 노인 인구의 절대적 증가와 만성퇴행성 질환의 급증에 따라 요양이나 재활치료 등을 강화할 필요성이 대두

㉣ 임상의료의 역할이 치유(Cure)만이 아닌 돌봄(Care)과 재활 등과 같은 넓은 역할로 인식

㉤ 미래의 보건의료 방향은 수요(소비자)와 공급(공급자)을 함께 관리하고 통제하는 쪽으로 나아가야 할 것이다.

◈ **참고자료 _ [일본의 의료보험제도:다보험자 체제 유지하고 강제지정제 도입 안해]**

- 전 국민 의료보험 가입이 의무화돼 있다.
- 보험자는 직장의료보험와 지역의료보험로 나눠져 있고, 각 의료보험 내에도 복수 보험자가 존재하는 다보험제 체제를 유지하고 있다.
- 민간중심의 의료공급체계에서 국민들은 대형병원 및 전문의료기관을 포함해 자유롭게 의료를 이용할 수 있도록 보장된다.
- 법제화된 주치의 제도는 없고, 단골의사의 개념만 있으며, 정부에서는 단골의사 이용을 권장하고 있다.
- 요양기관은 당연지정 돼있지 않고, 기관의 신청이 있으면 지방후생국에서 지정하도록 돼있어 실질적으로는 요양기관 지정신청제를 운영하고 있다. 또한 일본은 기관뿐만 아니라 보험의사도 따로 지정하는 이중지정제를 운영 중이다.
- 행위별 수가제를 채택하고 있고, 병원급에서는 포괄수가제의 형태인 DPC를 확대 추진 중이다. 진료비 심사는 지역과 직장의료보험이 서로 심사기관이 상이하며, 보험자가 자체 심사 할 수도 있는 것으로 돼있다.
- 1,2,3차 의료기관의 분류가 있고, 초기 의료는 1,2차 의료기관에서 주로 시행하며 3차 의료기관은 주로 의뢰되어 온 환자에 대한 진료를 담당한다. 3차 의료기관 이용에 큰 제약은 없으나, 경증 질환으로 3차 의료 기관을 방문 하는 경우는 거의 없다.

일본의 경우도 독일과 마찬가지로 정부의 의료에 대한 적극적인 개입이 있지만 다보험자 체제를 유지하고 있고, 강제지정제를 도입하고 있지 않고 있었다. 대한민국과 유사한 점은 행위별 수가제를 운영하고 있다는 점과 1,2,3차 의료기관 이용에 있어서 별다른 제약이 없다는 점이지만, 국민성향의 차이로 인해 3차 의료기관에 환자가 집중되는 현상은 일어나지 않고 있다.

일본은 OECD 국가 중에 대한민국보다 입원 병상 수나 재원일수가 긴 유일한 국가인데, 이는 인구 중 높은 비중을 차지하는 고령층에 대한 급여율을 높게 유지함으로써 고령층이 비용적 부담 없이 병원에서 진료 및 요양을 받을 수 있도록 한 점이 원인으로 작용하고 있는 것으로 보인다.

행위별 수가제, 요양기관 신청제, 다 보험자체제, 고령층에 대한 높은 급여율, 많은 병상 수와 긴 재원 일수 등 일본 의료 시스템에서 드러난 특징들을 보면 의료비 지출이 매우 높을 수 밖에 없어 보인다. 하지만 일본은 의료비와 관련해 공적 지출 비중이 높고 가계지출비중이 낮은 국가에 속하면서도 다양한 의료비 절감 노력을 기울이고 있다. 그 중에서 예를 들면, 일본에서는 임의분업(병의원에서 원내 조제와 원외 조제를 임의로 선택할 수 있음)을 통해 약제비 및 조제비 절감을 이루어내고 있고, 의원들의 원내 조제가 가능해 역세권이 아니더라도 소규모 동네 의원 개원이 가능해진 것도 의료비 절감을 이끌어내고 있는 요인 중 하나로 보고 있다. <정재현, 대한병원의사협의회부회장/바른의료연구소 기획조정실장>

<출처 : 메디게이트뉴스 2022.01.12. 12:56>
https://medigatenews.com/news/1532033138.

참고문헌

강명근 외, (2018) 보건관리, 보문각
강성철 외, (2018) 새인사행정론, 대영문화사
건강보험심사평가원(www.hira.or.kr)
고성진 외, (2018) 유비쿼터스 보건행정학(제5판), 수문사
교육부(www.moe.go.kr)
구성회, (2017) 공중보건학, 고문사
구인회 외, (2018) 미국의 사회보장제도, 한국보건사회연구원
국민건강보험공단(www.nhic.or.kr)
국민건강보험공단, (2004) 건강보험제도 개요(건강보험제도 교육용 교재)
김기훈 외, (2012) 보건행정학, 계축문화사
김미곤 외, (1018) 한국의 사회보장제도, 한국보건사회연구원
김병환 외, (2015) 공중보건학, 지구문화사 (2002)
김성옥 외, (2014) 주요국의 건강보장제도 현황과 개혁동향(독일), 건강보험정책연구원
김정수 외, (2020) 정책학 입문, 문우사
김중규, (2008) 신행정학, 에드만
김항규, (2018) 행정철학(제4판), 대영문화사
남기범, (2018) 현대정책학개론, 조명문화사
남은우, (2020) 병원관리학, 신광출판사
노화준, (2018) 정책분석론(제5전정판), 박영사
대한예방의학회, (2014) 예방의학과 공중보건학, 계축문화사
문재우 외, (2010) 보건행정학, 계축문화사
문재우 외, (2021) 보건행정학, 계축문화사
문상식 외, (2013) 보건행정학, 보문각
문상식 외, (2021) 보건행정학(제8판), 보문각
민경애 외, (2016) 보건행정(이론편), ㈜ 도서출판 미래가치
민진, (1995) 행정학개설, 고시연구사
박남영, (1993) 보건행정학, 고문사
박동서, (2000) 한국행정론, 법문사
박창제 외, (2000) 보건경제학, 형설출판사
배상수, (2008) 보건사업기획, 계축문화사
병원전략경영개발원, (2003) 병원경영학, 신광출판사
보건복지부, (2010) 국민건강증진종합계획
보건복지부, (2021) 2021 보건복지통계연보
보건복지부, (2021) 2020 보건복지백서
보건복지부·한국건강증진개발원, (2021) 제5차 국민건강증진종합계획(Health Plan 2030)

서정교 외, (2015) 보건행정학, 보문각
신상문 외, (2002) 한울아카데미
양봉민, (2002) 보건경제학, 나남출판
양재모, (1994) 공중보건학 강의, 수문사
유승흠, (2011) 병원경영, 계축문화사
유승흠 외 (1992) 병원행정강의, 수문사
윤병준 외 (2022) 보건행정, KNOU PRESS
이규식, (2018) 의료보장과 의료체계, 계축문화사
이종수 외, (2006) 새행정학, 대영문화사
이준구, (1997) 재정학, 다산출판사
이평원, (2016) 행정조직관리, 청목출판사
이평원, (2011) 행정학의 이해, 형설출판사
이해정 외, (2013) 간호관리와 리더십의 이해, 서원미디어
임원희, (2008) 알파플러스 행정학, 고시연구사
정동양, (2000) 병원조직인사론, 현문사
지역보건연구회, (2015) 보건의료기획, 계축문화사
한국의료관리연구원, (1994) 각국 의료제도 비교 연구
허정 역, (1987) 보건행정의 제 원리, 대한교과서주식회사
허정, (1996) 보건행정학 원론, 신광출판사
황병덕 외, (2019) 병원경영학, 수문사
황윤원, (2019) 큐브행정학원론, 형설출판사

Anthony, R. Kovner, *Health Service Management*, Health Administration Press, Michigan, 1990.

Department of Health, "A simple guide to Payment by Result," 2012.

F. A. Nigro & L. G. Nigro, *Public Administration*, New York: Harper & Row, 1984.

Green Andrew, *An Introduction to Health Planning in Developing Countries*, Oxford University Press, 1999.

Lalonde, M. A., New Perspective on the Health of Canadians, Government of Canada. 1979.

Mckenzie, Smeltzer, Planning Implementing and Evaluating Health Promotion Programs, 1997.

Simons-Morton etc, Introduction to Health Education and Health Promotion, 1995.

Taylor, R. B., *Health Promotion: Principle and Clinical Applications*, Norwalk,

U.N., *Planning Development and Health, An Approach to Training*, Royal Tropical Institute, Netherlands, 1982.

U.S, DHEW, *Healthy People: The Surgeon General's Report on Health Promotion and Disease Prevention*, US Government Printing Office, Washington D.C., 1979.

WHO, *Health Programme Evaluation*, Geneva: World Health Organization, 1981.

WHO·UNICEF, *Alma-Ata* 1978, Primary Health Care, 1978.

http://www.nhshistory.net/chapter%207.htm
http://www.nhs.uk/NHSEngland/thenhs/about/Pages/authoritiesandtrusts.aspx
http://www.nhs.uk/NHSEngland/thenhs/about/Pages/nhscoreprinciples.aspx
http://www.oecd.org/health/health-data.htm
http://www.WHO.int
https://www.korea.kr
https://nes.kbs.co.kr
https://eiec.kdi.re.kr
https://bosa.co.kr
https://www.mohw.go.kr
https://www.snuh.org
https://www.chosun.com
https://biz.chosun.com
https://www.mk.co.kr
https://womennews.co.kr
https://www.docdocdoc.co.kr
https://medigatenews.com

찾아보기

(ㄱ)

(ㄴ), (ㄷ)

(ㄹ), (ㅁ)

[저자 약력]

• 이 평 원

경기대학교 행정학박사
연세대학교 보건학석사
연세대학교 의료원 사무처, 기획조정실 MVP팀 역임
배화여자대학교 비서과, 비서교양과, 비서행정과 학과장 역임
배화여자대학교 2부교학부장, 학보사 주간, 기획처장, 교무처장 역임
현, 배화여자대학교 보건의료행정과 학과장
  한국비서학회 이사
  행정관리협회 연구 · 교육위원
  정보관리협회 연구 · 심의위원
  사무관리 전문강사 위촉(행정안전부, 행정관리협회)
  정부공무원 채용점검위원
저서: 행정학이해, 행정사무관리론, 조직인사행정론,
  행정업무관리, 문서작성관리, 행정실무연습 등 다수
논문: 기획예산처 보고서 품질향상방안에 관한 연구 외 다수

알기쉬운 보건행정

2024년 8월 25일 초판인쇄
2024년 8월 30일 초판발행

저 자 이 평 원
발행인 유 성 열
발행처 청목출판사
서울특별시 영등포구 신길로 40길 20
전화 (02) 849-6157(代) · 2820 / 833-6091
FAX (02) 849-0817
등록 제318-1994-000090호

파본은 바꾸어 드립니다. 값 25,000원

http : //www.chongmok.co.kr

ISBN 978-89-5565-820-0(93350)